DE LA

SCIATIQUE

PARIS. — IMPR. DE E. MARTINET, RUE MIGNON, 2.

DE LA

SCIATIQUE

ÉTUDE

HISTORIQUE, SÉMIOLOGIQUE ET THÉRAPEUTIQUE

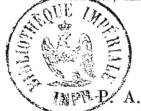

PAR LE DOCTEUR

P. A. LAGRELETTE

Ancien interne p. en médecine et en chirurgie des hôpitaux et hospices civils de Paris
(1867-1868),
Ancien élève de l'École pratique, médaille des hôpitaux,
Médecin adjoint de l'Établissement hydrothérapique d'Auteuil (Seine).

PARIS

VICTOR MASSON ET FILS

PLACE DE L'ÉCOLE-DE-MÉDECINE

1869

DE LA

SCIATIQUE

ÉTUDE

HISTORIQUE, SÉMIOLOGIQUE ET THÉRAPEUTIQUE

SYNONYMIE : Sciatique. — Névralgie sciatique. — Névralgie fémoro-poplitée
(Chaussier). — Coxagra. — Dolor coxendicus. — Ischias nervosa postica
(Cotugno). — Malum Cotunnii. — Malum coxendicum. — Ischias (Fernel).
— Goutte sciatique. — Dolor ischiadicus. — Ischiagra. — Malum ischia-
dicum. — Coxalgia. — Morbus coxavius. — Sciatique nerveuse (Barthez).
— Sciati-névralgie (Piorry). — Arq. ennasa (syn. arabe). — Ischialgie.

DÉFINITION.

La sciatique est une affection du membre inférieur, caractérisée par des troubles de la sensibilité, du mouvement, des sécrétions, de la calorification, de la nutrition et de la locomotion, pouvant être très-souvent la manifestation d'une maladie
générale, ou constituant une maladie essentielle, dite *névralgie
sciatique*.

CHAPITRE PREMIER

ÉTIOLOGIE

Dans une maladie aussi fréquente et aussi anciennement étudiée que la sciatique, on comprend que beaucoup de causes, regardées par les anciens auteurs comme ayant une action productrice très-grande dans cette maladie, aient été rejetées par ceux qui les ont suivis. Cependant parmi ces causes, il y en a que nous croyons devoir faire revivre, parce que leur action nous paraît avoir été clairement démontrée par les auteurs modernes dans ces dernières années.

Voici l'énumération des causes aussi complète que possible.

FRÉQUENCE. — Valleix (1) regarde la sciatique comme moins fréquente que la névralgie intercostale ; mais dans un travail postérieur, le docteur Marchessaux (2) dit : « La sciatique paraît être la plus fréquente des névralgies. » Jolly (3) partage la même opinion. Ce que nous voulons plutôt faire remarquer, c'est la différence de fréquence suivant les pays. En France, en Italie, à Naples, en Angleterre, c'est une affection très-commune, tandis qu'à Berlin, Romberg (4) dit qu'elle appartient aux maladies assez rares.

AGE. — Pujol prétend que les enfants et les jeunes gens sont entièrement exempts de toute espèce de névralgie, mais Gunther, cité par Tournilhac-Beringier (5), a observé un cas de sciatique chez une petite fille de neuf ans. M. Coussays (6) mentionne un cas de sciatique chez un enfant de sept ans. Mesnil (7) rapporte que Jadelot a vu un enfant de huit ans

---

(1) *Traité des névralgies.* Paris, 1841, p. 495.
(2) *De la névralgie sciatique.* Thèse de Paris pour 1848.
(3) *Dict. de méd. et de chir. prat.*, t. XII, p. 38. Paris, 1834.
(4) *Traité des maladies nerveuses de l'homme.* Berlin, 3ᵉ édition, 1857.
(5) *Dissertation sur la névralgie fémoro-poplitée.* Thèse de Paris, 1814, p. 13.
(6) *De la névralgie considérée en général.* Thèse de Paris, 1812.
(7) *Essai sur la névralgie fémoro-poplitée.* Thèse de Paris, 1849.

atteint de sciatique. Beringier en cite un autre chez un jeune homme de quatorze ans. M. Peyrude (1) admet que les personnes de tout âge puissent être atteintes de cette névralgie, et donne le fait d'un enfant de dix ans qui en était atteint. La sciatique, d'après Valleix, se rencontre chez des sujets âgés de dix-sept à soixante-dix ans.

SEXE. — Les auteurs ne sont pas d'accord sur la fréquence de la sciatique dans le sexe masculin ou le sexe féminin.

D'un côté, C. Handfield Jones (2), Valleix, Delbosc (3), la regardaient comme plus fréquente chez les hommes ; de l'autre, Romberg, contrairement à l'observation de Home, et Bailly (4) partagent une opinion contraire. Le docteur Mène regarde la sciatique comme plus fréquente chez la femme jusqu'à l'âge de vingt ans. A partir de cet âge, l'inverse aurait lieu.

TEMPÉRAMENT. — Le tempérament nerveux a été de tout temps considéré comme prédisposant à la sciatique, surtout chez les femmes (5) ; ce qui avait déjà été remarqué par Tournilhac-Béringier, Mesnil (6), Gontier Saint-Martin (7) et François du Temps (8). Dans la partie de cet ouvrage consacrée au traitement de la sciatique par l'hydrothérapie, nous rapporterons des observations dans lesquelles là sciatique n'était qu'une des nombreuses manifestations d'un état nerveux général ; c'est surtout chez les femmes que se rencontre le tempérament nerveux ; quant aux autres tempéraments, ils ne paraissent pas avoir une influence directe sur le développement de la sciatique. Quelques auteurs, entre autres François du Temps, Tournilhac-Béringier, Gontier Saint-Martin, ont cru remarquer une certaine relation entre la sciatique et l'hypochondrie, la mélancolie, mais je soupçonne fort ces deux derniers

---

(1) *Dissertation sur la névralgie fémoro-poplitée.* Thèse de Paris, 1817.
(2) *Observations cliniques sur les désordres nerveux fonctionnels,* Londres, 1864.
(3) *De la sciati-névralgie.* Thèse de Paris, 1861.
(4) *Essai sur la névralgie fémoro-poplitée.* Thèse de Paris, 1803.
(5) Valleix, *loc. cit.*
(6) *Essai sur la névralgie fémoro-poplitée.* Thèse de Paris, 1819.
(7) *Considérations sur la névralgie sciatique et ses traitements.* Thèse de Paris, 1835.
(8) *Des causes et du traitement de la névralgie sciatique.* Thèse de Paris, 1841.

états d'être engendrés plutôt par ces vieilles sciatiques qui désespèrent le malade par leur ténacité.

CONSTITUTION. — En général, la sciatique spontanée ne paraît pas attaquer une constitution plutôt; qu'une autre. Chez les malades de Valleix, la taille moyenne des hommes était de 1m,71.

Cotugno (1) paraît croire qu'il y a chez certains individus une prédisposition naturelle à la sciatique, quelquefois même en rapport avec une disposition anatomique spéciale. Voici ce qu'il dit dans son paragraphe XXVIII : « Il est dans la nature du corps humain que ses humeurs trouvent très-souvent l'occasion d'être nuisibles dans les gaînes du sciatique plutôt que dans celles des autres nerfs, soit qu'elles surabondent, soit qu'elles pèchent par âcreté. Je pense qu'il en est de même chez tous les hommes, quoique quelques-uns puissent être plus disposés à cette maladie, de même qu'il en est qui ont naturellement les gaînes des nerfs sciatiques plus lâches et plus à nu que cela n'existe d'habitude. » Joseph Frank (2) partage aussi cette opinion, et ajoute que le nerf sciatique reçoit des artères volumineuses qui peuvent favoriser le travail inflammatoire. Nous verrons, quand nous traiterons de l'anatomie pathologique, que, dans certains cas de sciatique, ces idées peuvent ne pas paraître dénuées de fondement.

RACES. — Dans toutes nos recherches, nous n'avons rien trouvé relativement à l'influence des races sur le développe - ment de la sciatique.

HÉRÉDITÉ. — Monneret (3) dit : « Toutes les névroses sans exception peuvent être héréditaires. » La sciatique étant, dans beaucoup de cas, une névrose du sentiment et du mouvement, rentre dans cette catégorie, et il n'est pas rare en effet que les ascendants d'un malade atteint d'une sciatique aient souffert de la même affection.

DIATHÈSES. — Grisolle ne mentionne même pas les diathèses comme pouvant occasionner la sciatique. Valleix ne paraît pas disposé à croire à leur influence.

---

(1) *Dominici Cotunnii de ischiade nervosa commentarius.* Viennæ, 1770.
(2) *Traité de pathologie interne,* traduction de Bayle, t. III, p. 301. Paris, 1857.
(3) *Pathol. génér.,* t. III, p. 844. Paris, 1861.

Mesnil (1) pense que la répercussion de la goutte et du rhumatisme peut occasionner la sciatique. Téhy (2) dit qu'elle peut se compliquer de ces deux affections.

Quant à Piorry (3), il est beaucoup plus affirmatif dans ses négations et ne croit pas qu'il existe de sciatique rhumatismale, ni même de rhumatisme.

Malgré l'autorité de ces auteurs, nous croyons qu'on peut rapporter un grand nombre de sciatiques à une influence diathésique.

Cotugno (4) citait déjà un cas de sciatique chez un cavalier qui, après avoir souffert de la podagre, fut pris *tout aussitôt* d'une douleur coxale qui s'étendait jusqu'au pied.

Cullen (5) regardait la sciatique comme une manifestation rhumatismale. Bordeu (6), Richerand (7), Pinel (8), Tournilhac-Béringier (9), Roche et Samson (10), Peyrude (11), Romberg (12), Charcot (13), Trousseau (14), admettent sans conteste que la sciatique est souvent la manifestation de la diathèse rhumatismale. Rodamel, cité par Lespagnol (15), admettait la sciatique rhumatismale qu'il voulait isoler de la sciatique nerveuse : « Le rhumatisme fixé dans le sciatique, il n'est pas impossible de le signaler et de le reconnaître d'une manière évidente comme cause de la douleur éprouvée ; cela est du moins généralement très-difficile. »

Rousset admet la double influence de la goutte et du rhumatisme.

Voici à cet égard comment s'expriment Sandras et Bour-

---

(1) Mesnil, *loc. cit.*
(2) *Dissertation sur la névralgie fémoro-poplitée.* Thèse de Paris, 1825.
(3) *Traité de médecine pratique*, t. VIII, p. 152 et suiv.
(4) *Loc. cit.*, § 41.
(5) *Éléments de méd. prat.*, trad. par Bosquillon. Paris, 1735.
(6) *Médecine pratique de Stoll*, traduit par Mahou. Paris, 1855.
(7) *Recherches sur les maladies chroniques.* Paris, 1775.
(8) *Nosographie chirurgicale.* Paris, 1808.
(9) *Nosographie philosophique.* Paris, 1810.
(10) *Élém. de path. médico-chirurgicale.* Paris, 1828.
(11) *Loc. cit.*
(12) *Loc. cit.*
(13) *Leçons sur les malad. des vieillards.* Paris, 1867.
(14) *Clinique médicale.* Paris, 1868.
(15) *Dissertation sur la sciatique nerveuse.* Paris, 1815.

guignon (1), qui accordent une grande part aux maladies constitutionnelles, telles que diathèses rhumatismale, goutteuse, herpétique, etc. Ils ont vu très-souvent des exemples de sciatiques qui surviennent sans cause occasionnelle appréciable chez des sujets en apparence d'une bonne santé et qui portent en eux les principes morbides de ces diathèses, et d'autre part, obtenu beaucoup de succès en reléguant la sciatique elle-même au second rang, pour se préoccuper de préférence de l'état général des malades.

Le nom de goutte sciatique ne paraît donc pas une expression dénuée de bon sens, et ils sont disposés à prendre en considération la diathèse goutteuse chez des sujets âgés de cinquante à soixante-dix ans, retirés des affaires, à qui le mouvement, l'exercice et le travail manuel répugnent, qui réparent plus qu'ils ne dépensent, et dont le sang riche en globules sanguins et en urate de soude transporte dans les organes les principes d'une dyscrasie manifeste.

Ces réflexions s'appliquent aussi à la diathèse rhumatismale, ne renfermant dans cette catégorie que les vrais rhumatisants et non pas toutes les névralgies simples *a frigore*.

Garrod (2) admet que la névralgie est une manifestation assez commune de la goutte et qu'elle occupe le plus souvent le nerf sciatique.

François Dutemps (3) admet l'influence de presque toutes les diathèses, car il dit : « On *l'observe* fréquemment chez les phthisiques, les goutteux, les rhumatisants, les individus sujets aux affections exanthémateuses. »

Outre ces preuves plus que suffisantes, tirées d'auteurs qui entraînent toujours la conviction, de l'influence des diathèses dans la sciatique, nous renvoyons le lecteur aux observations que nous publions dans la partie thérapeutique de ce travail.

Action pathogénique des fonctions cérébrales. — Quelques auteurs, parmi lesquels je citerai Gontier Saint-Martin (4),

---

(1) *Traité pratique des malad. nerveuses.* Paris, 1862, 2ᵉ édit.
(2) *La goutte, sa nature et son trait.*, par Garrod. Trad. d'Ollivier. Paris, 1867.
(3) *Des causes et du trait. de la névralgie sciatique.* Thèse de Paris, 1841.
(4) *Loc. cit.*

Duchesne (1), accordent une certaine influence aux veilles prolongées chez les hommes occupés de travaux intellectuels. L'oi-
siveté a été aussi notée comme cause par Tournilhac-Béringier.
Mais dans ces cas, n'est-ce pas plutôt la position assise longtemps prolongée qui est la cause productrice?

ACTION PATHOGÉNIQUE DES MOUVEMENTS. — Le docteur Mène (2)
donne aussi les grandes fatigues comme cause de la sciatique.
Les mouvements des extrémités inférieures (suivant Piorry),
portés jusqu'à la fatigue, les contractions brusques et énergiques de ces parties, les contractions des muscles lombaires
dans l'acte vénérien (surtout lorsqu'on reste debout en l'exé-
cutant), sont parfois les causes qui ont présidé soit à la première atteinte de la sciati-névralgie, soit à la réapparition des
attaques ultérieures.

ACTION PATHOGÉNIQUE DES FONCTIONS GÉNITALES. — La
masturbation, l'excès des plaisirs vénériens, sont signalés
comme des causes de sciatique par François du Temps et
Mesnil.

MENSTRUATION. — Valleix est porté à croire que la dysménorrhée n'est pas sans influence sur la production de cette névralgie. François du Temps considère aussi l'état aménorrhéique
comme une prédisposition, et en outre, il est porté à penser
que les femmes, surtout à l'époque de la cessation du flux périodique, y sont plus exposées que les hommes par leur
susceptibilité nerveuse.

La chlorose et l'anémie, inséparables des troubles mens-
truels, peuvent également donner lieu à la névralgie sciatique.
Dans le cas d'aménorrhée avec hématocèle circum-utérine, on
peut observer une sciatique; mais alors c'est une sciatique
par compression, bien que l'état général ait été ici la première cause de cette complication.

Les auteurs anciens surtout, tels que Cotugno, admettaient
que la suppression d'un flux menstruel, leucorrhéique ou
lacté, pouvait déterminer cette maladie, qui, d'après Delbosc,
paraît quelquefois liée à un état congestif de l'utérus.

---

(1) *Des causes et du trait. de la névralgie sciatique.* Thèse de Paris,
1839.
(2) *Sciati-névralgie.* Thèse de Paris, 1861.

ACTION PATHOGÉNIQUE DES SÉCRÉTIONS. — En 1825, le docteur
Téhy (1) signala la suppression de la sueur des pieds comme
l'une des causes les plus fréquentes de la sciatique ; c'est ce
qui a été noté par Romberg (2). Sans accorder à cette cause
trop d'importance, nous ferons pourtant remarquer que les
sécrétions de la peau doivent avoir une certaine influence,
surtout chez les goutteux, les rhumatisants, puisque c'est en
faisant fonctionner régulièrement la peau qu'agit toujours le
traitement hydrothérapique ; bien entendu qu'il ne faut
pas oublier l'action de ce dernier traitement sur le système
nerveux.

SCIATIQUE PAR ACTION RÉFLEXE. — Un assez grand nombre
de névralgies sciatiques sont dues à une action réflexe.

Le professeur Brown-Séquard (3) rapporte un cas de sciatique réflexe liée à une carie dentaire. L'avulsion de la dent
fit cesser la névralgie. Piorry rapporte également un cas
identique. Jones (4) s'exprime de la façon suivante à ce
sujet : « Churchill rapporte un cas (*Maladies des femmes*, 253)
où un cancer utérin ulcéré ne produisait aucune autre douleur
que dans le parcours du nerf sciatique. Dans des cas de telle
nature, il y a cependant presque toujours d'autres symptômes,
tels que écoulements ou hémorrhagies, qui indiquent la véritable nature de la maladie. Il est très-probable que la douleur
du cancer utérin est de caractère réflexe, et non pas occasionnée par l'irritation directe du nerf. J'arrive à cette conclusion,
d'une part, parce que l'utérus est trop éloigné du nerf sciatique,
et d'autre part, parce que les productions fibreuses et ova-
riennes qui pourraient le mieux peser sur le nerf n'ont pas le
même effet. »

Dans un cas rapporté par Masson (5), où toutes les médications échouèrent contre une sciatique, Lisfranc pratiqua le
toucher, l'existence d'un petit polype fut reconnue dans le vagin.
La ligature en ayant été pratiquée, Mme B... recouvra la santé,

(1) *Dissertation sur la névralgie fémoro-poplitée.* Thèse de Paris, 1895.
(2) *Loc. cit.*
(3) *Loc. cit.*
(4) *Loc. cit.*
(5) *Dissertation sur la névralgie fémoro-poplitée.* Thèse de Paris, 1817,
p. 21.

preuve évidente que la névralgie était déterminée par la présence de cette tumeur. Il n'y a pas à se demander, dans ce cas, s'il y avait une compression. C'était un petit polype situé dans le vagin. C'est donc bien un cas de sciatique par action réflexe.

Comment en serait-il autrement dans les cas où la sciatique est liée à la présence de vers dans l'intestin? Ce fait n'avait pas échappé à l'observation de Sauvages (1), qui admettait une sciatique vermineuse.

Des névralgies d'autres nerfs, des nerfs de la face, peuvent déterminer une sciatique par action réflexe. Ce qui s'explique beaucoup mieux de cette façon que d'admettre une simple concomitance.

Enfin, dans certains cas, une sciatique d'un membre peut déterminer par action réflexe une sciatique dans le membre opposé. Ce sont ces faits qui expliquent ainsi d'une façon toute naturelle ce que les anciens auteurs croyaient être le résultat d'une *sympathie*. Rousset (2) a émis cette idée et cite un cas à l'appui.

M. le docteur Tripier (3) est l'auteur d'un mémoire sur les *Névralgies réflexes*, dans lequel il rapporte plusieurs cas de sciatiques réflexes.

SCIATIQUES SYMPTOMATIQUES. — Pour nous, la sciatique peut être symptomatique d'une névrite ou d'une périnévrite, que cette inflammation soit aiguë ou chronique. Car, pour nous, ce qui constitue la sciatique, ce n'est pas l'absence de lésions, mais un ensemble de symptômes que nous montrerons à l'article SYMPTOMATOLOGIE, se rencontrant aussi bien dans la sciatique symptomatique que dans la sciatique essentielle idiopathique.

Mais nous isolons les sciatiques symptomatiques d'une affection essentielle propre au nerf sciatique par compression, que cette dernière soit le résultat d'un traumatisme extérieur ou d'un traumatisme interne lent et progressif, comme celui qui est produit par une tumeur du bassin.

SCIATIQUES VIRULENTES. — Ces sciatiques sont dues au virus syphilitique et au virus blennorrhagique. L'action de ces virus

---

(1) *Nosologia methodica*. Amstelodami, 1763.
(2) Rousset, *Dissertation sur la sciatique nerveuse*. Paris, 1804.
(3) Communication orale.

pour la production de la sciatique, admise par certains auteurs, rejetée ensuite complétement par d'autres, est connue depuis très-longtemps, et mérite, je crois, de rester acquise à la science. Pour rendre à chacun ce qui lui appartient comme priorité dans cette question étiologique, je vais mentionner successivement les idées émises par les auteurs à ce sujet.

SCIATIQUE SYPHILITIQUE. — Quelques auteurs, comme Trousseau, admettaient que la production d'une exostose, sur le trajet des sciatiques, déterminait une sciatique par compression. Mais ce n'est pas là ce que nous cherchons à établir, mais bien une action de la syphilis analogue à celle du rhumatisme.

Déjà, en 1764, Cotugno signalait la gravité et la ténacité de la sciatique provenant de cause vénérienne, conseillait l'opium pour calmer la douleur, et donnait le mercure pour la guérir.

En 1778, Cirillo ordonnait des frictions de sublimé sur la plante des pieds, dans les cas de sciatique de nature vénérienne (1).

En 1779, J. J. Plenk admettait une *ischias venerea*.

En 1808, Richerand (2) signalait cette forme de *névralgie*.

Barthez (3) en admettait aussi l'action. Tournilhac-Beringier, Lespagnol, Chupein (4), Tehy, François du Temps, Romberg, signalent l'influence de la syphilis sur la production de la sciatique.

Enfin, en 1861, MM. Gros et Lancereaux (5) en parlent de façon à entraîner la conviction : « La névralgie sciatique de nature syphilitique est admise par la plupart des auteurs anciens, entre autres par Cirillo, par Waton (6); de nos jours, par Sandras, M. Yvaren (7).

» Le docteur Senn, de Genève, nous a dit en avoir observé plusieurs cas incontestables dans lesquels la douleur ne pouvait être rapportée à aucune lésion apparente.

---

(1) *Doctrina de morbis venereis.* Viennæ, 1779.
(2) *Nosographie chirurgicale.* Paris, 1808.
(3) *Traité des maladies goutteuses,* 1802.
(4) *Dissertation sur la sciatique nerveuse.*
(5) *Des affections nerveuses syphilitiques.* Paris, 1861, p. 63.
(6) Waton, de Vaucluse, in *Journal de Sédillot.*
(7) *Des métamorphoses de la syphilis.* Paris, 1854.

Ces auteurs rapportent ensuite trois observations :

L'une est tirée de la clinique de Montpellier de Courty, 1844 (Yvaren, *loc. cit.*, obs. 10).

La seconde est de Gérard (1), la troisième est du même auteur.

Nous pensons avoir assez prouvé l'existence de la forme syphilitique de la sciatique.

SCIATIQUE BLENNORRHAGIQUE. — Le premier indice que nous ayons trouvé de la sciatique blennorrhagique se rencontre dans une observation publiée par Bailly (2), en 1803. C'était un jeune homme de vingt et un ans, à qui l'on trouva deux chancres et un écoulement vénérien. Ce cas date de très-loin, car Cotugno fut consulté et lui donna ses soins sans succès définitif. Un traitement mercuriel institué ne le guérit pas ; s'il y a dans ce cas une relation de cause à effet, ce n'est pas avec les chancres, au nombre de deux, qui nous paraissent des chancres mous, mais bien avec la blennorrhagie; mais malheureusement l'attention de celui qui rapporte l'observation n'était pas attirée sur ce point, et il ne parle plus de l'écoulement vénérien.

En 1814, Béringier regarde une blennorrhagie mal guérie comme une cause de sciatique.

En 1815, Lespagnol (3) rapporte qu'un menuisier avait, depuis huit ans, une blennorrhagie qu'il ne soignait pas et qu'il fut pris, le 6 novembre 1813, d'une sciatique gauche. Récamier le soigna avec la térébenthine, l'écoulement disparut d'abord et la sciatique ensuite.

Masson (4) et Tehy (5) disent que Barthez admettait qu'une blennorrhagie mal guérie peut causer une sciatique.

Le cas le plus propre à démontrer l'influence de la blennorrhagie dans la production de la sciatique, est sans contredit le suivant. Chaque fois que l'individu contractait une blennorrhagie, il était également atteint d'une sciatique.

---

(1) *Union médicale.* Mai 1852.
(2) *Essai sur la névralgie fémoro-poplitée*, par Bailly. Thèse de Paris, 1803, 2ᵉ observ., p. 10.
(3) *Loc. cit.*, p. 20.
(4) *Loc. cit.*
(5) *Dissertation sur la névralgie fémoro-poplitée.* Thèse de Paris, 1825.

Cette observation, rapportée par Agasson (1) dans sa thèse inaugurale, est tirée de Home; elle est également publiée à peu près dans les mêmes termes par le professeur Fournier.

Les choses en étaient là, la sciatique blennorrhagique était plutôt soupçonnée que démontrée, puisque le docteur Agasson ne tira aucune conclusion de ce fait si probant, lorsque, en 1866, le professeur Fournier (2) appela l'attention sur cette forme de sciatique.

Dans son article *Blennorrhagie*, il disait : « Les nerfs mêmes peuvent être affectés. — J'ai eu l'occasion d'observer cinq cas de *sciatique* développés dans le cours de blennorrhagies aiguës. — Ne s'agissait-il là que de simples coïncidences? Rigoureusement applicable à trois de ces faits, cette interprétation ne pouvait être acceptée pour les deux autres, dans lesquels la sciatique s'était produite concurremment avec des manifestations diverses de rhumatisme blennorrhagique et dans des conditions telles que sa relation pathogénique avec l'affection uréthrale ne semblait pas douteuse. »

Le 22 octobre 1868, le professeur Fournier, développant l'idée précédente, lut à la Société médicale des hôpitaux une note intitulée : *De la sciatique blennorrhagique*, reproduite dans l'*Union médicale* (3). Il affirme de nouveau l'existence de cette forme de la sciatique sur ces quatre propositions :

1° On voit figurer parfois la sciatique au nombre des accidents du rhumatisme blennorrhagique ou uréthral.

2° Il existe des cas où des sciatiques se sont developpées, à plusieurs reprises, dans le cours de plusieurs rhumatismes uréthraux consécutifs.

3° Il en est d'autres où dans une série de rhumatismes de cet ordre, la sciatique a semblé alterner avec des manifestations rhumatismales de même nature, mais de siége différent.

4° Au point de vue symptomatologique, la sciatique qui succède à la blennorrhagie paraît différer à certains égards de la sciatique vulgaire.

---

(1) *Du diagnostic et du pronostic de la névralgie sciatique.* Thèse de Paris, 1842.
(2) *Nouveau Dictionnaire de médecine et de chirurgie pratiques*, t. V, p. 238. Paris, 1866.
(3) *Union médicale*, 9 novembre 1868, p. 754, 782 et 791.

Déjà en 1803, Everard Home (1), cité par le professeur Fournier, établit aussi qu'il existe une certaine relation entre les retrécissements de l'urèthre occasionnés par la blennorrhagie, et la persistance de certaines sciatiques de même nature.

L'*état puerpéral*, en facilitant le développement des métrites, des pelvimétrites, peut occasionner aussi une sciatique symptomatique d'une névrite développée consécutivement aux inflammations que je viens de signaler.

L'arthrite sacro-iliaque est une cause indiquée par le professeur Piorry.

Les affections de la moelle épinière peuvent développer des sciatiques qui sont généralement doubles et qui ont un caractère particulier.

Chupein (2) dit dans sa thèse : « Le professeur Dubois nous a souvent dit dans ses leçons cliniques que la sciatique précédait fréquemment l'affection de la hanche. »

M. Noël Gueneau de Mussy (3) m'a dit avoir observé un cas de sciatique chez un individu atteint de coxalgie sénile.

Un assez grand nombre d'auteurs ont signalé et répété les uns après les autres que la répercussion de diverses maladies, de l'éruption morbilleuse, de la gale, et la cessation de différents flux pouvaient occasionner une sciatique ; de là découlait une série de traitements. Sans rejeter d'une façon absolue la possibilité de ces causes, nous dirons cependant que si la répercussion de la gale donne la sciatique, ce n'est pas une raison pour inoculer la gale, afin de guérir la névralgie.

Le nombre de ces répercussions diminue, car la répercussion de la goutte, du rhumatisme, s'est changée en sciatique rhumatismale, goutteuse ; la répercussion de l'écoulement blennorrhagique, en sciatique du même nom.

Les auteurs anciens avaient donc eu le tort de croire qu'il y avait substitution de maladie, au lieu d'une nouvelle manifestation.

Il en est de même de la prétendue action de la cicatrisation d'un ulcère à la jambe. — Dans ce cas, ce n'est pas la cicatri-

---

(1) *Practical observations on the treatment of stricturis in the urethra.* London, 1803.

(2) *Dissertation sur la sciatique nerveuse.* Paris, 1819.

(3) Communication orale.

sation qui détermine une sciatique, mais bien l'ulcère lui-
même qui, situé au voisinage d'une des branches du sciatique,
peut agir sur ces nerfs, ou bien déterminer une phlébite des veines entourant le nerf, — ce qui a lieu surtout dans le ca
d'ulcères variqueux qui sont très-fréquents.

FROID, HUMIDITÉ. — L'action du froid dans la production de
la sciatique est indiquée par presque tous les auteurs, et nous
renonçons à les citer.

On trouve, dit Valleix, le refroidissement noté dans la majorité des cas. La promptitude avec laquelle les douleurs se
sont manifestées après l'action du froid et le rapport frappant
qu'il a paru y avoir dans tous les cas entre la cause et l'effet
doivent nous faire admettre cette cause comme la mieux démontrée de toutes celles qui peuvent produire la névralgie
sciatique ; — quelquefois, d'après Martinet, l'effet causé par le
refroidissement est subit. Le froid humide paraît encore avoir
plus d'influence que le froid sec.

L'action d'aller nu-pieds sur un sol froid et humide, l'action
de s'y coucher le corps échauffé, l'action de dormir contre une
muraille froide et humide, d'être traversé par la pluie, notée
par Romberg, n'est qu'une des mille manières de s'exposer au
froid humide.

On a souvent regardé l'action de se jeter en sueur dans l'eau
froide comme capable de donner la sciatique. C'est à peine si
nous admettons qu'une immersion trop prolongée puisse produire cet effet, en empêchant la réaction de se produire. Nous
expliquons la pathogénie de la sciatique produite en ce cas
d'une autre manière. Nous attribuons la maladie à l'impression
d'un courant d'air froid sur le corps, avant ou après son immersion, — car la répétition du même acte fait dans des conditions réglementées par le médecin produit précisément l'inverse, c'est-à-dire la guérison. — Je n'entre pas dans de plus
grands détails et prie surtout le lecteur de se reporter aux faits
de sciatiques radicalement guéries par l'étuve sèche suivie
d'applications froides, le corps étant en sueur.

Les professions, telles que celles de batelier, de blanchis-
seur, en un mot toutes celles qui exposent journellement le
corps au froid humide prédisposent de la façon que nous venons de décrire à la sciatique.

Il en est de même des habitations dans un lieu sombre, mal exposé, non abrité contre l'intempérie des saisons. Parmi ces dernières, ce sont celles qui coïncident toujours avec le froid humide, dans lesquelles on est le plus exposé à contracter des sciatiques.

INFLUENCES TELLURIQUES. — L'intermittence régulière des accès de certaines sciatiques, sur lesquelles les antipériodiques ont une influence curative évidente, nous font admettre sans trop de peine l'influence pathogénique du paludisme dans la production de certaines sciatiques.

Romberg (1) va même plus loin : on peut, dit-il, supposer une influence *endémique*. Ainsi, par exemple, d'après l'assertion de Cotugno, la sciatique se présente très-souvent à Naples, tandis qu'à Berlin elle appartient aux maladies assez rares ; dans quelques contrées d'Angleterre (Cumberland-Westmoreland) (2), elle est inhérente au pays et se présente comme les névralgies en général , dans les cercles affectés de malaria (3). Coussays pense que cette maladie peut devenir endémique et épidémique dans certaines contrées et à certaines époques sous l'influence des causes les plus propres à la produire. Cotugno (4) a remarqué que les sciatiques postérieure et antérieure sont plus douloureuses pendant que souffle le mistral ; Romberg ajoute (ce que je n'ai pas trouvé dans Cotugno) que les douleurs diminuent par le vent du nord et un air vif (5).

Ce n'est pas une influence purement locale, car j'ai déjà remarqué que certains vents liés à un état particulier de l'atmosphère, ont une influence notable sur l'exaspération des douleurs chez les personnes atteintes d'un état nerveux général. Le docteur Beni-Barde m'a aussi affirmé qu'à Toulouse, certains vents donnaient des accès de migraine à toutes les personnes sujettes à cette affection.

Quelques auteurs, entre autres Richerand, admettent une influence pathogénique produite par l'empoisonnement mer-

(1) *Loc. cit.*
(2) Ce sont des contrées marécageuses.
(3) Macculoch, *An essay on the remittent and intermittent diseases including generally Marsh fever and neuralgia*. London, 118, vol. XI, p. 124.
(4) *De la névralgie considérée en général*. Thèse de Paris, 1812.
(5) *Loc. cit.*, § 57.

curiel, et il explique par la fréquence des névralgies chez les
militaires, chez qui l'on a toujours de la propension à administrer le mercure.

Il ne nous semblerait pas non plus étonnant que la sciatique
ne soit quelquefois le résultat d'une intoxication saturnine.
Nous verrons au diagnostic si certaines arthralgies saturnines,
ne résident pas parfois dans des rameaux du sciatique.

CAUSES TRAUMATIQUES. — Ces causes, assez fréquentes, ont
une action inégale sur la gravité de la sciatique produite : ce
sont les coups, les chutes, les contusions sur le trajet du nerf.

Jobert (1) vit un grain de plomb qui, ayant pénétré au-
dessous du condyle interne du tibia, lésait sans doute par sa
présence le nerf saphène interne et causait la névralgie la plus
intense.

La blessure du nerf saphène dans la saignée du pied, en
un mot les piqûres, les déchirures du nerf, sa section incomplète sont des causes de sciatique, ce qui peut arriver, dans les
cas de fracture du fémur, surtout avec des esquilles où un des
fragments a atteint le nerf sciatique. C'est sans doute, dit Degand (2), par la contusion du plexus sacré que s'expliquent certaines sciatiques consécutives à l'application du forceps, comme
on le voit dans la piqûre et la section du nerf ; toutes ces
causes agissent par une compression subite sur le nerf et déterminent ainsi généralement des névrites secondaires.

On peut rapprocher de ces traumatismes rapides les cas de
sciatiques qui ont lieu, pour ainsi dire, par une contusion lente,
comme le cas de ce valet de pied reçu à l'Hôtel-Dieu dans le
service du docteur Piorry (3), qui avait fait un voyage de Rome
à Paris mal assis sur le siége d'une calèche ; l'un des sciatico-
nèvres avait porté pendant toute la durée du voyage sur le rebord du siége étroit que cet homme avait partagé avec le co-
cher. Il fut pris d'une douleur sciatique qui persista un temps
indéfini et qui résista, encore un an après, à l'emploi des moyens
en apparence les mieux appropriés pour la combattre.

Dans cette catégorie, il faut encore ranger les cas de scia-

---

(1) Cité par Piorry. *Tract. de med. prat.* Paris, 1850.
(2) *De la névralgie sciatique.* Thèse de Paris, 1856.
(3) *Loc. cit.*

tiques prises dans l'attitude assise ou dans une position telle
du siége que le nerf sciatique, à sa sortie du bassin et près du
grand trochanter, se trouve fortement comprimé.

Ce qui nous amène naturellement aux sciatiques par compression proprement dite.

SCIATIQUES PAR COMPRESSION. — Ici la compression est lente et
pour ainsi dire graduelle.

Certains auteurs, tels que Rousset (1) et Tournilhac-Béringier
lui-même n'admettent pas que la douleur ainsi provoquée soit
comparable à la douleur de la sciatique proprement dite ; —
mais c'est en vain que j'ai cherché dans leurs thèses la différence qu'ils ont voulu établir. — M'appuyant donc sur Piorry
et Degand, qui ont le mieux traité cette question, je vais passer
en revue les différentes circonstances dans lesquelles cette
sciatique peut se déclarer. Chomel admettait ces idées, puisqu'il
prétendait que la sciatique est rarement primitive ou idiopathique, et que le plus souvent elle est le symptôme d'une lésion
des organes ou des tissus que traverse le nerf affecté. Cru-
velhier dit aussi que la dégénérescence primitive ou consécutive du tissu cellulaire du bassin est une des causes les plus
fréquentes de cette douleur dont le point de départ est dans le
plexus sacré.

Degand ajoute : « Plusieurs organes augmentés de volume
par suite d'un développement pathologique ou physiologique,
ou bien déviés de leur situation normale, des tumeurs diverses
tout à fait étrangères aux nerfs, mais situées dans son voisinage, peuvent, en agissant, soit par compression, soit par irritation, causer le développement de la névralgie sciatique et
donner lieu à des symptômes qui ne diffèrent en rien de ceux
de la névralgie dite essentielle ».

Cette compression peut s'exercer soit en dedans, soit en dehors
du bassin. Elle peut être temporaire ou permanente.

SCIATIQUES PAR COMPRESSION INTRA-PELVIENNE ET TEMPORAIRE.
— L'utérus développé par le produit de la conception occasionne
cette douleur dans deux circonstances différentes :

Dans les premiers temps de la grossesse, il pèse sur les plexus
sacrés ; mais par suite du progrès de cette dernière, l'utérus

(1) Thèse de Paris, 1804.

s'élève, sort du petit bassin, et, la compression disparaissant, la sciatique disparaît.

Dans la seconde circonstance, je laisse Capuron parler lui-même (1). « Chez les femmes dont le bassin est naturellement très-évasé, la matrice descend de bonne heure dans l'excavation du petit bassin et y comprime les nerfs sacrés d'un côté, rarement de tous les deux à la fois. Telle est la cause des crampes, des engourdissements, enfin de la névralgie fémoro-poplitée qui tourmente les femmes à l'approche du terme de la grossesse et surtout pendant le travail de l'accouchement.

Romberg précise plus encore, car il dit que l'engagement de la tête du fœtus et la lenteur du travail sont une des causes les plus fréquentes ; et il ajoute, un peu plus loin, que l'excitation produite par cette cause sur le nerf de la hanche peut être si considérable qu'il se forme ainsi une affection persistante et dangereuse, et qui dure après l'accouchement.

La constipation, ainsi que Piorry (2) l'a bien fait voir, en distendant outre mesure l'ampoule rectale, un abcès de la fosse iliaque interne ou développé dans le tissu cellulaire qui entoure les organes compris dans le petit bassin, peuvent encore causer une sciatique par compression intra-pelvienne et temporaire.

SCIATIQUE PAR COMPRESSION INTRA-PELVIENNE ET PERMANENTE. — Telles sont les tumeurs cancéreuses de l'utérus, de la vessie, du rectum, du tissu cellulaire et des os du bassin (3), les exostoses de nature syphilitique.

Enfin *toutes* les tumeurs du bassin ayant leur siége soit dans les organes génito-urinaires, soit dans le rectum, soit dans les vaisseaux, soit dans l'intestin, etc., peuvent ainsi causer la névralgie sciatique ; par exemple, les kystes de l'ovaire ou autres, les tumeurs fibreuses, les anévrysmes, etc., etc.

Les déplacements des organes du bassin ou de l'abdomen ont le même effet. Telles sont quelquefois les déviations utérines.

François Du Temps raconte que, dans le service de Rayer, la

---

(1) *Traité des maladies des femmes*, 1817, p. 466.
(2) *Mémoires sur les névralgies* dans *Clin. méd. de la Pitié et de la Salpêtrière.* Paris, 1861, p. 261.
(3) Cas de Lenoir. *Bibliothèque médicale*, 1828.

nommée Marie Blot éprouvait des douleurs sciatiques dans le décubitus latéral et la position assise.

A l'autopsie, on vit le foie développé qui avait chassé le rein par en bas au niveau de la cinquième lombaire. La face postérieure reposait sur le psoas.

SCIATIQUE PAR COMPRESSION EXTRA-PELVIENNE ET TEMPORAIRE. — On comprend que toute phlegmasie circonscrite développée sur le trajet ou à proximité du nerf sciatique puisse exercer une compression temporaire, et par là une sciatique temporaire également.

Les gommes syphilitiques développées dans les mêmes conditions anatomiques agissent de même.

SCIATIQUE PAR COMPRESSION EXTRA-PELVIENNE ET PERMANENTE. — Dans ces cas, on peut ranger la déformation du rachis.

On a vu aussi un anévrysme de l'artère poplitée déterminer une névralgie du sciatique poplité externe.

Certains auteurs ont rapporté des cas de sciatique dus à la compression du nerf par ce qu'ils appelaient de petits ganglions, qui ne sont autre chose que des névromes douloureux.

Piorry (1) rapporte un cas de périostose ou d'exostose syphilitique de l'apophyse transverse gauche de la troisième vertèbre lombaire, qui donna lieu à une sciatique et une *paraplégie*.

Lafargue (2) donne le cas d'une névralgie du nerf plantaire interne droit due à une exostose de la face *interne* du tibia.

Nous sommes arrivés à la fin de cette longue énumération étiologique de la sciatique, qui permet déjà de voir que, pour nous, la sciatique n'est pas une simple névralgie, mais une maladie qui est très-souvent sous la dépendance d'une affection plus générale.

(1) *Moniteur des hôpitaux*, t. I, p. 470.
(2) *Bull. de thérapeutique*, t. XIX, p. 340.

CHAPITRE II

SYMPTOMATOLOGIE

Dans cet article, nous allons décrire tous les symptômes et les signes communs à toutes les différentes formes de sciatique, qui, réunis en plus ou moins grand nombre chez un individu, permettront au clinicien d'affirmer que le malade qu'il a sous les yeux est atteint d'une sciatique, mais voilà tout. Ce n'est qu'au diagnostic que nous donnerons les signes capables de déterminer les différentes formes de sciatique que nous admettons.

Les symptômes sont ou *généraux* ou *locaux*.

1° SYMPTÔMES GÉNÉRAUX.

Valleix, ne tenant compte que de ses observations personnelles ou de celles qui lui ont servi à faire son travail, a complétement mis de côté les idées des auteurs qui l'ont précédé.

Cotugno (1) partageait déjà cette opinion, car il dit : « La consomption qui résulte de la sciatique nerveuse comprend seulement les parties envahies par la douleur sciatique. Elle n'est pas accompagnée de fièvre, le reste du corps n'en souffre pas, en sorte que la vie peut être supportée très-longtemps sans être compromise. » Cependant plusieurs auteurs recommandables ont cru remarquer que la sciatique *à forme névralgique simple* s'accompagne quelquefois de troubles dans les grands appareils.

Prodromes. — Chupein (2) les décrit ainsi : « Un léger accès de fièvre, des douleurs aiguës à l'épigastre, des nausées, de l'oppression, des frissons suivis de bouffées de chaleur sont, mais très-rarement, les symptômes précurseurs de la névralgie,

---

(1) *Loc. cit.*, § 7.
(2) Thèse de Paris, 1819.

qui peut être aussi précédée, suivant Tournilhac-Béringier (1), par un malaise général. » Coussays (2) a vu à la Salpêtrière une femme chez laquelle, tous les quinze jours, une sciatique débutait par des vomissements violents qui duraient toute la journée.

1° *Circulation*. — *Fièvre*. — « Quelquefois, dit Chupein, on observe une fièvre très-forte. » Romberg (3) affirme aussi que, au début seulement, on remarque souvent un mouvement fébrile. « Le plus souvent, dit Lespagnol (4), le pouls est petit, serré et plus ou moins fréquent ou lent que dans l'état de santé. »

2° *Fonctions digestives*. — Marchesseaux (5), qui relate comme trouble digestif l'embarras gastrique, pense que ces symptômes généraux peuvent bien être attribués à la maladie et non aux médications employées.

Mesnil (6) signale l'inappétence, les digestions pénibles, quelquefois de la cardialgie et des vomissements. Les auteurs qui précèdent et Tournilhac-Béringier ont mentionné aussi la diarrhée et la constipation, qui, suivant Romberg, accompagne ordinairement la sciatique.

3° *Troubles de l'appareil génito-urinaire*. — Ollivier (7) a remarqué des perturbations dans la menstruation, dont les troubles, tels que diminution de l'écoulement menstruel, dysménorrhée, ont été signalés aussi par Valleix.

Tournilhac-Béringier et beaucoup d'autres ont répété après lui que la sécrétion urinaire participe aussi aux troubles généraux ; dans l'intervalle des accès, l'urine est épaisse et peu abondante, pâle et aqueuse pendant l'attaque, et citrine pendant la rémission.

Marchesseaux a fait remarquer que les sueurs étaient surtout nocturnes. D'après Lespagnol, la transpiration est la fonction le plus lésée. Elle se fait, ou toujours difficilement, ou d'une

---

(1) Thèse de Paris, 1814.
(2) Thèse de Paris, 1812.
(3) *Loc. cit.*
(4) Thèse de Paris, 1815, p. 8.
(5) Thèse de Paris, 1848.
(6) Thèse de Paris, 1819.
(7) *Dictionnaire* en 30 vol., t. XXVIII.

manière irrégulière, tantôt en défaut, tantôt en excès, tantôt elle accompagne la douleur, tantôt, jouant le rôle de crise, elle paraît terminer un accès.

4° *Troubles des fonctions intellectuelles.* — La privation de sommeil (1), les agitations nocturnes, rendent souvent le malade impatient, irascible (2) à l'excès, quelquefois même on remarque des accès de délire (3); d'autrefois, au contraire, le malade tombe dans l'hypochondrie, la mélancolie. Aussi Tehy (4) a-t-il pu dire que, dans la sciatique comme dans les maladies nerveuses très-douloureuses et anciennes, on remarque un épuisement rapide de la sensibilité et un affaiblissement remarquable des facultés cérébrales, et Degand que quelques sciatiques chroniques de très-longue durée finissent par amener, ce qui est très-rare, un véritable épuisement de l'économie.

Le docteur Meurgey rapporte que l'accès peut être tel que le malade jette les hauts cris et tombe dans les convulsions (5).

2° SYMPTÔMES LOCAUX.

Troubles de la sensibilité. — D'une façon générale, elle est exagérée et caractérise la maladie, qu'elle soit idiopathique ou symptomatique, d'une névrite, d'une tumeur ou bien encore liée à un état anémique, hystérique, goutteux ou rhumatismal. Mais souvent aussi la perte de la sensibilité peut coexister avec son exagération ou bien lui succéder.

1° *Hyperesthésie.* — La douleur a besoin d'être étudiée au point de vue de son siége, de ses relations anatomiques, de ses modes de manifestation et d'apparition.

Siége. — Les auteurs anciens ont placé la douleur dans bien des organes différents.

(1) Mesnil, thèse de Paris, 1819.
(2) Roche et Sanson, *Pathol. med. chirurg.*, 2ᵉ édit. Paris, 1828.
(3) Chupein, thèse de Paris, 1819.
(4) Thèse de Paris, 1825.
(5) Depuis que le professeur Brown-Séquard a publié ses *Recherches sur l'épilepsie après la section du sciatique*, on peut se demander si ces convulsions n'étaient pas sous la dépendance de l'épilepsie. On a, en effet, observé un cas de sciatique dans lequel l'épilepsie s'est développée dans les conditions analogues à celles dont a parlé le professeur Brown-Séquard.

Hippocrate la plaçait dans les veines, d'autres dans le périoste. Lieutaud dans le fascia-lata. Cotugno plaça le siége de la douleur dans le nerf de la cuisse ; voici comment il s'exprime à ce sujet (1): « Après avoir observé soigneusement tous les caractères de la maladie, il m'a paru juste de regarder la sciatique nerveuse comme consistant dans une affection du nerf sciatique. Bien que je n'aie jamais eu occasion d'examiner ce nerf sur le cadavre d'un individu atteint de sciatique, parce que cette affection ne m'a jamais enlevé aucun malade, je pense cependant ne m'être jamais trompé sur le siége de la maladie ; ce siége est constant, car les heureuses guérisons que j'ai obtenues jusqu'à ce jour, d'après cette opinion et l'examen attentif des caractères du mal, m'en ont complétement convaincu. Si j'ai été trompé, je l'ai été très-heureusement, et je ne désire guère être tiré d'une erreur innocente, puisque j'ai tant de bonheur dans mes cures. »

Plus loin il ajoute : « La situation et le trajet de la douleur indiquent que le siége de la sciatique nerveuse postérieure doit être placé dans le nerf sciatique, et les différents phénomènes dépendant de cette sciatique le prouvent parfaitement. Et, en effet, la claudication opiniâtre qui survient montre que les fonctions des muscles qui meuvent la cuisse et la jambe sont ébranlées : or, les fonctions des muscles tiennent des nerfs leur myotilité, et il conclut de cette façon, en écartant la possibilité que ce soit un autre nerf de la hanche que le sciatique, qui soit malade : « C'est donc dans le nerf sciatique qu'est la douleur, c'est en lui que se trouve la cause de la claudication. C'est de son état de souffrance que résulte la semi-paralysie et l'atrophie. »

Depuis que ces lignes ont été écrites, personne n'a contesté que la douleur n'eût pour siége le nerf sciatique.

Mais là se présente une autre question : Dans quelle partie des nerfs siége la douleur ; est-ce dans les troncs et les branches, ou bien dans les ramifications ultimes périphériques de la peau ?

La première idée a été admise et soutenue par presque tous les auteurs. La seconde est soutenue par Romberg dans différents passages de son livre.

_____

(1) *Loc. cit.*, § 5 et § 6.

Au début de son article, il s'exprime ainsi : « La douleur dans la région des nerfs de la peau du sciatique est le trait principal de cette maladie, complétement différente, selon que les filets cutanés plus ou moins profonds sont plus ou moins affectés simultanément. Quand les nerfs de la peau de la partie posté-rieure moyenne et inférieure sont le siége de la névralgie, comme cela existe le plus souvent, la douleur tient la partie postérieure et externe du haut de la cuisse jusqu'au genou et plus bas jus-qu'au mollet. » Et plus loin le même auteur ajoute : « Jusqu'à ces derniers temps, une douleur liée au tronc des nerfs de la hanche a passé pour le signe pathognomonique de la sciatique. Seulement, en réalité, un tel trajet de la douleur suivant la di-vision du nerf tibial et du nerf péronier, ne se laisse pas dis-tinguer. Ici comme partout, la douleur est ressentie, *d'après la règle de l'apparition excentrique, dans les extrémités les plus éloignées des nerfs sciatiques cutanés, comme je m'en suis con-vaincu par une observation attentive.*

» A une place du tronc seulement, non loin de sa sortie de la cavité pelvienne, dans le voisinage de la tubérosité ischiati-que, les malades se plaignent souvent d'une douleur fixe qui se produit en même temps que dans les nerf sous-cutanés. » Cette idée du siége cutané de la douleur pourrait être défendue par ceux mêmes qui ont le mieux étudié, comme Valleix, les points douloureux, car ces derniers, comme nous allons le voir un peu plus loin, occupent une zone douloureuse d'une certaine étendue en longueur et en largeur.

Je crois ces deux opinions également justes, et je pense que le nerf sciatique peut être douloureux aussi bien dans ses plexus d'origine, dans son tronc, ses branches, que dans ses rameaux périphériques cutanés et musculaires ; toutes ces parties peu-vent être douloureuses simultanément, ce qui est rare, ou bien isolément.

Je ne vois aucune utilité à rechercher la fréquence de la sciatique à gauche ou de la sciatique à droite.

Je ferai seulement remarquer ce que mes recherches me permettent d'affirmer, que la sciatique double ne me paraît pas si rare que les auteurs le pensent, surtout si je fais *remarquer* que la névrite double, regardée comme assez fréquente par

Gontier Saint-Martin (1), n'est pour nous qu'une sciatique symptomatique d'une inflammation du nerf. Les sciatiques symptomatiques d'une lésion de la moelle épinière se rencontrent aussi assez fréquemment des deux côtés.

Un fait nouveau que nous n'avons vu signalé nulle part auparavant, et sur lequel nous appelons l'attention, consiste dans la symétrie des points douloureux sur les deux membres que nous avons vus dans trois cas de sciatique double qu'on trouvera dans la partie thérapeutique de ce travail ; je dois l'un à l'obligeance du docteur Beni-Barde, et l'autre à mon excellent ami Léon Billet, externe des hôpitaux : n'y a-t-il pas là, comme nous le faisions remarquer dans l'étiologie, une action réflexe d'un nerf sciatique malade sur le nerf du côté opposé ? Le troisième fait m'est personnel.

Quelques auteurs, comme Chaussier, avaient voulu donner des noms différents à cette maladie, suivant les branches affectées ; nous ne les suivrons pas dans cette voie, et nous donnerons toujours le nom de sciatique à toutes les parties de ce nerf affectées de douleur isolément, que ce soit le tronc lui-même de ce nerf ou une branche plantaire.

Ceci nous amène naturellement à étudier les parties du membre inférieur qui peuvent être simultanément ou isolément douloureuses.

Des points douloureux et de leur relation anatomique.

Je pourrais ici, comme la plupart de ceux qui se sont occupés de cette maladie, donner une description du nerf sciatique prise dans un traité d'anatomie et la faire suivre de l'étude des points douloureux. Mais j'aime mieux essayer, à chaque localisation, de faire remarquer la relation qu'il peut y avoir entre la douleur et le trajet du nerf.

Les localisations douloureuses dans la sciatique se rencontrent : 1° aux lombes, 2° à la hanche, 3° aux parties extérieures de la génération, 4° à la cuisse, 5° au genou, 6° à la jambe, 7° au pied et aux malléoles.

Lombes. — Cette région peut être douloureuse, dit Valleix,

(1) Thèse de Paris, 1835.

dès le début de la sciatique, et alors la douleur peut persister
jusqu'à la guérison ou bien céder au bout d'un certain temps,
alors même que la douleur reste vive dans le membre inférieur. Cette douleur existe presque toujours des deux côtés,
s'élance quelquefois vers les points douloureux de la hanche,
et peut être plus forte du côté occupé par la sciatique que de
l'autre. D'autres fois, c'est un véritable lumbago.

Mettons de côté ce dernier cas, et voyons dans les autres
quel peut être le siége de la douleur.

Je ferai remarquer que tous les auteurs qui ont écrit sur la
sciatique ne se sont pas occupés, au point de vue de sa
description, des plexus qui, en se réunissant, forment ce gros
tronc nerveux. C'est ce que Romberg a bien fait remarquer.
Car dans ce cas on peut localiser la douleur dans les plexus
sacré et lombaire ; et elle peut même remonter jusqu'à l'endroit où ces nerfs sortent de la moelle épinière. On doit considérer, dit Romberg, comme sensation sympathique la douleur du dos qui existe la plus grande partie du temps. On
assiste, pour ainsi dire, à sa production, dans les cas de
sciatiques par compression de la tête du fœtus sur les plexus
que je viens de nommer.

Hanche et région fessière. — Valleix admettait quatre points,
mais depuis la publication de son travail, le professeur Trousseau en décrit un très-important. Nous allons donc passer en
revue les cinq localisations douloureuses.

a. Le *point douloureux de l'épine iliaque postérieure et supérieure*, dit Valleix, doit être regardé presque comme caractéristique de la sciatique. Il peut apparaître au commencement de
la maladie et ne disparaître qu'à la fin.

Son étendue varie en hauteur de 1 à 8 centimètres sur
1 centimètre de largeur, de manière qu'elle occupe une
ligne partant de l'extrémité supérieure du coccyx et s'élevant
plus ou moins sur le *bord du sacrum*. Valleix dit avoir le premier signalé ce point avec précision. Son importance comme
symptôme est très-grande, sa présence suffit pour caractériser
la maladie. Lorsqu'il existe seul pendant quelque temps, on,
pourrait hésiter entre une coxalgie au début et une sciatique.

Il est permis de soupçonner pour ce point que la douleur
siége dans le plexus sacré, lorsqu'on se reporte aux rapports

de ce dernier, donnés par le professeur Sappey (1). « Le plexus
sacré est placé dans l'excavation du bassin, au devant et au-
dessous de la symphyse sacro-iliaque ; il présente la forme d'un
triangle dont la base, tournée en dedans, répond à |toute la
largeur du sacrum, et dont le sommet, dirigé au dehors, s'appuie sur l'épine sciatique ; sa face postérieure repose sur le
muscle pyramidal qui le sépare des gouttières latérales du
sacrum... »

Piorry, cité par Degand, avait déjà fait remarquer que le plexus
sacré, le nerf lombo-sacré et le plexus lombaire peuvent être
envahis par la douleur. Alors elle se fait sentir profondément
dans l'excavation pelvienne et jusque dans la région des reins.

b. *Point apophysaire épineux et sacré de Trousseau* (1). —
On peut, dit ce grand clinicien, établir en thèse générale que
dans les névralgies, les apophyses épineuses sont douloureuses
à la pression dans le joint correspondant à peu près à celui
d'où le nerf sort du trou de conjugaison, et que, assez souvent,
la douleur remonte encore un peu plus haut dans la colonne
vertébrale.

Dans le cas de sciatique, c'est au niveau des vertèbres sacrées.
En pressant sur ces apophyses, on fait éprouver aux malades
une souffrance identique avec celle que l'on provoque ordinairement quand on presse les vertèbres du dos dans le cas
de névralgie intercostale.

Chez une malade dont il rapporte l'histoire, et qui était
atteinte de névralgies erratiques, le sacrum cessait d'être douloureux chez elle chaque fois que la sciatique disparaissait.

A ce point la douleur paraît quelquefois tellement superficielle, qu'on pourrait la croire sous la peau ; d'autres fois on
est amené à penser qu'elle est sous les nerfs sacrés dont nous
parlions tout à l'heure.

c. *Point de la crête iliaque ou supérieur de Valleix.* — Un
autre point douloureux est celui qui se rencontre au milieu
de la crête iliaque. La douleur y est soit spontanée, soit provoquée par la pression. Ce point existe sur le bord externe de
la crête iliaque, un peu au-dessous de l'attache du muscle

(1) *Anatomie descriptive*, t. II, p. 369. Névrologie.
(2) Thèse de Paris, 1856.
(3) *Clinique médicale*, t. III, 3e édition. Paris, 1868.

grand fessier. Il a de 1 à 6 centimètres de large et de 1 à 3 centimètres de haut.

Valleix, pour ce point, nous paraît admettre bien facilement une relation anatomique ; un seul rameau, la *branche transversale du nerf fessier supérieur*, qui approche le plus près de ce point dans la région, en est encore assez distant, puisqu'il va au tenseur du fascia lata en passant à égale distance de la ligne courbe inférieure et du grand trochanter.

Je crois que, eu égard à l'étendue de l'espace douloureux, on pourrait appliquer ici la théorie de Romberg.

d. *Point fessier ou moyen de Valleix.* — Sur une ligne qui, partant de l'épine iliaque antérieure et supérieure, vient se rendre au grand trochanter, on trouve une douleur ayant de 5 à 6 centimètres de large et de 2 à 6 centimètres de haut. Le maximum de cette douleur se fait toujours sentir à la partie supérieure de l'échancrure sciatique, vers le point où le nerf fessier en sort pour se jeter dans les muscles.

Ici le tronc même du nerf fessier, les rameaux qu'il donne au grand fessier, qui sont tous sur la face antérieure de ce muscle, et enfin les ramifications ultimes qu'il fournit à une partie des téguments de la fesse, peuvent être regardés comme le siége de l'hyperesthésie du point fessier ou moyen.

e. *Point trochantérien ou inférieur de Valleix.* — Un cinquième point douloureux de 2 à 8 centimètres de haut sur 2 à 8 centimètres de large existe près du grand trochanter, et surtout vers le bord postérieur de cette éminence.

On peut pour ce point, ce qui est d'ailleurs admis par tous les auteurs et même par Romberg, placer la douleur dans le tronc même du sciatique, qui est justement là situé entre le grand trochanter et l'ischion.

Points douloureux de la peau des parties externes de la génération, du périnée et de la marge de l'anus.

Valleix, qui s'est étendu avec tant de complaisance sur la description des points douloureux, ne parle même pas de ces derniers, et pourtant dès 1804, le docteur Rousset (1) disait

(1) Thèse de Paris, 1804.

qu'il avait observé des élancements dans les parties sexuelles, le périnée et la marge de l'anus. Le siége de ces douleurs a été aussi mentionné par Tournilhac-Béringier (1), Peyrude (2) et Chupein (3).

Anatomiquement, on peut les expliquer. Nous avons déjà dit que le plexus sacré était souvent douloureux; or un des nerfs collatéraux postérieurs du plexus sacré, le petit nerf sciatique, fournit une *branche génitale* qui, située à son point de départ au-dessous de l'aponévrose fémorale, se porte transversalement de la partie moyenne du bord inférieur du grand fessier au-dessous de la tubérosité ischiatique. Là elle devient sous-cutanée, se place dans le sillon qui sépare le périnée de la face interne de la cuisse, et s'épanouit à son extrémité dans le scrotum chez l'homme, dans la moitié postérieure de la grande lèvre chez la femme ; de la courbe qu'elle décrit, on voit se détacher plusieurs rameaux qui vont se répandre sous la peau des parties postérieure et interne de la cuisse, et d'autres moins considérables qui se rendent à la peau du périnée.

Ce nerf distribuant la sensibilité à une partie des téguments du périnée et des organes génitaux, il n'est pas étonnant que ces parties soient atteintes d'hyperesthésie.

Bailly (4) a observé un phénomène plus étrange et moins explicable, il a vu la douleur sortir du trajet des nerfs et affecter seulement le testicule du côté malade.

Le docteur Delmas a noté dans un cas qu'il arrivait, lorsque les crises étaient violentes, que la douleur se propageait dans le cordon spermatique et le testicule du même côté.

Il n'y a là aucune relation anatomique directe, puisque les nerfs du testicule viennent du plexus spermatique. On pourrait comprendre cette douleur, en supposant qu'une irritation partie des téguments de ces organes, que nous savons pouvoir être douloureux, réagit sur eux par une action réflexe.

(1) Thèse de Paris, 1814.
(2) Thèse de Paris, 1817.
(3) Thèse de Paris, 1819.
(4) Thèse de Paris, 1803.

Cuisse. — **A** la cuisse, dit Valleix, les points ne sont pas aussi distincts que dans la hanche et dans la fesse. La douleur occupe toute la hauteur de cette région, mais dans quelques cas elle est bornée à trois points distincts.

L'un vers la tubérosité sciatique, c'est le *fémoral supérieur* de Valleix, l'autre à la partie moyenne de la cuisse, c'est le *fémoral moyen*, et le troisième un peu en dedans de l'insertion du muscle biceps, c'est le *point fémoral inférieur*.

Même lorsqu'elle existe dans toute l'étendue de la cuisse, cette douleur peut être beaucoup plus vive dans les trois points indiqués que partout ailleurs. La hauteur de ces points est de 6 à 9 centimètres et la largeur presque linéaire. Ces points peuvent se rencontrer tantôt sans douleur intermédiaire, tantôt réunis par cette douleur qui n'est presque pas ressentie par les malades.

Valleix est embarrassé pour expliquer ces points douloureux, Aussi ne leur accorde-t-il qu'une importance secondaire.

Lorsque la douleur est linéaire et suit bien le trajet du tronc nerveux, on peut croire qu'elle siége dans le sciatique. — Si au contraire elle paraît superficielle et occupe des points séparés, l'explication de Romberg peut être acceptée et on peut localiser la douleur dans les ramifications cutanées du petit nerf sciatique qui anime en effet la peau de toute la partie postérieure de la cuisse.

Genou. — Une douleur plus ou moins violente occupe quelquefois toute l'étendue du genou, c'est-à-dire la région comprise entre la partie supérieure du jarret et une ligne entourant la jambe au-dessous de la tête du péroné. — Bien que cette douleur envahisse tout le genou, il y a toujours un ou plusieurs points dans lesquels elle est beaucoup plus vive ; ces points occupent soit le côté externe du jarret, c'est le *point po plité*, soit le bord externe de la rotule, c'est le *point rotulien*, soit la partie de cette région qui est en arrière de la tête du péroné, c'est le *point péronéo-tibial.* Ces trois points peuvent exister seuls sans aucun sentiment de douleur dans les autres parties du genou, et leurs relations anatomiques sont assez d'accord avec la loi qui veut que les points douloureux occupent de préférence les branches superficielles et les endroits où elles se divisent.

D'après Valleix ce sont les suivants : Le *point poplité* correspond à la naissance du nerf poplité externe ; le *point rotulien* à un des rameaux articulaires émanés de la branche cutanée péronière, et enfin le *point péronéo-tibial*, à la disposition remarquable du nerf au moment où il contourne la tête du péroné. — La fréquence de la douleur en ce point est telle que Cotugno a désigné ce lieu comme devant être choisi pour l'application du vésicatoire.

Il est difficile d'expliquer pourquoi la douleur existe plutôt à la partie postérieure du péroné qu'à la partie antérieure.

Si la douleur paraissait superficielle, on pourrait l'expliquer par l'hyperesthésie des rameaux cutanés du nerf fessier inférieur qui anime la peau du creux poplité.

Jambe. — Dans cette région, la douleur se fait sentir dans trois endroits différents.

a. Le péroné peut être douloureux dans toute sa hauteur ou surtout à des points circonscrits : à la partie inférieure du péroné et à la partie moyenne, ils ont de 2 à 8 centimètres de hauteur et sont presque linéaires.

b. La douleur peut être bien distincte dans le mollet, à l'endroit où les deux jumeaux sont séparés par leur cloison fibreuse, elle a de 2 à 9 centimètres d'étendue.

c. Enfin chez quelques sujets, la douleur se fait sentir le long de la crête du tibia un peu en dehors. Mais en général il y a d'autres points, notamment derrière la tête du péroné, beaucoup plus douloureux que celui-là.

C'est à la partie inférieure de la jambe que le point tibial existe le plus souvent.

Valleix, d'après qui j'ai décrit ces points, n'établit pour eux aucune relation anatomique. — C'est que nous allons faire.

La douleur qui suit le péroné peut être placée dans la branche *cutanée péronière*, et dans la branche du saphène externe ou nerf saphène péronier.

La douleur du mollet peut se localiser dans le nerf saphène externe, ou saphène tibial, et à la partie supérieure dans les branches qui vont se distribuer aux jumeaux.

La douleur que l'on trouve en dehors de la crête du tibia doit suivre dans ces cas le nerf *tibial inférieur*, qui devient d'autant plus superficiel qu'il est plus inférieur. — Le docteur Meur-

gey (1) a fait remarquer que cette branche nerveuse était
rarement le siége de douleurs.

Malléoles et pied. — Dans certains cas il y a un point douloureux derrière la malléole externe, rarement à la malléole
interne. — Ils ont une étendue de 8 à 9 centimètres de long et
une largeur beaucoup moindre.

Le *point malléolaire externe* correspond au passage du nerf
saphène externe, qui a déjà reçu l'anastomose de son acces-
soire. Suivant Valleix, son existence est constante, et je l'ai vu
persister un des derniers.

Le *point malléolaire interne* peut se placer dans un filet cutané interne, ou sus-malléolaire, qui vient du sciatique poplité
interne.

Douleur du talon ou point calcanéen. — Ce point n'a pas été
mentionné par Valleix; je l'ai vu signalé par quelques auteurs et observé moi-même. Il sert quelquefois de point de
départ à une douleur ascendante. — Elle est généralement
vive. — Il est facile de l'expliquer.

Le nerf saphène externe donne un rameau qui se divise
dans la peau du talon, le *tibial postérieur* fournit une branche
cutanée plantaire qui descend entre la malléole interne et le
tendon d'Achille, et donne naissance au rameau calcanéen qui
descend dans le tissu cellulo-graisseux, situé au devant du
tendon d'Achille, et se distribue soit à la peau qui recouvre la
partie la plus interne de ce tendon, soit à celle qui revêt la face
interne du calcanéum, soit enfin à la peau du talon. Telles
sont ses relations anatomiques.

Point dorsal du pied et des orteils de Valleix. — Ces derniers
points, dont le siége a déterminé l'institution de cautérisations spéciales, ont les relations anatomiques suivantes : la
douleur peut être localisée dans les branches du nerf musculo-
cutané, qui recouvrent le dos du pied et animent les quatre
premiers orteils dont elles forment les collatérales dorsales.

Points douloureux. Plantaires internes et plantaires externes.

Chaussier, qui en avait fait une névralgie à part, les regardait
comme très-rares. — Cependant je crois qu'une observation

(1) Thèse de Paris, 1845.

minutieuse et suivie permettra de voir ces points douloureux, surtout dans la forme rhumatismale. — Les auteurs qui en parlent ont accusé une douleur occupant toute la plante du pied. — Cependant, cette douleur peut être plantaire interne, ou plantaire externe.

Ces trois modes de manifestation douloureuse s'expliquent par leurs relations anatomiques. — Si les rameaux cutanés sont seuls atteints, la plante du pied sera douloureuse superficiellement. Les autres formes de douleurs plus profondes suivent le trajet des nerfs plantaires, surtout du nerf plantaire interne.

Nous croyons, en finissant cette énumération des points douloureux, pouvoir dire que nous avons démontré notre triple proposition, à savoir : que la douleur peut siéger dans les branches nerveuses, dans les ramifications periphériques, et simultanément affecter les deux localisations.

Il ne faudrait pas croire qu'une douleur du membre inférieur, pour mériter de porter le nom de douleur sciatique, fût obligée d'occuper simultanément tous les points douloureux que nous venons de décrire. — Un seul suffit dans beaucoup de cas pour caractériser dès le début la douleur dite sciatique, si dans ce cas on éveille la douleur par la pression des apophyses épineuses du sacrum, ainsi que l'a déclaré le professeur Trousseau.

Nous ne saurions mieux finir l'étude de ces points douloureux qu'en citant le *résumé* qu'en a fait Cotugno (1). « La sciatique nerveuse postérieure consiste en une douleur fixe de la hanche, principalement derrière le grand trochanter du fémur, douleur qui va en s'étendant en haut jusqu'au sacrum, en bas le long du côté externe du fémur jusqu'au jarret. Il est rare que la douleur s'arrête là, mais presque toujours elle dévie le long de la partie externe de la tête du péroné, descend vers la partie antérieure de la jambe qu'elle parcourt dans la direction du côté externe de l'épine antérieure du tibia, passe au-devant de la malléole externe et se termine enfin sur le dos du pied. »

Caractères de la douleur. — Cotugno (2) les décrit de la façon suivante : « La sciatique nerveuse postérieure est conti-

(1) *Loc. cit.*, § 3.
(2) *Loc. cit.*, § 3.

nue ou intermittente. Parfois la douleur sciatique torture sans
relâche jour et nuit le malade ; très-souvent aussi elle accorde
une trêve, revient à époque fixe et s'exaspère. Il est tout à fait
admis que dans l'un et l'autre cas, la douleur augmente d'intensité pendant la nuit. C'est à ce moment que la sciatique intermittente elle-même a d'ordinaire ses accès.

Dans le principe, cette douleur sciatique est presque toujours
continuelle, puis insensiblement elle devient intermittente
comme si elle s'épuisait ; cependant cette sciatique intermittente est souvent la plus douloureuse, à tel point qu'elle paraît
n'accorder une trêve que pour puiser de nouvelles forces. —
En outre, tandis que j'ai vu chez un grand nombre de malades
la sciatique nerveuse continue se changer en intermittente, je
n'en ai pas, au contraire, rencontré un seul chez qui une sciatique se fût changée d'intermittente en continue.

Les divisions adoptées par quelques auteurs pour l'étude des
caractères de la douleur se trouvaient dans les lignes qui précèdent.

La douleur peut être spontanée ou provoquée.

La douleur spontanée est continue ou intermittente. —
Voyons quels sont ses caractères dans les différents cas :

1° *Douleur spontanée continue.* — C'est une douleur sourde,
contusive, incommode, dans la direction des branches nerveuses, quelquefois plus intense dans les divers points douloureux
que nous avons décrits. Elle est constante avec exacerbation,
ne cesse jamais complétement. — Elle peut consister en une
sensation telle que le malade ne trouve rien à quoi la comparer.

Suivant Piorry (1), les douleurs dans les troncs ou dans les
filets nerveux ont un caractère spécial qui les distingue de
toute autre : c'est de ressembler parfaitement à celle que l'on
éprouve lorsqu'on se heurte le coude.

A moins qu'on n'ait affaire à une sciatique de nature paludéenne, je ferai remarquer que cette douleur spontanée
continue n'abandonne jamais le malade, et que lors même que
sa guérison est déjà presque complète, il lui reste une espèce

(1) *Mémoires sur les névralgies*, dans *Clinique méd. de la Pitié.* Paris,
1835.

de gêne indéfinissable qui n'est plus de la douleur, mais qui suffit encore pour caractériser la maladie.

2° *Douleur spontanée intermittente.* — Cette douleur consiste dans la sensation d'élancements, de picotements, de tiraillements, de déchirements, de brûlures.

D'autres fois, le malade sent comme un liquide froid ou chaud qui s'écoule le long du nerf.

Ce sont les différentes sensations, variables à l'infini chez le même malade, qui constituent l'accès douloureux intermittent.

Rares au début de la sciatique, ces accès sont pour ainsi dire constants dans le milieu du cours de la maladie et deviennent excessivement rares vers la fin.

Cependant cette espèce de douleur est loin d'avoir la valeur de celle qui est continue, car Valleix, Bosc (1) et Delbosc (2) ont vu des cas, très-rares il est vrai, où cette espèce de douleur avait manqué.

Le point de départ de ces élancements a toujours lieu, d'après la plupart des auteurs, dans un des points douloureux décrits, et jamais dans les intervalles qui les séparent.

Les élancements fixes commencent par une douleur légère qui augmente rapidement, et cesse tout à coup lorsqu'elle est devenue très-vive et arrivée à son paroxysme.

Le plus souvent les élancements se propagent suivant la direction des branches nerveuses, dans une étendue plus ou moins considérable. Le sens de propagation des élancements n'est pas toujours le même.

On pense généralement, dit Valleix, que dans la sciatique les élancements parcourent le trajet du nerf en se portant de la hanche au pied. La névralgie, en effet, suit souvent cette direction. On dit alors que la douleur est *descendante.* — Mais elle peut être fixée et disséminée, tantôt ascendante, tantôt descendante, ou bien ascendante et descendante tout à la fois.

Il nous suffit d'indiquer la possibilité de toutes ces douleurs, et nous croyons qu'il n'y a qu'un médiocre intérêt à connaître leur degré de fréquence relative.

Nous aimons mieux rapprocher de ces faits le suivant :

(1) Thèse de Paris, 1859.
(2) Thèse de Paris, 1861,

Graves (1) rapporte l'observation d'un malade qui avait souvent les pieds plongés dans l'eau froide. Il avait été pris d'une affection névralgique des extrémités inférieures. Limitée d'abord aux pieds et aux malléoles, la douleur avait gagné graduellement, et avait fini par occuper tout le membre jusqu'à la hanche. Elle était devenue en même temps beaucoup plus violente. C'est là un exemple de névralgie progressive affectant d'abord les nerfs cutanés, qui sont exclusivement des nerfs de sensibilité, et intéressant ensuite les nerfs du mouvement.

La fréquence de la douleur spontanée intermittente est en rapport avec la violence de la maladie. — Elle se reproduit par intervalles plus ou moins éloignés, sans toutefois que l'intermittence soit jamais complète. Elle peut être si rapprochée et si violente qu'elle se fait sentir plusieurs fois par minute, et prive le malade de tout repos. — Dans aucun cas, elle ne se reproduit toute la journée et toute la nuit avec la même violence.

Chez les sujets dont la douleur est augmentée par le séjour au lit, il en est de même des élancements.

L'étendue des élancements est variable, très-peu souvent l'espace est limité ; dans presque tous les cas la totalité du nerf est envahie, mais elle peut être limitée à une très-petite partie de son trajet, et il n'existe pas de rapport constant entre l'étendue de la douleur et la violence de la maladie.

L'intensité de cette douleur est variable ; le plus souvent elle est d'intensité moyenne, quelquefois elle est très-vive, détermine une agitation extrême chez le malade qui ne saurait rester en place, sort de son lit ou se laisse tomber sur un sol froid et humide. Ollivier a vu un malade chez lequel l'acuité des douleurs était portée à un tel degré qu'il fallut prendre des précautions pour prévenir un suicide — Dans la symptomatologie générale, nous avions déjà fait remarquer les troubles cérébraux déterminés par la sciatique.

Douleur provoquée. — La douleur sciatique peut se manifester dans d'autres circonstances, soit que l'examen du médecin

_____

(1) *Leçons de clinique médicale de Graves*, trad. par Jaccoud, p. 601, art. *De la goutte*. Paris, 1863.

cherche à la faire naître pour déterminer les points douloureux, soit que des actes indispensables à la vie la déterminent
à l'insu du malade.

Douleur à la pression. Il y là une question de priorité que
nous tenons à établir. — Valleix la regarde comme constante,
mais il est bien loin d'avoir établi le premier la douleur à la
pression comme un fait scientifique. — Près de quarante ans
avant qu'il écrivît son *Traité des névralgies*, le docteur Rousset (1) disait dans sa thèse inaugurale : « En général, la plus
légère pression du nerf excite de la douleur dans toute l'étendue de son tronc. » Elle avait été vue aussi par Gonthier Saint-
Martin (2), car il dit : « La pression du nerf sciatique ne détermine pas chez tous les malades le sentiment de la douleur. »
En 1844, le docteur Ollivier, dans son article du *Dictionnaire*
en 30 volumes, refusait à Valleix la priorité de la découverte
de ce fait, et disait que la douleur à la pression avait été déjà
signalée dans la première édition de ce Dictionnaire.

Pour Valleix, la douleur à la pression est un signe caractéristique, et les exceptions doivent être excessivement rares.

Les endroits dans lesquels la pression excite de la douleur ne
sont autres que ceux qui sont envahis par la douleur spontanée ; — cependant il ne faut pas croire que là où existe une douleur spontanée, on soit sûr de trouver une douleur à la pression,
et *vice versâ*. — Cependant il est bien rare que la pression ne
réveille aucune douleur dans le point où il existe une douleur
spontanée. L'intensité de la douleur à la pression est variable,
et exige pour se manifester une pression plus ou moins forte.
— Quelquefois une pression très-légère détermine des douleurs
très-vives, ce qui se comprend si l'on se rappelle que l'hyperesthésie peut siéger dans la peau.

Lentin (3), à ce propos, cite un malade dont la douleur avait
son siége dans la portion charnue du gros orteil du pied droit.
Un chiffon de papier qui lui tomba sur le pied, bien qu'il fût
couvert d'un bas, éveilla la douleur pour plusieurs heures.

Il est des malades chez lesquels le nerf sciatique semble pris

(1) Rousset, thèse de Paris, p. 10. 1804.
(2) Thèse de Paris, p. 9. 1835.
(3) *Beiträge zur ausubenden Arrneswissenschaft*, t. III, p. 129.

dans toute sa longueur; mais même dans ce cas, la sensibilité
que la pression provoque dans l'intervalle des points d'élection
est incomparablement moins vive qu'au niveau même des
foyers douloureux; donc, dans la grande majorité des cas, la
douleur spontanée et la douleur provoquée par la pression occupent les mêmes points. Mais je tiens bien à établir ici qu'il
peut exister une douleur spontanée sans douleur à la pression,
et réciproquement, et j'ai même observé des cas de névralgie
erratique rhumatismale où des douleurs vives spontanées existaient à la tête du péroné, sans qu'une pression même très-
forte sur ce point ait pu exaspérer la douleur.

Cependant c'est à l'aide de la pression que l'on parvient,
comme le fait remarquer Valleix, à constater les limites exactes
des points douloureux. Suivant que le siége de la douleur est dans
les nerfs de la peau ou bien dans les troncs nerveux profondément situés, on comprend que la pression exercée par le médecin doit être légère, qu'il suffit de promener le doigt sur la
peau; ou bien qu'elle doit être beaucoup plus forte, et dans ce
cas, à moins que la sciatique ne soit double, on peut s'assurer
que la douleur n'est pas due à la violence, car la même pression
du côté opposé ne provoque aucune sensation de même nature.

La douleur peut être encore provoquée par les mouvements
volontaires, par la marche, mais comme cette douleur est essentiellement liée aux troubles de la locomotion, nous en parlerons avec plus de détails dans les lésions du mouvement.

Tous les actes de la vie qui nécessitent pour s'accomplir
préalablement le phénomène de l'effort ou qui mettent en jeu
les muscles nécessaires à l'accomplissement de ce phénomène,
provoquent une exaspération dans la douleur : tels sont les
grandes inspirations, la toux, un éclat de rire, un éternument,
la défécation, etc. En effet, dans tous ces actes, les mouvements des muscles inspirateurs ou expirateurs sont exagérés.

MM. Beau et Maissiat (1) attribuent cet effet à la pression
exercée par les viscères abdominaux sur les plexus nerveux.
Sans nier qu'il puisse en être ainsi, le docteur Marchesseaux (2)

(1) *Archives générales de médecine. Recherches sur le mécanisme des
mouvements respiratoires*, t. XIV, p. 281.
(2) Thèse de Paris, 1848.

pense que la contraction musculaire des membres qui accompagne tous les efforts est ici la principale cause.

Le décubitus sur le côté malade, la station aussi, peuvent être regardés comme provoquant souvent les douleurs.

De l'étude qui précède sur le symptôme douleur, on peut dire que cette dernière affecte en général le type continu avec des exacerbations se manifestant, d'après les auteurs, surtout le soir. Cependant les rémissions qui se manifestent en général le matin peuvent se rencontrer également dans d'autres moments du *nyctéméron*.

Quant à la douleur intermittente, elle est intermittente, irrégulière, non périodique comme dans les accès d'élancements que nous avons décrits, ou bien elle est franchement périodique, ce que nous verrons dans la forme paludéenne de la sciatique.

Anesthésie. — Valleix, dans son long article sur la sciatique, ne mentionne même pas ce symptôme. Cependant dès 1804, le docteur Rousset (1) disait qu'il avait observé un affaiblissement de la sensibilité, et dans un cas il a noté l'insensibilité de la peau du membre. Dans un travail plus récent, Gonthier Saint-Martin (2) disait qu'il n'était pas rare de voir la peau insensible. Bien que la mention de l'anesthésie que font les deux auteurs précédents ait échappé au docteur Notta (3), c'est lui qui a le mieux traité cette question, voici comment il parle de ce symptôme morbide :

«Dans les observations de sciatique, l'anesthésie n'a été signalée qu'une seule fois dans un cas qui appartient à Martinet (4). Cependant Grisolle dit l'avoir observée, j'ai eu l'occasion d'en recueillir trois observations. Dans tous les cas l'anesthésie n'était pas générale, c'est-à-dire qu'elle n'existait pas dans toutes les parties animées par le nerf sciatique, mais seulement dans certains points isolés, où elle formait comme des plaques insensibles, de forme irrégulière et d'étendue variable. Dans l'observation suivante, il n'y en avait qu'une seule.

(1) Thèse de Paris, 1804.
(2) Thèse de Paris, 1835.
(3) *Archives gén. de méd. Mémoire sur les lésions fonctionnelles qui sont sous la dépendance des névralgies*, 1854.
(4) *Du traitement de la sciatique*, 2e éd., obs. 2. Paris, 1829.

Foucard (Antoine), âgé de trente-trois ans, imprimeur, entre le 8 mars à l'Hôtel-Dieu (annexe). Habituellement il est d'une bonne santé; il transpire beaucoup des pieds, ce qui l'oblige à changer de chaussettes tous les soirs lorsqu'il revient de son atelier. Depuis deux mois seulement cette sécrétion s'est arrêtée. Depuis six mois il travaille dans un atelier très-froid, humide, non chauffé, exposé à de nombreux courants d'air. Il y a deux mois, une douleur lancinante existant dans le repos, augmentant par la marche, s'est développée peu à peu au niveau de la fesse gauche. Il y a quinze jours, la douleur a augmenté d'intensité, et s'est étendue dans toute la jambe, sur le trajet du nerf sciatique; un engourdissement particulier s'est emparé du membre, et le malade, ne pouvant plus s'y appuyer, est entré dans nos salles.

Etat actuel (9 mars). Sujet médiocrement développé. La pression détermine un point douloureux : 1° au niveau de la symphyse sacro-iliaque gauche ; 2° au niveau de la tubérosité sciatique ; 3° à la partie moyenne du bord inférieur du muscle grand fessier. Il n'y a pas d'autres points douloureux sur le reste du membre. La peau de toute la fesse gauche et du quart supérieur de la partie correspondante de la cuisse a perdu sa sensibilité depuis cinq jours ; un fort pincement n'est pas perçu dans cette région. Si avec une épingle on pique la peau du centre à la circonférence dans cette partie où elle est insensible, on voit sur ses limites l'anesthésie cesser brusquement ; si, au contraire, allant de la circonférence au centre, on pique la peau dans un point où elle soit encore sensible, l'excitation produite se propage dans un rayon de 1 à 2 centimètres, et la partie anesthésique voisine redevient sensible dans cette étendue ; si, alors, on l'excite dans ce point momentanément sensible, le même phénomène se reproduit, et ainsi de suite, dans une assez grande étendue, sur toute la circonférence de la région anesthésique, de sorte qu'il n'y a qu'au centre qu'on ne peut restituer ainsi la sensibilité pour quelques instants. Élancements douloureux partant de la partie supérieure du nerf sciatique, et s'étendant jusqu'à la partie moyenne de la jambe ; le moindre mouvement est très-douloureux. La station est impossible. L'appétit est bon. Il tousse un peu. La poitrine n'est pas explorée. Pouls normal. — 35 grammes d'huile de ricin, potion avec 1 centigramme de strychnine, une portion.

10 mars. — Même état ; il n'y a pas eu de contractions musculaires. — 2 centigrammes de strychnine.

14. — Depuis le 11, la strychnine détermine des secousses musculaires ; l'amélioration est très-peu sensible ; il se plaint toujours d'élancements très-douloureux dans la cuisse ; l'anesthésie présente toujours les mêmes caractères, seulement un fort pincement prolongé produit une sensation très-obtuse. — 3 centigrammes de strychnine, 2 portions.

Même état les jours suivants, on supprime la strychnine le 20.

Le 21, même état. — Quatre raies de feu partant en étoile du centre de la partie anesthésique et se prolongeant dans une étendue de

5 à 6 centimètres sur la partie saine du membre; éthérisation ; insensibilité complète.

29. — L'anesthésie a complétement disparu ; la pression ne développe plus de douleur qu'au niveau de la tubérosité sciatique ; il y a
toujours quelques élancements le long de la cuisse et de la jambe, le
malade commence néanmoins à marcher ; depuis qu'il est malade, il
ne s'est jamais senti autant de force.

4 avril. — Les élancements sont revenus avec autant d'intensité
que lors de son entrée. L'anesthésie n'a pas reparu. Un vésicatoire
est appliqué au niveau de la symphyse sacro-iliaque, qui est redeve-
nue douloureuse. Une phthisie à marche aiguë, avec point pleurétique
à gauche, se déclare ; l'état de la poitrine ne permet plus de s'occuper
de la sciatique ; le malade décline rapidement et, à la fin du mois, il
sort mourant de l'hôpital sur la demande de sa famille.

L'anesthésie, continue Notta, offre ici un phénomème remarquable, c'est de disparaître presque complétement par l'excitation des parties voisines encore sensibles. Cependant ce phénomène n'est pas constant.

La cautérisation transcurrente paraît avoir agi sur l'anesthésie
à la manière des piqûres qui, pratiquées des parties sensibles
vers celles qui ne l'étaient plus, leur rendaient momentanément
la sensibilité, seulement l'action énergique du fer rouge fut
plus durable ; cinq jours après son application, les douleurs
avaient diminué et tout promettait une prompte guérison,
lorsque cette tuberculisation pulmonaire vint arrêter les bons
effets du traitement.

Les deux autres observations que j'ai recueillies offrent cette
particularité que plusieurs des points névralgiques douloureux
à la pression étaient insensibles à la piqûre, et le fait a été
constaté à plusieurs reprises et comparativement avec d'autres
points sensibles, de manière à éviter toute erreur. Dans les faits
cités, l'anesthésie a été continue une seule fois (1) ; elle ne se
manifestait que pendant les paroxysmes. Ainsi il est dit que dans
quelques circonstances, le malade ressentait une sorte de fourmillement à la partie antérieure de la cuisse qui, alors, devenait tout à fait insensible ; cette insensibilité même était portée
au point que le malade n'avait pas conscience des pincements
violents exercés par une autre personne. Mais ce qu'il y avait
de très-remarquable, c'est que cette stupeur coïncidait avec des

(1) Martinet, loc. cit.

douleurs vives du nerf fémoro-poplité. Dans tous les cas, la guérison de la névralgie a été suivie de celle de l'anesthésie.

La belle-mère d'un de nos ministres actuels m'a présenté une anesthésie incomplète sur le cou-de-pied d'une partie de la face dorsale du même organe. Ce phénomène, dans ce cas, s'était manifesté après la période aiguë des douleurs.

De ce qui précède, on peut conclure que l'anesthésie est un phénomène morbide de la sciatique ; qu'elle peut coexister avec les douleurs, que dans ces cas elle peut siéger dans plusieurs zones que l'on appelle habituellement points douloureux. Alors la douleur doit être dans le nerf puisque la peau qui le recouvre est insensible.

L'anesthésie peut être complète ou incomplète comme dans le cas que j'ai cité.

Enfin, il est probable que si ce symptôme n'a pas été plus souvent signalé, c'est qu'il n'attire pas, comme la douleur, l'attention du malade. De plus, comme il occupe des zones relativement peu étendues, il faut en faire l'objet de recherches spéciales pour le rencontrer.

Sensations diverses qu'on peut rapporter aux troubles de la sensibilité.

Elles ont été signalées par Valleix et Fayt(1), qui les regardent comme une aberration de la sensibilité.

Les malades se plaignent souvent d'un sentiment de froid plus ou moins intense dans le lieu occupé par la douleur, et cependant au toucher on ne trouve pas de différence entre le membre affecté et le membre sain. Cette sensation s'exagère lorsque les malades entrent au lit, surtout en hiver.

On trouve encore une sensation de chaleur brûlante, des démangeaisons sans éruption, un frisson borné au côté du corps affecté de névralgie. Ces sensations singulières n'ont lieu en général que dans les névralgies très-intenses. De toutes ces sensations, c'est celle du froid qui paraît se présenter le plus fréquemment.

(1) Thèse de Paris, 1859.

Troubles du mouvement.

Sous ce titre, nous allons décrire des symptômes dont beaucoup d'auteurs n'ont parlé que d'une façon secondaire. Pour nous, ainsi que pour Romberg, ils ont une importance capitale, et je les place au même rang que la douleur. Et en cela il n'y a rien d'étonnant ; le sciatique, je le répète volontairement, est un nerf mixte, et je trouve que l'on s'est toujours occupé avec trop de complaisance des troubles de la sensibilité et rejeté sur un plan beaucoup trop éloigné les troubles du mouvement.

Ces troubles sont les convulsions, la paralysie, et, comme résultat final, les désordres de la locomotion.

CONVULSIONS. — Les convulsions peuvent être de deux sortes : cloniques ou toniques.

Cotugno (1) les avait observées. Le passage suivant en fait foi : « Pendant les accès douloureux, dit-il, il se produit une telle convulsion de la partie affectée que les malades souffrent de sensations de crampes. »

a. *Convulsions cloniques.* — Ce sont ces convulsions que les auteurs ont décrites pendant les paroxysmes de la douleur sous les noms de contractions (2), de spasmes (3) des muscles, de mouvements involontaires (4).

C'est surtout dans les sciatiques aiguës que ce phénomène se rencontre, d'après Durand-Fardel. Valleix avait dit aussi que ces secousses fatigantes et douloureuses des membres se manifestent dans les cas graves au plus fort de la maladie. M. Noël Gueneau de Mussy (5) m'a dit que les troubles que je viens de décrire sont pour ainsi dire constants, et qu'on peut les observer toutes les fois qu'on apporte à la recherche de ce phénomène une attention suffisante.

On n'a pas signalé de partie du membre qui soit de préférence atteinte de ces convulsions. Dans un cas que nous avons

(1) *Loc. citat.*, § 4.
(2) Tournilhac-Béringier, thèse de Paris, 1814.
(3) Rostan, *Cours de médecine clinique*, t. II. Paris, 1826.
(4) Durand-Fardel, *Traité pratique des maladies chroniques.*
(5) Communication orale.

observé, ces convulsions cloniques intenses et très-douloureuses ont ouvert la scène pathologique. Dans ce cas, il y avait une fatigue musculaire considérable : une longue course avait été faite en un temps relativement très-court.

Elles occupent simultanément ou isolément les muscles qui reçoivent le mouvement du nerf sciatique ou de ses plexus d'origine.

Voici ce qu'en dit le docteur Notta (1) : « Quelquefois ces contractions déterminent seulement des tremblements musculaires, analogues à ceux que nous avons observés dans la névralgie de la cinquième paire ; d'autres fois les muscles postérieurs de la cuisse, venant à se contracter énergiquement, fléchissaient la jambe sur la cuisse. » Il a vu aussi les orteils se croiser.

Ces convulsions musculaires ne survenaient que pendant les accès; en général elles ne se manifestaient que dans les cas graves, qui souvent dataient de plusieurs mois et quelquefois même de plusieurs années.

b. *Convulsions toniques*. — Les convulsions toniques se produisent à peu près dans les mêmes circonstances ; elles accompagnent ou suivent les convulsions cloniques. C'est d'elles dont Coussays (2) parlait sous le nom d'état tétanique, Gonthier Saint-Martin (3) et Bottentuit (4) sous le nom de crampes. « Le malade, dit Romberg, ressent la même sensation que si les muscles étaient serrés d'une corde. »

Le siége de ces crampes paraît être surtout dans les mollets.

Les crampes, d'après Valleix, ont lieu soit au sortir du bain, soit à l'entrée au lit, soit pendant les exaspérations.

Ces deux espèces de convulsions, qui se rencontrent toutes deux si fréquemment dans la sciatique, sont des phénomènes de nature purement réflexe.

PARALYSIE. — Il y a longtemps que Cotugno (5) signalait en

---

(1) *Loc. cit.*
(2) Thèse de Paris, 1812.
(3) Thèse de Paris, 1835.
(4) *Hygiène et thérapeutique au point de vue de l'hydrothérapie.* Paris, 1866.
(5) *Loc. cit.*, § 4.

ces termes au monde médical la possibilité d'une paralysie
incomplète dans la sciatique : « Quelle que soit la manière dont
se passent les choses, si la douleur persiste longtemps, cette
sciatique se change en une demi-paralysie de la partie affectée,
qui, dans ce cas, est inséparable d'une maigreur assez profonde et d'une claudication insurmontable. Je n'ai jamais vu
parmi tant d'exemples une paralysie complète provenir de cette
espèce de sciatique.

Quelques auteurs, comme Téhy (1), Gonthier Saint-Martin (2), n'ont fait que mentionner ce qu'avait dit Cotugno.
Valleix se résume en disant que la semi-paralysie signalée par
l'illustre médecin de Naples a très-rarement existé.

Romberg et Jones en ont tenu un grand compte. Voici comment ce dernier auteur s'exprime à ce sujet : « L'affaiblissement du pouvoir moteur qui se rencontre fréquemment a bien
été noté par Romberg, et est certainement un point aussi digne
de remarque que la douleur elle-même, ce qui démontre que
l'action morbide n'est pas limitée aux nerfs du sentiment, mais
affecte les nerfs moteurs juxtaposés à ceux-ci. »

Mais c'est le docteur Notta qui a positivement établi l'existence de la paralysie dans la sciatique.

« Une lésion aussi fréquente, dit-il, que les convulsions est
la faiblesse du membre, qui paraît due à un état de semi-paralysie des muscles et rend la marche impossible. »

Il s'est toujours assuré qu'il s'agissait d'une véritable paralysie et non impossibilité de la marche, due, comme nous le
décrirons plus tard, à la douleur.

Il admet deux formes :

Ou bien la paralysie musculaire est incomplète, et dans ce
cas il n'y a que faiblesse du membre, et elle n'est pas très-
rebelle. Si elle persiste, dit-il, après la guérison de la sciatique,
on en triomphe facilement en administrant de la strychnine à
l'intérieur, de manière à développer des convulsions musculaires dans le membre.

Dans la seconde forme, la paralysie musculaire peut être
complète. Le docteur Notta en a observé un exemple à l'hôpital

(1) Thèse de Paris, 1825.
(2) Thèse de Paris, 1835.

Saint-Louis en 1849, chez un malade d'une trentaine d'années, affecté d'une sciatique très-intense et bien caractérisée.

Quelques jours après son apparition, il se manifesta une paralysie complète des muscles extenseurs du pied. On ne gué-rit la paralysie que par l'électro-puncture continuée pendant deux mois.

De tout ceci il résulte que la paralysie dans la sciatique doit être admise, qu'elle ne peut être confondue avec l'impossibilité de la marche due à la douleur ; qu'elle peut occuper certains groupes de muscles en relation avec la distribution des branches nerveuses ; que ce trouble fonctionnel est assez intense, puisqu'il a pu résister deux mois à un traitement énergique.

C'est là un phénomène des plus importants, et qui démontre que la sciatique, celle surtout qu'on laisse s'invétérer, n'est pas toujours un état purement idéal, une névralgie, comme le disait Valleix, mais une maladie qui doit être souvent liée à un état morbide du nerf sciatique, qui ne donne plus aux muscles leur myotilité.

Troubles de la circulation et de la calorification.

Les troubles locaux circulatoires se passent dans les artères ou dans les veines.

1° *Troubles artériels.* — Le docteur Coussays (1) dit avoir remarqué des pulsations des artères circonvoisines. La même remarque a été faite par le docteur Mesnil (2), qui vit des pulsations plus fortes et plus fréquentes du membre malade.

2° *Troubles veineux et capillaires.* — Le docteur Lespagnol (3) fait remarquer qu'on observe dans la sciatique un gonflement des veines de la partie postérieure du membre, et il raconte le fait suivant, observé par Prosper Martianus.

Un homme avait dans les paroxysmes toutes les veines de la partie postérieure de la cuisse et de la hanche considérablement gonflées. Après les accès, les veines s'affaissaient et ne laissaient plus de traces de cette turgescence. C'est ce qui avait dû faire penser à Hippocrate que le siége de la maladie était dans les

(1) Thèse de Paris, p. 13. 1812.
(2) Thèse de Paris, 1815.
(3) Thèse de Paris, 1819.

veines. Le même fait a été mentionné par Mesnil (1), par Ollivier (2) qui ajoute que tout le membre devient livide, ce qui
indique un arrêt dans la circulation capillaire ou une paralysie
des nerfs vaso-moteurs pendant l'accès.

Ces trois troubles dans la circulation pendant l'accès ont une
certaine relation. Les artères battent plus vite, amènent plus
de sang. La circulation en retour se fait moins vite, d'où congestion des capillaires et par suite gonflement des veines.

3° *Troubles de la calorification.* — Nous avons mentionné
que certains malades percevaient une fausse sensation de froid
ou de chaleur. Mais il n'en est pas toujours ainsi. Tournilhac-
Béringier (3) raconte en effet qu'on a observé chez quelques
malades une diminution de la température dans le lieu qui
était le siége du mal.

Grisolle, Monneret, ont mentionné le même phénomène dans
leurs traités de pathologie interne. Le docteur Bonnefin cite un
cas où il y avait un abaissement de la température du membre
malade de près de 5 degrés centigrades comparativement au côté
opposé. Et même, pour lui, ce serait un symptôme constant de
l'atrophie dans la sciatique.

D'une autre part M. Noël Gueneau de Mussy (4) m'a dit avoir
observé une augmentation de température du membre chez le
professeur Chomel, atteint, comme le dit aussi Sandras dans son
ouvrage,' d'une sciatique par compression produite par un
cancer intra-pelvien.

Évidemment ces troubles de calorification sont sous la dépendance de troubles circulatoires.

Troubles de sécrétion.

Sécrétion de la sueur. — *Diminution de sécrétion.* — D'une
façon générale, on peut dire que chez les rhumatisants, les
goutteux, les dartreux, les individus affectés d'un état nerveux
général, les sécrétions cutanées se font mal, aussi bien dans le
membre atteint de sciatique que dans le reste du corps. Mais

(1) *Dictionn.* en 30 vol., t. XXVIII.
(2) Thèse de Paris, 1814.
(3) Communication orale.
(4) *Loc. cit.*

c'est sur un autre phénomène que nous désirons surtout attirer l'attention.

Hypersécrétion. — C'est encore au docteur Notta que nous devons la connaissance de ce phénomène morbide. « Il est, dit-il, une dernière lésion fonctionnelle que je dois mentionner, bien que je n'en connaisse qu'un seul cas observé par mon ami et ancien collègue, M. Galliet. Pendant les accès d'une sciatique bien caractérisée, la jambe et la cuisse du malade se couvraient d'une sueur abondante; le reste du corps en était exempt.

» Quoique ce fait soit isolé, il n'est pas sans importance, car il est le seul qui nous prouve, d'une manière irrécusable, que la sécrétion de la sueur peut être modifiée par une névralgie. » Ce phénomène a été remarqué aussi dans plusieurs cas par le docteur Bonnefin (1), comme nous le verrons plus loin. Nous l'avons nous-même observé une fois.

Troubles de la nutrition.

Nous venons de voir, dans l'exemple qui précède, que les nerfs sécréteurs pouvaient être lésés; il en est de même des nerfs qui président à la nutrition du membre, avec cette différence que ces derniers le sont beaucoup plus souvent.

1° ATROPHIE MUSCULAIRE. — Nous avons dit, quelques pages auparavant, que Cotugno avait signalé l'atrophie musculaire.

Déjà Ambroise Paré (2), au XVIᵉ siècle, dans différents passages avait signalé l'amaigrissement du membre inférieur.

Quelques années plus tard, Francis Home (3), à propos du traitement de la sciatique, donne deux autres observations qui ont été reproduites par Martinet (4). Puis l'atrophie musculaire dans la sciatique fut successivement signalée par Masson (5), M. Louis, Joseph Franck (6), Reveillé-Parise (7),

(1) Thèse de Paris, 1860.
(2) *OEuvres complètes*, édit. Malgaigne, t. III, liv. XXI, chap. XII, XXVII.
(3) *Chemical Experiments and Histories*, in-8. Edinburgh, 1780.
(4) *Du traitement de la sciatique.* Paris, 1829.
(5) Thèse de Paris, 1817.
(6) *Traité de pathologie médicale*, trad. de Bayle, t. III, p. 300 et suiv. Paris, 1857.
(7) *Archives de médecine*, t. IX, 1ʳᵉ série, p. 478.

Téhy (1), Dantu de Vannes (2), Louis Malagodi (3), Gonthier Saint-Martin (4), Piorry (5), Valleix (6), le docteur New-Bigging (7), M. Hertz (8), Duchenne en 1850, Notta (9), Moussous (10), Hasse (11). Ce sont les observations rapportées par les auteurs précédents ou communiquées par MM. Notta, Charcot, Durian, Poivre, Debled, Duchenne, Vidal, Brown-Séquard et Rayer, jointes à celles qu'il avait recueillies lui-même, qui ont servi au docteur Bonnefin (12) à faire sur cette question une excellente thèse que nous reproduisons en partie, en y joignant ce que nos propres observations nous conduisent à admettre.

« L'atrophie musculaire, dit le docteur Bonnefin, se montre dans les névralgies très-intenses et de longue durée. Je l'ai rencontrée dans plus de la moitié des sciatiques anciennes. Elle peut être partielle ou affecter un ou plusieurs membres dans leur ensemble. La peau ne présente pas de changement de coloration, les muscles sont mous et flasques.

» La différence du volume des deux membres correspondants est souvent assez grande pour qu'on l'apprécie à la simple vue. La mensuration donne de 1 à 8 centimètres de moins dans la mensuration du membre affecté. Il arrive quelquefois cependant qu'il y a atrophie musculaire, sans diminution apparente du volume du membre. Dans ce cas, il peut arriver deux choses : ou bien le membre atrophié était plus volumineux que le correspondant, avant le début de la maladie, et alors son amaigrissement lui donne la même circonfé-

(1) Thèse de Paris, 1825.

(2) *Traité de l'acupuncture.* Paris, 1826.

(3) *Archives générales de médecine*, t. III, p. 114. (*Extract. Annali univ. de medicina*, t. LXX. Aprile 1834.)

(4) Thèse de Paris, 1835.

(5) *Traité de médecine pratique*, t. VIII. Paris, 1850.

(6) *Traité des névralgies.* Paris, 1841.

(7) *Revue médicale*, t. I, p. 118; 1841.

(8) *Gazette médicale de Strasbourg* dans *Revue médico-chirurgicale de Paris*, 1847.

(9) *Archives de médecine*, t. II, 1854.

(10) *Gazette des Hôpitaux*, n° 108. (*Extrait de l'Union médicale de la Gironde.*)

(11) *Handbuch der speciell. Pathol. und Therapie von Wirchow. Krankheiten der nerven Apparates*, 48. 1851.

(12) *De l'atrophie musculaire consécutive aux névralgies.* Thèse de Paris, 1860.

rence qu'à celui-ci ; ou bien le tissu cellulaire sous-cutané augmente et remplace pour ainsi dire ce qui a disparu du muscle. Dans ce dernier cas, en pinçant la peau et les parties sous-jacentes jusqu'à la couche musculaire, on trouve que le repli du côté atrophié est beaucoup plus volumineux que celui du côté opposé ; de plus, les contractions musculaires que l'on obtient au moyen de l'électricité y sont moins prononcées : 1° parce qu'il y a une couche plus grande de tissu cellulaire sous-cutané interposé entre cet agent et le muscle ; 2° parce que les muscles atrophiés se contractent moins énergiquement que dans l'état sain. Enfin j'ai trouvé l'atrophie du côté correspondant à la névralgie, quoique la mensuration me donnât un chiffre plus élevé que du côté opposé, celui-ci ayant eu depuis longtemps de nombreuses causes d'atrophie.

» La contractilité musculaire est le plus souvent conservée ; quelquefois diminuée, elle est en rapport avec le volume des muscles atrophiés, rarement elle est abolie.

» Une conséquence forcée de l'atrophie musculaire est la faiblesse du membre ; aussi y a-t-il claudication et prompte fatigue à la marche, souvent même impossibilité de certains mouvements.

» Un signe sur lequel j'insiste d'une manière particulière, c'est l'abaissement de température du membre atteint d'atrophie ; je l'ai constamment trouvé lorsque je l'ai cherché ; cet abaissement de température peut aller jusqu'à 5 et 6 degrés centigrades comparativement au membre sain.

» Lorsque la différence de température est peu marquée, on l'apprécie mieux au toucher alternatif des deux membres qu'avec le thermomètre.

» Mes observations ne me permettent pas de dire que toujours l'abaissement de température du membre ait précédé l'atrophie, car les malades ayant de l'atrophie depuis des mois, des années même, ne peuvent pas dire si le signe s'est montré avant l'amaigrissement du membre. Mais quelques cas et aussi la théorie que j'ai adoptée me font penser que le refroidissement du membre précède l'atrophie.

» Je trouve mentionné assez souvent, dans mes observations, l'augmentation de la transpiration dans le membre atrophié.

» L'abaissement de la température et la sécrétion plus

abondante de la sueur paraissent deux symptômes contradic-
toires. Peut-être, comme le pense M. Brown-Séquard, la transpiration n'est-elle pas plus abondante, mais le membre sain
étant à une température plus élevée, l'évaporation est plus
prompte ; de là une quantité plus grande de sueur sur le
membre affecté. »

Pathogénie de l'atrophie. — L'immobilité du membre, dit
le docteur Bonnefin, causée par la violence des douleurs
admise par Valleix, MM. Nonat, Moussous et la plupart des pa-
thologistes comme la seule cause productrice de l'atrophie, in-
tervient pour une certaine part et favorise son développement,
mais n'explique pas tous les faits.

Le docteur Bosc (1) n'admettait déjà pas cette opinion ; dans
les sciatiques aiguës, disait-il, qui forcent le malade à rester
au lit, les deux membres sont condamnés au repos ; par conséquent, il faut invoquer une diminution de la nutrition sous
l'influence seule de la maladie, pour expliquer l'atrophie, qui
autrement devrait exister des deux côtés.

Valleix, qui admet qu'elle est due seulement à l'inaction du
membre, donne pour preuve qu'elle disparaît rapidement
quand la douleur, en s'en allant, permet à celui-ci de se mouvoir. Mais la douleur ou la maladie cessant, on peut dire aussi
que la nutrition troublée par elle reprend son activité accou-
tumée. La preuve donnée par cet auteur n'est donc pas con-
cluante.

Le docteur Bonnefin discute de la façon suivante l'action de
l'immobilité : « Il est incontestable que l'exercice est nécessaire
à la nutrition des membres, de là leur énorme développement
par la gymnastique, et, par contre, leur émaciation par le repos.
Mais, 1° lorsqu'une névralgie est assez intense pour forcer le
malade de garder le repos au lit, le membre sain, quoique
jouissant encore de ses mouvements, doit s'atrophier dans une
moindre proportion que celui qui est le siége des douleurs, mais
il maigrit et l'on ne se rendrait pas ainsi compte de l'énorme
différence que l'on trouve quelquefois entre les deux
membres.

» 2° Dans beaucoup de cas, les malades n'ont pas gardé le

(1) Thèse de Paris, 1859,

repos. On s'explique mieux alors la prédominance du membre
resté sain. En effet, il est forcé de faire plus d'exercice, et
d'agir pour ainsi dire pour le membre affecté de névralgie
dont les mouvements sont douloureux. De là son augmentation de volume, tandis que celui-ci s'atrophie. Mais cette
atrophie ne peut être considérable, puisque le membre a continué à se mouvoir. »

Trois fois, dit le docteur Notta, l'atrophie du membre se
compliquait de mouvements convulsifs très-violents, en sorte
que cette atrophie n'est pas due entièrement au défaut d'exercice du membre, mais peut-être aussi *à une lésion de nutrition
dépendante de l'état morbide du nerf.* En effet, les sciatiques
très-rebelles qui condamnent le membre à l'immobilité prolongée ne sont pas rares, et ce n'est que dans un nombre de
cas très-restreint que l'on observe l'atrophie du membre.

« M. Notta, dit le docteur Bonnefin, fait une supposition
que je crois vraie, mais qui n'explique pas comment les choses
se passent. Si les mouvements convulsifs dans le membre
affecté étaient constants, on pourrait penser que les muscles
sont pour ainsi dire surmenés par l'action excessive des nerfs,
mais ce signe manque souvent. »

« On sait, dit le même auteur, que l'excitation des nerfs sensitifs amène une série de phénomènes normaux ou morbides
par action réflexe ».

« Dans le sujet qui nous occupe, voici ce qui se passe. La douleur siégeant dans les troncs nerveux excite la moelle épinière,
qui réagit sur les nerfs vaso-moteurs, et détermine la diminution des vaisseaux du membre affecté de névralgies, d'où son
abaissement de température et, par suite, l'insuffisance de la
nutrition des muscles. On comprend qu'à la longue cette
cause peut amener une atrophie considérable du membre.

» Ainsi, pour nous, l'altération spéciale qui constitue l'atrophie musculaire consécutive aux névralgies, se produit par
action réflexe. »

Dans une thèse présentée au dernier concours d'agrégation,
le professeur Ollivier (1) combat cette opinion de la façon suivante : «-Cette explication séduisante, dit-il, rencontre ici une

_____

(1) *Des atrophies musculaires.* Paris, 1869.

objection : pendant l'accès, le membre se recouvre de sueur. Cette sudation n'est-elle pas la preuve d'une circulation exagérée ? » On peut répondre à cela que ce n'est que pendant l'accès, c'est-à-dire pendant un temps très-court que la sueur se produit, tandis que le rétrécissement vaso-moteur serait consécutif à l'excitation douloureuse et non simultanée. Nous ferons remarquer d'abord que le professeur Brown-Séquard a donné plus haut l'explication de la présence de la sueur sur le membre atteint de névralgie, par l'évaporation plus rapide sur le membre sain, qui est plus chaude et plus lente sur le membre malade qui est plus froid. — Ensuite, il n'est pas prouvé que dans tous les accès il y ait hypersécrétion de sueur sur le membre malade, puisque, parmi tous les auteurs qui ont écrit sur la sciatique, et ils sont nombreux, les docteurs Notta et Bonnefin sont les seuls qui aient mentionné une hypersécrétion de sueur dans le membre malade pendant l'accès.

Pour nous, tenant compte de la constance des mouvements convulsifs dans la sciatique, comme nous l'a affirmé M. Noël Gueneau de Mussy, nous admettons tout à la fois l'explication du docteur Notta et celle du professeur Brown-Séquard, signalée par le docteur Bonnefin.

En effet, alors, les muscles étant moins nourris et surmenés par les convulsions, qu'y a-t-il d'étonnant de voir survenir une atrophie même très-considérable ?

Quelle est la nature de cette atrophie, est-ce une diminution simple du nombre des fibrilles musculaires, ou bien y a-t-il une dégénérescence graisseuse dans ces dernières ? Ce sont là simplement deux questions que nous posons et que pourront très-certainement résoudre ceux qui peuvent faire ces nécropsies consciencieuses de vieilles sciatiques, comme à Bicêtre ou à la Salpêtrière.

2º HYPERTROPHIE MUSCULAIRE. — Un phénomène plus étrange peut se développer dans le cours d'une sciatique, c'est l'hypertrophie musculaire pathologique ; nous l'avons trouvée dans le livre de Graves (1). Nous laissons parler ce grand clinicien :

(1) *Leçons de clinique médicale*, trad. du docteur Jaccoud, t. I, p. 639. Paris, 1863.

Le docteur Grogan a observé le fait suivant, d'un haut in-
rérêt physiologique.

Un jeune homme robuste souffrait depuis plus d'une année
d'une sciatique qu'on n'avait pu guérir complétement ; par
suite, il éprouvait dans la cuisse et dans le mollet des spasmes
douloureux et des tressaillements musculaires. Ces phénomènes duraient nuit et jour, et sous l'influence de ces contractions anormales les fibres musculaires s'étaient hypertrophiées
et tout le membre avait gagné en développement. Il présentait
des formes athlétiques. Ce fait est fort remarquable, car dans
la majorité des cas, la sciatique chronique amène la flaccidité
et l'atrophie de la région fessière et du membre inférieur.

Chez le malade du docteur Grogan, l'hypertrophie disparut
en moins d'un mois après l'application du cautère actuel.

Si l'on pouvait hasarder une explication de ce phénomène,
on pourrait soupçonner un état des vaisseaux capillaires dia-
métralement opposé à celui où ils se trouvent dans l'atrophie.
— La douleur alors produirait, par une action réflexe, la dilatation des vaisseaux capillaires, c'est-à-dire une paralysie des
vaso-moteurs, — et l'excès du sang, facilitant les échanges chimiques, c'est-à-dire la nutrition, aurait permis, dans ce cas,
aux convulsions, de faire naître une hypertrophie musculaire.

Troubles de la locomotion. — Attitudes du membre. — Déformation
de la région fessière.

Dans la plupart des sciatiques, il y a des troubles très-mar-
qués de locomotion.

Aussi observe-t-on une claudication assez intense.

Cette claudication peut tenir à trois causes principales qui
agissent isolément ou simultanément :

1° La douleur,

2° La paralysie,

3° L'atrophie.

C'est au moment où les malades veulent faire un pas qu'ils
sont arrêtés par la douleur de la claudication.

La jambe ne pouvant supporter le poids du corps sans que
les douleurs ne deviennent très-vives, elle fléchit, et le malade

est obligé d'avancer brusquement la jambe saine sur laquelle il s'appuie fortement.

Un peu plus tard, lorsque la douleur a disparu et que la paralysie complète ou incomplète de certains muscles et l'atrophie ont eu le temps de se manifester, la claudication tient à la faiblesse du membre ou à l'impossibilité dans laquelle se trouve le malade d'exécuter des mouvements volontaires. Lorsque la claudication ne tient qu'à la douleur , on a vu quelquefois le muscle, fort douloureux dans les premiers instants, cesser de l'être petit à petit, quand le membre est, comme on dit vulgai· rement, échauffé. — Nous verrons à l'article Traitement que quelques médecins ont basé là-dessus une médication qu'ils disent avoir donné de bons résultats.

Dans tous les cas de sciatique, lorsque la marche est possible, il y a une claudication spéciale plus ou moins marquée.

Mais quelquefois la marche est impossible et les malades sont quelquefois obligés de garder le lit.

Alors deux cas peuvent se présenter : ou les mouvements sont possibles, ou ils ne peuvent s'exécuter.

Dans un grand nombre de cas, les mouvements du membre exécutés dans le lit réveillent la douleur en plusieurs points, entre autre ceux de la hanche ou de la fesse, surtout vers l'épine iliaque postérieure et supérieure ; — quelquefois la douleur est excitée dans le reste du trajet du nerf.

Chez certains malades, des mouvements même étendus ne produisent aucune douleur tant qu'ils restent au lit.

Lorsque les mouvements ne peuvent même pas s'exécuter dans le lit, les malades ont dans ce cas certaines attitudes du membre ; — généralement ils affectent la position demi-fléchie, c'est-à-dire celle dans laquelle tous les muscles sont dans le plus grand relâchement. Comme attitude singulière dans les sciatiques, on trouvera dans nos observations le cas d'une femme qui marchait courbée en deux et soutenue par deux personnes.

D'après Fayt (1), la claudication survit parfois à la maladie, peut durer des années entières et se prolonger même jusqu'à la mort.

(1) Thèse de Paris, 1855.

Déformation de la hanche. — Ce phénomène fut signalé par Bailly (1) en 1803, et reproduit par Masson (2) en 1817.

Voici ce qu'il dit :

« Lorsque la névralgie a duré un certain temps avec intensité, il n'est pas rare de voir survenir une difformité dans la région coxale que l'on doit attribuer aux contractions musculaires prolongées occasionnées par la violence de la douleur, et qui peuvent finir à la longue par troubler les propriétés vitales du système de cette région, et, dans ce cas, les individus restent estropiés après la disparition de la névralgie. — C'est dans ces cas que l'on a pu confondre la névralgie avec le rhumatisme ou les affections de l'articulation, parce que certains symptômes de ces maladies existent en effet. »

Nous ne pouvons guère considérer cette déformation que comme un aplatissement de la hanche et de la fesse, dû à l'atrophie des muscles de cette région.

CHAPITRE III

DIAGNOSTIC.

Nous croyons avoir décrit les symptômes avec assez de précision pour qu'on puisse à coup sûr reconnaître une sciatique.

Cotugno (3) exprimait il y a longtemps déjà cette opinion de la façon suivante : « Je pense, disait-il, que tout médecin qui ne sait pas reconnaître la maladie du nerf sciatique par le siége de la douleur et par l'examen soigneux des phénomènes qu'elle engendre, ne connaît pas la structure du corps humain. En effet, pour ce qui a trait au siége de la douleur, il est tel que si le malade veut en indiquer du doigt le trajet, depuis le sacrum jusqu'au pied, il suivra certainement la direction du nerf sciatique tout aussi bien que l'anatomiste le plus expérimenté. »

(1) Thèse de Paris, 1803.
(2) Thèse de Paris, 1817.
(3) *Loc. cit.*, § 5.

Jones (1) est aussi du même avis, car il dit : « Le diagnostic ne présente généralement aucune difficulté matérielle. Douleur s'étendant en bas sur la face postérieure du membre, suivant le trajet du nerf, particulièrement ressentie ou augmentée par la pression entre la tubérosité ischiatique et le grand trochanter, mais n'étant pas beaucoup augmentée par le jeu de l'articulation ni par la pression des surfaces articulaires l'une contre l'autre. Tout cela ne peut guère être attribué à une autre cause qu'à une sciatique. »

D'après M. Piorry, les douleurs dans les troncs ou dans les filets nerveux ont un caractère spécial qui les distingue de toute autre, c'est de ressembler parfaitement à celle que l'on éprouve lorsque l'on se heurte le coude. Dans les cas où l'on peut hésiter, l'absence ou la présence de ce caractère dissipe les doutes, et il est important de tenir compte de ce fait pour l'interrogation des malades. Ce caractère de la douleur et le joint apophysaire sacré de Trousseau ont une grande valeur diagnostique. Pour plus de certitude, nous allons, à l'exemple des auteurs, passer en revue les maladies de la région lombaire et du membre inférieur qui pourraient en imposer pour une sciatique.

Ces maladies peuvent siéger :

1° Dans les muscles,

2° Dans les articulations,

3° Dans les os,

4° Dans les vaisseaux,

5° Les centres nerveux et les nerfs.

Maladies musculaires.

RHUMATISME MUSCULAIRE. — Il affecte quelquefois, dit Valleix, une plus ou moins grande étendue de la cuisse ou de la jambe. Dans ces cas, le diagnostic n'est pas très-difficile. Dans le rhumatisme musculaire, plusieurs muscles sont presque toujours affectés, la douleur est vive lorsque les muscles entrent en contraction plutôt que dans tout autre mouvement. La pression est douloureuse dans une grande étendue de la cuisse ou

(1) *Loc. cit.*

de la jambe, et non pas exclusivement dans le trajet du nerf.

La douleur, contuse et permanente, a également une largeur
assez considérable. Le malade, au lieu d'indiquer avec le bout
du doigt la trace de la douleur de la hanche vers le pied, la
signale vaguement dans une grande partie du membre et avec
toute la main.

Les élancements, s'il en existe, n'ont pas de trajet déterminé.

Le docteur Marchesseaux (1) fait remarquer que l'envahisse-
ment des muscles par le rhumatisme est successif, et le docteur
Degand (2) qu'il y a absence de foyers douloureux.

Le docteur Rousset note également que le rhumatisme musculaire s'accompagne de symptômes généraux fébriles.

Ce que nous venons de dire suffit amplement pour établir
ce diagnostic. Aussi avons-nous été étonnés de voir Masson (3)
et Bailly (4) chercher des différences subtiles qui n'existent
pas.

Les différences du rhumatisme et de la sciatique, dit le premier, consistent : 1° en ce que l'*une* ne paraît point influencée
par les saisons, ou du moins pas sensiblement, et qu'elle est
souvent intermittente, régulière, ses accès revenant le soir ou
pendant la nuit, tandis que l'autre disparaît pendant les saisons chaudes, reparaît avec les variations de l'atmosphère et
est par conséquent fort irrégulière, tant dans sa marche que
dans sa durée ; 2° presque toujours la chaleur augmente la névralgie que le froid a guérie, tandis que le rhumatisme est ordinairement plus vif le jour que la nuit et se calme pendant le
repos et la chaleur.

Il est temps de faire justice de pareils arguments. Y a-t-il là
réellement un élément sérieux de diagnostic ; surtout si l'on
songe que toutes ces prétendues différences sont regardées,
dans le cours de leur description, par les mêmes auteurs, comme
des symptômes de la sciatique?

S'il y a une certaine difficulté à établir ce diagnostic, cela
tient peut-être à ce qu'au fond le rhumatisme musculaire du

(1) Thèse de Paris, 1848.
(2) Thèse de Paris, 1856.
(3) Thèse de Paris, p. 19, 1817.
(4) Thèse de Paris, 1803.

membre inférieur n'est qu'une forme de sciatique. Je m'explique : déjà, en 1834, le docteur Jolly, dans son article du *Dictionnaire* en quinze volumes, regardait ces douleurs vagues, ces douleurs musculaires rhumatismales, comme des névralgies du tissu musculaire.

Sandras et Bourguignon sont plus explicites encore :

« Quant au rhumatisme musculaire, sans fièvre, sans douleurs arthritiques, je ne crois pas à son existence, si l'on veut le considérer comme une maladie distincte des douleurs rhumatismales..... Je pense que ce que l'on a pris pour du rhumatisme musculaire n'est autre chose qu'une névralgie localisée dans les diversions nerveuses des muscles. Ce qui est tout aussi admissible que la névralgie localisée dans les troncs nerveux. »

Ainsi, une douleur occupant toute la masse des muscles fessiers, peut tout aussi bien être de nature purement névralgique que la douleur fixée à la face péronière de la jambe.

D'après ces remarques, qui ne me paraissent pas dénuées de fondement, je crois qu'on peut regarder la maladie que nous avons tâché de distinguer de la sciatique proprement dite, comme, une névralgie des fibres nerveuses se distribuant aux muscles du membre inférieur et méritant de porter le nom de sciatique musculaire.

Lumbago. — Cette dernière maladie pourrait être, au début, confondue avec une sciatique localisée primitivement au point iliaque postérieur et au point apophysaire sacré de Trousseau.

Ici le siége de la douleur suffira pour établir un diagnostic précis. La douleur, dans le lumbago, est essentiellement musculaire, et est exactement localisée dans les muscles occupant les gouttières vertébrales à la région dorsale inférieure et à la région lombaire. Quelquefois, d'ailleurs, le lumbago peut être une *complication de la sciatique*.

Abcès du psoas. — Voici ce que dit Frank, qui seul a établi ce diagnostic :

1° La douleur des lombes est le principal symptôme de la maladie ; 2° la cuisse ne peut être étendue sans une grande douleur ; 3° la fièvre suppuratoire est grande ; 4° toutes les fonctions de l'économie sont troublées ; 5° une tumeur fluctuante est perçue tôt ou tard, soit aux organes génitaux, soit aux aines, surtout si le malade respire fortement, se plaint ou appuie sur ses pieds, symptômes qui, en effet, ne se retrouvent pas dans la sciatique.

Maladies articulaires.

COXALGIE. — C'est la maladie que les anciens auteurs, sous le nom de rhumatisme de l'articulation de la hanche, distinguaient de la sciatique nerveuse. — Ce rhumatisme pouvait se porter sur les ligaments, gonfler les cartilages et amener enfin la carie.

Avant d'établir ce diagnostic, nous ferons remarquer que la coxalgie vraie est de beaucoup plus fréquente chez les enfants, qui, à la vérité, peuvent être, comme nous l'avons fait voir, atteints de sciatique, mais exceptionnellement.

C'est au début que ces deux maladies peuvent être prises l'une pour l'autre, surtout si la sciatique n'occupe qu'un des points que nous avons signalés à la hanche.

On les distingue par des signes généraux et des signes locaux.

Les docteurs Mène et Bosc (1) firent remarquer que dans la coxalgie, presque dès le début, on note l'amaigrissement qui augmente graduellement; l'appétit est perdu, la langue blanche, la soif vive. Il y a de la fièvre.

Dans la sciatique, au contraire, la santé est bonne et les fonctions sont normales.

Ces signes n'ont de valeur que lorsqu'ils viennent corroborer ceux qui vont suivre.

Les signes locaux qui peuvent nous servir à distinguer ces deux maladies sont les suivants:

1° *Douleur*. — Dans la coxalgie, il arrive souvent, dit Degand (2), que la douleur articulaire vient retentir dans la cuisse, et surtout au niveau du genou, à la partie externe de la rotule, là où il existe un point douloureux dans la sciatique, Valleix a même trouvé dans un cas des points douloureux à la pression à la hanche, au genou, derrière la tête du péroné. La douleur,

(1) Thèses de Paris, 1859.
(2) Thèses de Paris, 1856.

dans certains mouvements, dans les secousses de la toux, pendant la marche, vient retentir jusque dans le pied.

Comment diagnostiquer?

Dans la coxalgie, la douleur existe en dehors de l'articulation malade, ne suit pas directement le trajet du nerf et se fait sentir plutôt à la partie antérieure du membre qu'à sa partie postérieure. La douleur principale existe dans la profondeur de l'articulation et dans les tissus qui la couvrent ; c'est là qu'elle se fait sentir, quelle que soit la cause qui la provoque.

Dans la sciatique, la douleur suit toujours le trajet du nerf. La pression (1) sur le grand trochanter n'est pas douloureuse. Les mouvements imprimés à la cuisse sont presque indolents et faciles.

Enfin, je crois qu'il est bon de rechercher avec soin la présence du point apophysaire sacré de Trousseau et d'établir, comme le dit Valleix, une distinction entre la douleur lancinante et la douleur gravative.

2° *Locomotion.* — Si (2) l'on peut faire lever les malades, on constate, d'après la remarque de M. Texier (thèse de M. Bonnes, p. 60), que leur manière de marcher est différente dans l'un et l'autre cas. — Ceux qui souffrent d'une névralgie marchent courbés sur eux-mêmes, ils saluent en marchant, n'osant point contracter trop vivement les muscles de la cuisse ; tandis que la coxalgie les tient dans une rectitude exagérée et les force à transporter leur membre sans le plier et en rasant le sol de leur pied.

Mensuration. Déformation. — La mensuration ne donnera aucune différence dans le membre atteint de sciatique. La modification du membre, dans la sciatique, consiste dans une atrophie plus ou moins considérable, sensible même au niveau de l'articulation, sans que jamais on observe, dit Degand, de changements dans sa longueur ou sa direction, tandis que, à une époque plus avancée, il est vrai, dans la coxalgie, l'articulation change de forme ; elle se tuméfie, le membre s'allonge pour se raccourcir et changer de direction quand la luxation est opérée.

(1) Labbé, *De la coxalgie.* Agrégation, 1863.
(2) L. Labbé, *loc. cit.*, p. 78.

Dans la dernière période, des abcès, des fistules peuvent se montrer autour de l'article, et alors il n'y a plus de doutes possibles.

Enfin, comme ressource dernière que nous ne conseillons pas, le sommeil anesthésique permet de reconnaître que l'articulation est intacte. Quelquefois, on peut trouver réunis tous les symptômes des deux affections en question, et en cela il n'y a rien d'étonnant, puisque le malade observé est atteint à la fois d'une coxalgie et d'une sciatique. M. Noël Gueneau de Mussy (1) m'a dit avoir observé un cas de cette nature chez un individu atteint de coxalgie sénile.

Il y avait peut-être une concomitance semblable dans les cas observés par le professeur Gosselin. Ce savant chirurgien a en effet écrit (2), que certains malades qui ont des arthrites coxo-fémorales éprouvent quelquefois des accidents qui en imposent pour une sciatique chronique, et que de pareilles erreurs sont souvent commises dans la pratique. Après avoir en-core relu l'observation que donne Valleix (3) d'une semblable méprise, je ne serais pas éloigné de croire que dans ce cas il y avait en effet une coxalgie, accompagnée au début d'une sciatique symptomatique.

Nous verrons dans la forme hystérique de la sciatique, si la maladie décrite par Brodie et Robert, sous le nom de coxalgie hystérique, ne peut pas se rattacher à la maladie que nous décrivons.

ARTHRITE SACRO-ILIAQUE. — La douleur qui l'accompagne, dit Degand (4), existe au niveau de l'articulation de l'os des iles avec le sacrum ; son siége est donc voisin du point iliaque postérieur, douloureux dans la névralgie sciatique.

Mais la douleur est moins vive, sans élancement, sur le trajet du nerf. Ici les os affectés sont souvent déformés et né-crosés (5), de là une tuméfaction des tissus environnant l'ar-ticulation. L'arthrite sacro-iliaque peut exister en même temps qu'une névralgie sciatique, et même en être la cause première.

(1) Communication orale.
(2) *Bulletins de la Société de chirurgie*, t. X, p. 204.
(3) *Loc. cit.*, p. 591, obs. 57.
(4) Thèse de Paris, 1856.
(5) Piorry, *loc. cit.*

On conçoit que les deux affections peuvent exister ensemble, après un accouchement dans lequel des manœuvres auraient été faites pour terminer l'accouchement, si déjà, pendant la grossesse, il y avait une certaine laxité de ces symphyses.

RHUMATISME ARTICULAIRE. — Lorsqu'il existe avec fièvre, il n'y a guère d'hésitation possible. Il peut être apyrétique sans cesser d'être douloureux, mais on le distingue de la sciatique par la rougeur, la tuméfaction des tissus qui enveloppent l'articulation malade ; par les caractères de la douleur qui ne consiste jamais en élancements sur le trajet du nerf, mais qui se fait sentir tout autour de l'articulation et dans sa profondeur. Les mouvements imprimés au membre l'exaspèrent beaucoup plus que dans la sciatique.

Quelquefois un rhumatisme articulaire et une sciatique peuvent marcher simultanément. C'est ce que nous verrons dans la forme rhumatismale de la sciatique.

GOUTTE : 1° *État aigu.* — Avant que l'accès de goutte ne soit caractérisé par le gonflement et la rougeur au gros orteil (si elle débute par cette articulation), on pourrait croire à une sciatique plantaire si douloureuse dans certains cas. A moins qu'il n'y ait une fluxion vers les articulations coïncidant avec une sciatique, il sera assez difficile d'être longtemps embarrassé, car, soit l'accès articulaire, soit la sciatique se manifesteront bientôt par d'autres signes.

2° *État chronique.* — L'erreur nous paraît impossible à cause de l'état local des articulations et de l'ensemble des signes qui caractérisent la diathèse goutteuse. Mais c'est surtout dans ces cas que l'on observe la sciatique goutteuse à proprement parler.

HYGROMA AIGU DE LA BOURSE SÉREUSE ISCHIATIQUE. — Ce diagnostic a été établi par le professeur Fournier à la fin d'une note sur la sciatique blennorrhagique que nous avons déjà citée.

Voici ce qu'il dit : « Il se produit parfois, assez rarement il est vrai, dans le rhumatisme blennorrhagique, une lésion bizarre qui peut en imposer pour une sciatique et qu'il importe de connaître pour se tenir en garde contre une facile erreur. C'est un hygroma aigu de la bourse séreuse ischiatique, lequel s'accompagne souvent de douleurs très-vives. Ces douleurs ont pour siége un point naturellement très-voisin de l'émergence

du grand nerf sciatique, c'est-à-dire du foyer principal des
souffrances dans la névralgie de ce tronc nerveux. Susceptibles
d'irradiations diverses, continues et exacerbantes, exaspérées
par la pression, la marche et les mouvements, elles simulent
assez bien les douleurs d'une névralgie. D'autre part, profonde
et masquée par les parties molles, la tumeur de l'hygroma se
dérobe à l'examen, et l'on ne songe pas toujours d'ailleurs à la
rechercher, à moins d'être prévenu de la possibilité d'une telle
lésion. » A ce double titre, une confusion diagnostique peut
être facilement commise, et je ne doute pas que, plus d'une
fois, cet hygroma n'ait donné le change pour une sciatique
partielle limitée au point fessier.

MALADIES OSSEUSES. — On conçoit très-bien qu'une périostite
du fémur puisse au début en imposer pour une sciatique, mais
bientôt l'exploration directe de cet os, qui est très-douloureuse
et qui démontre du gonflement, puis les symptômes généraux
rapidement graves qui se déclarent, lèveront tous les doutes.

L'ostéo-périostite phlegmoneuse qui se montre souvent à la
partie inférieure du tibia pourrait faire croire aux points douloureux malléolaires. Mais outre que la sciatique est rare dans
l'enfance, la scène pathologique est tout autre que dans la
maladie qui nous occupe.

Périostoses. — *Douleurs ostéocopes. Myalgie syphilitique.*
— Les douleurs ostéocopes, qu'il y ait ou non production
osseuse anormale, peuvent se rencontrer, entre autres lieux, à
la face antéro-interne du tibia, à sa partie moyenne, aux extrémités supérieure et inférieure du péroné. Ces douleurs sont
vives, circonscrites et exaspérées par la pression.

Cependant on n'a pas noté chez elles d'élancements. Elles
s'exaspèrent quand le malade est au lit. Mais il est bien rare
que, en même temps, il n'y ait pas d'éruption et d'autres
troubles dus à la syphilis, car ces phénomènes ne se manifestent généralement pas au début de cette maladie.

Il en est de même des douleurs syphilitiques musculaires,
qui sont en général très-vagues et peu persistantes. Le diagnostic sera encore rendu plus facile si le malade appelle lui-
même l'attention du médecin sur des accidents primitifs.

MALADIES VASCULAIRES. — Pour ne pas confondre les douleurs
de la lymphite et de la phlébite, en général, il suffira de tenir

compte des symptômes généraux, et surtout d'examiner le membre malade pour reconnaître les signes locaux des deux affections précédentes.

On peut rencontrer, et nous avons nous-même observé, des cas de sciatiques coexistant avec une phlébite des veines de la jambe.

Les maladies des artères ne peuvent que rarement donner lieu à une méprise. Cependant une affection dans laquelle il y a presque toujours des lésions artérielles peut donner le change pendant un certain temps.

Il en fut ainsi dans un cas que je dois à l'obligeance de mon excellent ami Martin Gustave, interne des hôpitaux de Paris.

C'était chez un vieillard de quatre-vingt-trois ans qui avait depuis longtemps de l'affaiblissement des membres inférieurs, et qui fut pris de vives douleurs dans ces derniers.

Pendant plusieurs jours on ne put rattacher ces douleurs qu'à une sciatique double, car il n'y avait pas de refroidissement notable des membres; les battements étaient perçus au pli de l'aine dans les deux fémorales. Le diagnostic ne fut éclairci que par l'apparition de phlyctènes remplis d'une sérosité roussâtre, qui firent place bientôt à de véritables plaques gangréneuses.

MALADIES LIÉES A UNE LÉSION DES CENTRES NERVEUX. — *Paraplégie.* — *Rachialgie lombaire de J. Franck* (1). — Dans la paraplégie, suite d'affection de la moelle épinière, on observe, dit Valleix, des douleurs de différentes natures dans les membres inférieurs. Ce qui les distingue des douleurs produites par la sciatique, c'est : 1° leur siége. Elles occupent principalement la plante des pieds, la partie moyenne des membres et se font sentir des deux côtés. D'après Franck, la douleur se manifeste d'abord aux lombes et au sacrum, et ne se propage que plus tard aux cuisses.

2° Leur forme. Elles consistent en fourmillements et en picotements semblables à des piqûres d'aiguille plutôt qu'en élancements, et en une douleur sourde dans divers points.

3° Leur intensité, qui est moindre que celle des douleurs sciatiques.

(1) *Loc. cit.*, p. 502.

Il faut joindre à ces signes l'absence de douleurs causées par les mouvements, la roideur des membres, leur paralysie, l'embarras de la défécation et de la miction, symptômes qui n'appartiennent pas à la névralgie sciatique.

Dans les cas de sciatique où il existe une paralysie, outre qu'elle n'a, dans aucun cas authentique, affecté les deux membres, elle est toujours moins prononcée que dans les affections de la moelle.

Il ne pourrait y avoir de difficultés que dans les cas de sciatiques anciennes doubles, et nous verrons que dans ces cas il y a en même temps une lésion des centres nerveux.

Hémiplégie. — Le diagnostic ne serait embarrassant que s'il s'agissait d'un hémiplégique en voie de guérison. On pourrait confondre avec une sciatique ancienne présentant tout à la fois (ce qui est rare) de l'atrophie et de la paralysie, et par suite une claudication plus ou moins forte. Dans ce cas, il suffira de se reporter aux commémoratifs, et de se rappeler comment ont commencé ces deux affections ; et un point essentiel, c'est que dans la sciatique il n'y aucun phénomène morbide du côté de la tête.

Ataxie locomotrice. — Dans quelques crises de cette dernière maladie qui durent quelquefois vingt-quatre ou quarante-huit heures, il y a des douleurs tellement violentes dans les membres inférieurs avec des mouvements spasmodiques, que si l'on arrivait à ce moment, sans connaître le malade antérieurement, on croirait assister dès l'abord à une crise douloureuse de sciatique.

Au premier examen cependant, on pourra voir que la douleur, qui souvent est déchirante, n'affecte pas spécialement les points douloureux de la sciatique.

En outre, dans ces crises, il y a des vomissements très-fréquents ; mais c'est surtout à l'examen de la coordination des mouvements volontaires du malade, les yeux étant fermés, que l'on aura recours pour diagnostiquer cette affection.

Arthralgie saturnine. — Nous verrons plus tard s'il n'est pas possible de rattacher quelques-uns des phénomènes décrits sous ce nom, et localisés dans le membre inférieur, à une forme spéciale de sciatique.

Névralgie crurale. — C'est la sciatique antérieure de Cotugno.

Je ne crois pas qu'il soit possible de la confondre avec la maladie que nous décrivons sous le nom de sciatique.

Seulement, je crois intéressant de relater un fait curieux, observé par Noël Gueneau de Mussy (1).

Un malade se présente à lui avec une sciatique antérieure très-accentuée, puis tous les accidents cessent et une pneumonie éclate. Une seconde fois le même malade est repris de sa névralgie, absolument de la même façon qu'antérieurement, ce qui permit au grand clinicien que nous venons de nommer, dé prédire une seconde pneumonie, qui arriva en effet.

Disons, en terminant une fois pour toutes, qu'il sera toujours utile de rechercher, pour éclairer le diagnostic, le point douloureux, apophysaire sacré de Trousseau.

Après ce que nous venons de dire dans les paragraphes précédents, je crois qu'il n'est guère possible de confondre la sciatique avec une autre maladie. Mais le diagnostic est loin d'être terminé. On sait seulement que le malade a une sciatique, mais de quelle espèce, de quelle nature, c'est ce qu'il faut déterminer.

DIAGNOSTIC DIFFÉRENTIEL DES DIFFÉRENTES FORMES DE SCIATIQUE.

Sciatique traumatique.

Dans ce cas particulier, l'anamnèse joue le principal rôle. Le malade ne manquera presque jamais de raconter qu'il a subi un traumatisme quelconque.

Il suffira au médecin d'examiner quelle est la région qui en a été l'objet, pour voir tout de suite si une branche nerveuse a été atteinte, et a pu donner lieu ainsi à la maladie qui existe.

C'est ainsi que dans les contusions on retrouvera les ecchymoses, dans les blessures, la plaie, l'orifice d'entrée ou de sortie d'une balle.

Si dans un accouchement il y a eu application de forceps ou de céphalotribe, et qu'aucune douleur, engourdissement ou

(1) Communication orale.

crampe n'existait dans les membres inférieurs chez la femme,
on sera en droit de conclure que la sciatique est due à cette
intervention chirurgicale, et non pas à la compression des
plexus nerveux par la tête du fœtus pendant la première partie du travail.

C'est encore dans le but de déterminer cette forme de sciatique, qu'il faut interroger le malade pour savoir s'il ne
s'adonne pas à une équitation trop prolongée, ou si sa profession ne le contraint pas à demeurer longtemps assis sur un
siége très-dur.

Sciatiques par compression.

Une sciatique étant reconnue et non susceptible d'être rapportée à un traumatisme, il est naturel de soupçonner qu'elle peut
être due à une compression, et nous avons déjà établi que cette
compression pouvait avoir lieu dans des circonstances complétement différentes.

a. *Sciatiques par compression intra-pelvienne et temporaire.*
— Lorsque cette compression a lieu dans le premier temps de
la grossesse, il peut y avoir quelque difficulté à la reconnaître.

Étant donc donnée une sciatique dans ce cas, et ne pouvant
la rapporter à aucune autre cause, il faudra, le diagnostic de
la grossesse étant fait, autant que possible, reconnaître par le
toucher quelle est la position du corps de l'utérus par rapport aux parois du bassin; si son déplacement momentané
par le toucher ou par la position dans le décubitus calme les
douleurs, on pourra affirmer que l'utérus développé par le
produit de la conception était la cause de la douleur sciatique.
Mais avant de se prononcer, et cela est une règle générale pour
tous les cas de sciatique, surtout chez les femmes grosses,
il faudra s'assurer qu'il n'y a pas de constipation opiniâtre.

Pour reconnaître une sciatique due à la compression des matières fécales, il suffira généralement des renseignements donnés par le malade.

Chez la femme, le toucher vaginal permettra de reconnaître
d'une façon précise l'état de distension de l'ampoule rectale.
Cette dernière exploration permettra de voir que la sciatique
est due tout à la fois à la pression de l'utérus et à la constipation.

La grossesse, ou plutôt l'accouchement, pourra être encore dans d'autres cas facilement reconnue comme cause de maladie.

Chez une femme en travail éprouvant des engourdissements, des crampes, après avoir examiné la position de la tête du fœtus, le diagnostic n'offrira aucune difficulté.

Si l'accouchement s'est fait spontanément, il peut arriver deux choses : ou bien les douleurs cessent après la délivrance, ou bien elles persistent. Dans ce dernier cas, il ne sera pas difficile au médecin de reconnaître les signes d'un accouchement annoncé presque toujours par la malade.

Il faudra, dans ce cas particulier, tenir bien compte du moment précis où les douleurs ont commencé. Ce qui arrive généralement pendant les derniers jours de la grossesse ou pendant le travail, car si une sciatique se développe quelques jours après l'accouchement, nous aurions affaire, comme nous le verrons plus tard, à une autre forme de sciatique.

b. *Sciatiques par compression intra-pelvienne et permanente.* — Le diagnostic de cette forme de sciatique est des plus importants, car, dans la grande majorité des cas, la sciatique due à cette sorte de compression, comme on peut le voir dans le chapitre Étiologie, est incurable sûrement lorsqu'elle a lieu par des tumeurs cancéreuses, ce qui existe le plus souvent.

Il faudra donc mettre à contribution tous les moyens d'exploration possibles lorsqu'on aura le moindre soupçon qu'il peut exister une compression intra-pelvienne et permanente.

Car dans un cas on pourra sûrement guérir le malade, et dans l'autre, l'abandonner pour ainsi dire à lui-même.

Ces moyens d'exploration sont la palpation, la percussion, l'auscultation rigoureuses de l'abdomen ; le toucher rectal et vaginal, ce dernier étant surtout combiné avec la palpation abdominale.

Il faudra tenir un grand compte des symptômes généraux, de la durée de la marche de la maladie, de l'hérédité.

En combinant tous ces moyens d'investigation, je crois qu'il sera possible de diagnostiquer les tumeurs intra-pelviennes, causes probables de la sciatique dont nous avons fait l'énumération à l'article Étiologie.

c. *Sciatiques par compression extra-pelvienne et temporaire.*

— Dans ces cas, un examen rigoureux et attentif de tout le
trajet suivi par le nerf sciatique depuis sa sortie du bassin,
devra mettre facilement sur la voie. Puisqu'en effet, cette compression ne peut avoir lieu que par le fait de tumeur temporaire, comme des phlegmons circonscrits, des gommes, des
ligatures, etc.

d. *Sciatiques par compression extra-pelvienne et permanente.*
— Le diagnostic sera fait par le même examen qui doit être
également fait sur le sacrum et les vertèbres lombaires qui peuvent être le siége d'exostoses de nature syphilitique ou autre.
C'est ainsi qu'on pourra reconnaître les déviations de la colonne vertébrale, les anévrysmes poplités, les névromes, les
exostoses, etc., etc.

Sciatiques diathésiques.

a. SCIATIQUES RHUMATISMALES. — Nous croyons, dans l'étiologie, avoir surabondamment démontré leur existence pour ne
pas être obligé d'y revenir.

Étant donc donné un malade atteint de sciatique, si l'on
rencontre chez lui tous les signes de la diathèse rhumatismale,
on sera en droit de conclure que la sciatique est sous la dépendance de cet état général. Ce qui est très-important au point
de vue thérapeutique. Car dans ce cas, comme l'a fait remarquer Sandras, ce n'est presque jamais à la maladie sciatique
qu'il faut s'attaquer, mais au rhumatisme lui-même.

Cette forme de la sciatique peut se manifester dans trois
circonstances différentes, c'est-à-dire qu'elle peut affecter :

1° L'état aigu ;

2° L'état chronique ;

3° Enfin, elle affecte un type inconstant, alternant avec
d'autres localisations rhumatismales.

Sciatique rhumatismale aiguë. — Un malade atteint de rhumatisme articulaire ou musculaire à l'état aigu avec fièvre, etc.,
pourra être pris tout d'un coup pour la première fois d'une
sciatique intense et voir s'amender les accidents articulaires ou
musculaires.

Jones (1) ajoute : La maladie, dans quelques cas, a un ca-

(1) *Loc. cit.*

ractère rhumatismal, l'urine étant de couleur brique et acide, le malade ayant de la fièvre sans grande diminution de forces.

Dans ces cas, il n'y a rien d'étonnant de voir se porter la localisation diathésique sur le nerf du côté opposé ou même sur une autre branche nerveuse.

Landry (1) admettait aussi cette forme et rapporte un cas de sciatique alternant avec les douleurs d'un rhumatisme articulaire aigu.

Sciatique rhumatismale subaiguë, chronique. — Cette forme est beaucoup plus fréquente que la précédente. On trouve toujours chez ces malades les caractères de la diathèse rhumatismale. Un caractère que nous avons toujours trouvé dans nos propres observations ou dans celles que nous avons lues à ce sujet, c'est la fréquence des récidives.

Le malade en puissance de rhumatisme a tantôt une douleur musculaire pendant quelques semaines. Puis apparaîtra une sciatique qui durera plusieurs mois pour disparaître sous l'influence d'une médication énergique et reparaître quelques années après.

De sorte que le malade présente sans cesse une manifestation diathésique soit dans les articulations, soit dans les muscles, les nerfs ou les viscères, jusqu'à ce qu'une médication tout à la fois analgésique et reconstituante suffisamment prolongée le mette à l'abri de ces manifestations rhumatismales ou en abrége de beaucoup la durée et l'intensité.

En général, les douleurs ne sont pas très-violentes, mais très-tenaces. Il faut quelquefois un ou deux mois pour les maîtriser. Nous verrons plus tard quels sont les moyens les plus propres à combattre cette forme de sciatique.

Sciatique rhumatismale erratique. — C'est pour ainsi dire le type de la sciatique rhumatismale. Dans cette forme, la douleur est de très-courte durée. Le malade présente toujours des signes de diathèse rhumatismale, soit dans les muscles, les articulations ou les viscères. Puis, sans cause connue, il est pris d'une sciatique qui le fait boîter et l'oblige de se mettre au lit.

(1) *Recherches sur les causes et les indications curatives des maladies nerveuses,* obs. 78, p. 65. Paris, 1855.

Dans un cas où j'avais bien constaté tous les points douloureux
et de la claudication, le malade s'endormit et à son réveil,
quelques heures après, la sciatique avait complétement disparu.
L'avant-veille il avait été pris de pleurodynie intense, et deux
semaines plus tard, il était atteint d'un rhumatisme articulaire aigu ; d'autres fois ces douleurs persistent vingt-quatre ou
quarante-huit heures. C'est ainsi que j'ai pu observer dernièrement des douleurs symétriques aux deux membres occupant
les points péroniers inférieur et supérieur avec douleur à la
pression. Il m'a été facile aussi, dans ces cas, de trouver le
point apophysaire sacré de Trousseau, et le surlendemain
après deux ou trois douches toniques, tout avait disparu. Chez
le même malade, j'avais vu auparavant une douleur ascendante partant du creux poplité, suivre le trajet du sciatique,
douleur qui avait cessé lors de l'apparition de névralgies sus-
et sous-orbitaires très-intenses, au point d'empêcher le
sommeil.

On observe surtout cette forme de la sciatique chez des
rhumatisants subissant un traitement pour une autre manifestation, telle qu'une dysepsie. Il faut, pour ainsi dire, vivre
avec le malade pour pouvoir saisir au vol ces douleurs qui
ne le préoccupent pas en raison de leur courte durée, et
cependant, je suis convaincu que c'est ainsi que se manifestent
très-souvent les sciatiques chez les rhumatisants au début, et
que ce n'est qu'après une répétition plus ou moins grande de
ces manifestations, que la maladie s'établit à demeure et devient chronique.

SCIATIQUES GOUTTEUSES. — *Sciatique goutteuse aiguë.* — Dans
ces cas, le malade interrogé racontera souvent que, quelques
jours ou quelques semaines auparavant, il était atteint d'un accès
de goutte au gros orteil, — quelquefois même, on trouvera
d'autres troubles liés à de la goutte viscérale ; — ou bien la
sciatique débute au milieu d'un accès de goutte, ou ce dernier
se développe pendant la sciatique ; — généralement elle est
très-intense, la marche est impossible, on observe des convul-
tions et l'atrophie survient rapidement, et quelquefois d'autant
plus vite qu'on a eu recours à un traitement local plus énergique. Ainsi, dans un cas que j'ai observé, des émissions sanguines locales, appliquées sous forme de ventouses scarifiées

sur le trajet du membre, décuplèrent la douleur et firent passer
la sciatique à l'état suraigu, — ce qui prouve bien que, dans
ce cas, ce n'était pas la localisation douloureuse de la goutte
qu'il fallait combattre, mais l'état général ; c'est ce qui fut
fait plus tard après une série de médications restées sans effet,
et le malade guérit. — Souvent, dans cet état aigu, le nerf
sciatique est, pour la première fois, atteint par la diathèse
goutteuse.

Sciatique goutteuse chronique. — Cette forme de la sciatique
est beaucoup plus fréquente que les précédentes. Dans ce cas,
le diagnostic n'est pas très-difficile ; — les malades que l'on a
à soigner sont généralement des goutteux présentant tous les
signes de la diathèse goutteuse, tels que tophus articulaire,
déformations, etc.

Les douleurs ne sont pas très-intenses, mais très-tenaces. —
Peyrude (1) a remarqué que lorsqu'un accès de goutte revient,
les accès névralgiques sont bien plus violents. La même remarque avait déjà été faite par Barthez (2), qui regardait alors
la goutte comme une complication.

Elle renouvelle les attaques violentes de la sciatique, mais
hors de ces attaques, l'état habituel d'incommodité de l'extrémité affectée n'est produit que par l'altération uniforme et plus
faible du nerf sciatique. Il est très-important de reconnaître
dans cette forme la nature goutteuse de la sciatique, car on
s'exposerait à un insuccès certain ou à un soulagement momentané si l'on ne s'occupait que de la douleur en négligeant de
modifier l'état général.

C'est de cette forme de sciatique dont Sauvages (3) parlait en
ces termes : Cette sciatique attaque surtout les vieux goutteux...
Elle s'étend jusqu'aux pieds.... revient par intervalles ; les
personnes d'un tempérament sanguin, les gourmands, les li-
bertins et ceux qui vivent dans la mollesse sont le plus sujets
à cette sciatique; sa description fait voir que les articulations
étaient prises simultanément.

Sciatique cancéreuse. — Sous ce titre, nous ne décrivons pas
les sciatiques par compression de masses carcinomateuses,

(1) Thèse de Paris, 1817.
(2) Cité par Lespagnol. Thèse de Paris, 1815.
(3) *Nosologie,* t. II, p. 579. Paris, 1771.

mais bien une sciatique par cancer du nerf lui-même, primitif ou consécutif. — Voici ce que nous trouvons dans Romberg à ce sujet.

Dans la dernière édition des ouvrages de Bell, il se trouve l'observation d'une douleur brûlante, torturante, dans la plante du pied et contre laquelle les moyens les plus violents avaient été sans résultat. Deux jours avant la mort, Bell examina attentivement et trouva une tumeur dure dans le creux poplité. — C'était de là que partait la douleur s'étendant dans la plante du pied. — La dissection démontra que c'était un carcinome qui avait son siége dans le nerf tibial et qui s'était produit par une lésion extérieure.

Sciatique tuberculeuse. — Nous avons dit à l'article Etiologie que certains auteurs admettaient l'influence de la tuberculose sur la production de la sciatique. Le docteur Notta a rapporté un cas de sciatique chez un phthisique, sans dire s'il existait une relation pathogénique. Nous n'avons pas vu de cas dans lesquels le nerf sciatique soit le siége de tubercules avec douleur ; nous en indiquons seulement ici la possibilité. — Dès 1818, Martinet en indiquait l'existence, puisqu'il parle de la difficulté de leur diagnostic.

Sciatique herpétique. — Cette forme de sciatique est admise par le docteur Bazin (1) comme une manifestation de l'herpétis dans sa deuxième période. Voici ce qu'il dit à ce sujet :

« Comme manifestations dartreuses sur le système nerveux, je signalerai les névralgies franches avec élancements, névralgies intercostales, cubitale, sciatique, etc. — Le grand sympathique lui-même peut être affecté. Aussi, il n'est pas rare d'observer des coliques sèches, des douleurs névralgiques utérines et lombaires chez la femme.

La présence d'éruptions à la peau, telles que psoriasis, pityriasis, lichen ou eczéma, facilitera beaucoup le diagnostic de cette forme de sciatique.

_____

(1) *Leçons sur les affections cutanées de nature arthritique et dartreuse professées par le docteur Bazin, publiées par le docteur Jules Besnier, p. 110. Paris, 1868.*

Sciatiques dépendant d'un état général.

a. *Sciatique sanguine.* — Cette forme de sciatique était admise surtout par les auteurs anciens. D'après Sauvage, elle attaque souvent les femmes en qui les règles ou les lochies ont été supprimées, et les hommes dont les hémorrhoïdes ont cessé de couler lorsqu'ils étaient accoutumés à ce flux. Les sectateurs de Stahl regardent ce principe comme celui de toute sciatique. Nous ne nions pas son existence, mais si nous avons cité ce passage de Sauvage, c'est pour la mettre en opposition avec la forme suivante.

b. *Sciatique anémique.* — Jones en fait mention dans ces termes : « Dans la majorité des cas, dit-il, il y a une faiblesse plus ou moins marquée, l'urine est limpide et pâle, la langue propre, et les toniques sont ici généralement indiqués comme moyen d'améliorer la nutrition générale et celle du nerf affecté. Il sera bon de donner de l'huile de foie de morue dans tous les cas présentant de la débilité.

Dans ces cas, le teint est généralement pâle, les chairs sont flasques et l'on retrouve tous les signes de l'anémie, pâleur des muqueuses, bruits de souffle, etc. Si c'est chez une femme, il est bien rare qu'il n'existe pas quelque désordre menstruel, quand l'aménorrhée elle-même n'existe pas.

c. *Sciatique scorbutique.* — Cette forme est admise par Lieutaud. On devra y rencontrer les symptômes précédents de l'anémie, plus ceux qui caractérisent cette affection, l'état des gencives, etc.

Sciatique liée à une névrose.

Sciatique hystérique. — Cette forme était admise par Cullen (1) et Sauvage (2). « On la distingue des autres, dit ce dernier : 1° parce que la malade a des dispositions aux vapeurs ; 2° en ce que les douleurs qu'elle cause sont passagères, viennent tout à coup et disparaissent comme d'elles-mêmes ; 3° par la sensibilité de la partie que l'on ne peut toucher, quand la douleur est passée, sans faire souffrir la malade.

(1) *Loc. cit.*
(2) *Loc. cit.*, p. 575.

Je ne crois pas qu'il soit difficile de reconnaître que l'on a
affaire à la névrose convulsive dite hystérie.

Il peut arriver qu'après une série d'attaques il se déclare une
sciatique qui les remplace. Elle peut être dans ce cas très-
tenace, si elle n'est pas rationnellement traitée dès son début,
ce qui avait été déjà remarqué par le docteur Mesnil, qui regarde comme beaucoup plus rebelle la sciatique compliquée
d'hystérie.

J'ai observé dernièrement un cas de sciatique chez une hystérique atteinte de paraplégie incomplète. Quelques jours avant,
elle avait eu une névralgie sous-orbitaire très-intense. Le poids
du corps ayant porté sur la partie externe du pied, dans la
nuit il se déclara une douleur sciatique très-intense, avec mouvements convulsifs, insomnie, etc. Énergiquement traitée dès
le début, tout disparut en trois ou quatre jours, et, quelque
temps après, au lieu d'une sciatique on observa une névralgie
intercostale très-violente.

Sciatiques liées à un état nerveux général.

Le tempérament de ces malades est essentiellement nerveux ;
dans l'interrogatoire, on trouve souvent qu'ils ont été atteints
de convulsions dans leur enfance. Un éréthisme nerveux général, se manifestant par des crises assez fréquentes, dure quelquefois depuis plusieurs années. Il peut arriver que ces crises
soient remplacées par une névralgie, et c'est dans ces cas que
l'on observe la sciatique, qui n'est alors qu'une manifestation
douloureuse de cet état général particulier. Nous rattachons
à ces deux dernières formes de la sciatique ce que Brodie (1)
et Robert (2) ont décrit sous le nom de coxalgie hystérique,
et le professeur Verneuil sous le nom de névralgie coxo-
fémorale.

Voici la description qu'en donne Brodie : « Les malades accusent dans la hanche et dans le genou une douleur qui s'exaspère par la pression et les mouvements du membre. La malade reste étendue sur son lit ou sur un sopha sans pouvoir

---

(1) Voyez *Observation*.
(2) *Conférences de clinique chirurgicale à l'Hôtel-Dieu*. Paris, 1860.

changer de position. On serait tenté de dire : Ne sont-ce pas les signes d'une inflammation coxo-fémorale ? Mais poursuivons notre examen : la douleur n'est pas fixée sur un seul point du membre, elle l'occupe en entier. La malade se plaint et pousse même des cris si l'on presse sur la hanche ; mais elle crie également si l'on presse sur le bassin, sur le côté jusqu'au niveau des fausses-côtes, sur la cuisse ou sur la jambe aussi bas que le cou-de-pied. Mais, sur tous ces points, la sensibilité réside presque exclusivement dans les téguments ; si l'on soulève la peau au-dessus des parties sous-jacentes, et si en même temps on la pince, la malade accuse une douleur beaucoup plus vive que si l'on refoule fortement la tête du fémur de bas en haut contre la cavité cotyloïde. La malade paraît souffrir d'autant plus que son attention est plus fixée sur l'examen auquel le chirurgien se livre ; si l'on parvient à occuper son esprit pendant qu'on examine le membre, elle se plaindra à peine pour une pression qui, sans cela, lui eût arraché des cris affreux.

» Les muscles fessiers sont à leur état normal, et l'on ne remarque pas cet aplatissement des fesses que l'on observe dans les maladies inflammatoires de la hanche. On ne trouve pas non plus dans la coxalgie douloureuse ces recrudescences nocturnes de la douleur qui manquent rarement au contraire dans les coxarthrocaces, et qui interrompent le sommeil des malades ; la douleur peut quelquefois les tenir éveillées, mais lorsqu'elles sont parvenues à s'endormir, elles ne se réveillent pas.

» Enfin, cet état de choses peut durer des mois et même des années entières sans qu'il en résulte de fâcheuses conséquences pour les mouvements de l'articulation. Quelquefois il survient un peu de gonflement, soit dans la cuisse, soit dans les fesses ; mais ce gonflement, qui n'abcède jamais, me paraît dû simplement à un état de turgescence des petits vaisseaux. Cette tuméfaction, qui résulte le plus souvent de l'application intempestive de révulsifs énergiques, est parfois circonscrite et pourrait faire croire à l'existence d'un abcès ; mais dans ce cas elle ressemble bien plus à une grosse élevure d'urticaire qu'à un foyer, et, pour un observateur attentif, la méprise n'est guère possible.

» J'ai dit que, dans les affections douloureuses de la hanche,

LAGRELETTE. 6

il n'y a ni amincissement des muscles fessiers, ni aplatissement
des fesses ; cela est vrai, mais on trouve assez fréquemment dans
cette région un état particulier fort remarquable : le bassin est
saillant en arrière, en même temps qu'il se relève du côté malade, de manière à former un angle aigu avec la colonne vertébrale. Le membre paraît alors raccourci, et, quand la malade
est debout, le talon ne touche pas le sol. Il n'y a là d'ailleurs
qu'un raccourcissement apparent, tenant à la contraction de
certains muscles. »

Comme état général, Robert fait observer que les jeunes filles
ont pour la plupart dépassé de très-peu l'époque de la puberté.
La menstruation est mal établie, le pouls est faible, les extrémités sont ordinairement froides, la face est tantôt pâle, tantôt,
au contraire, brusquement colorée. En un mot, la constitution
est grêle et débile.

Le plus grand nombre de ces malades, ce qu'avait déjà fait
remarquer Romberg, ont déjà eu antérieurement, ou bien
pendant le cours même de ces affections douloureuses, quelques phénomènes hystériques, des attaques convulsives, des
contractions musculaires.

Brodie avait déjà observé ces phénomènes chez des hommes ;
la cause générale de ces affections hystériques, ajoute ce dernier
auteur, dépendant non pas d'un trouble dans les fonctions
utérines, mais bien d'un dérangement dans les fonctions du
système nerveux. Cet état de choses, dit le professeur Labbé (1),
peut durer des mois et des années sans que la santé générale
s'altère.

Nous observons, depuis quelque temps déjà, des phénomènes
absolument identiques chez un jeune homme appartenant à une
des plus anciennes familles de France.

La possibilité d'une coxalgie a été écartée par les chirurgiens
les plus en renom, entre autres par le professeur Nélaton. Si
cette autorité n'était pas plus que suffisante, j'ajouterais que
tous ces phénomènes ont disparu pendant une fièvre éruptive,
pour reparaître quelque temps après. Chez ce jeune homme,
on observait même hyperesthésie, même contracture, même
déformation. Après des alternatives d'amélioration sensible,

(1) *Loc. cit.*, p. 80.

puisque la hanche et le genou permettaient des mouvements assez grands pour faciliter la marche, l'autre côté fut pris absolument de la même manière, sans cause connue.

Comme symptômes généraux, on observe chez lui une susceptibilité nerveuse très-grande, un état demi-syncopal qui se présente surtout le matin. Toutes les autres fonctions d'ailleurs sont d'une régularité parfaite.

Dans tous ces faits, en réalité, que trouvons-nous ? des troubles de la sensibilité et du mouvement ; mais la sciatique n'est pas autre chose. Dans ces cas, comme dit Romberg, l'apparition de la douleur est excentrique ; c'est une hyperesthésie générale de la peau du membre ; la moindre pression sur la peau réveille la douleur aussi bien aux points que l'on regarde comme habituellement douloureux dans la sciatique, que partout ailleurs. Comme troubles du mouvement, nous voyons une prédominance marquée des convulsions toniques, dans tous les muscles animés par le nerf sciatique ou les nerfs provenant de ses plexus d'origine.

Le fait que nous avons cité démontre que cette affection se rencontre aussi bien dans le sexe masculin que dans le sexe féminin, que les deux côtés du corps peuvent être affectés successivement et simultanément.

Pour nous, cette affection consistant en des troubles des nerfs de la sensibilité et du mouvement de l'un ou des deux membres inférieurs constitue une forme spéciale de *sciatique*, et si la médication pouvait apporter quelque valeur à mon opinion, je dirais tout de suite que le meilleur traitement pour guérir cette maladie est celui qu'on nous verra plus tard préconiser pour la cure de la sciatique, c'est-à-dire l'hydrothérapie.

SCIATIQUES VIRULENTES. — Nous avons suffisamment établi leur existence à l'article Étiologie. Voyons s'il est possible, étant donnée une sciatique non susceptible d'être rapportée à une cause, de la rapporter d'une façon rationnelle à l'*action* d'un virus.

a. *Sciatique syphilitique.* — Dans les cas signalés par les auteurs, le diagnostic n'a guère été établi que par l'action heureuse du traitement antisyphilitique.

Mais je crois que l'attention étant éveillée sur la possibilité de cette cause, il sera toujours utile, dans l'interrogatoire d'un malade atteint de sciatique, de se renseigner d'une façon très-précise si le malade n'a jamais eu l'accident primitif de la syphilis. On devra aussi examiner la surface cutanée pour voir si le cuir chevelu ou la peau ne sont pas le siége d'éruptions que l'on rapporte généralement à la syphilis. Cette dernière affection étant reconnue, si les accidents primitifs remontent déjà à un temps assez éloigné, il faudra aussitôt s'assurer, par tous les moyens d'investigation qui sont à la disposition du médecin, qu'il n'y a pas d'exostoses sur le trajet du nerf sciatique ou de ses plexus d'origine, car, dans ce cas, la maladie serait une sciatique par compression.

Outre ces moyens d'arriver au diagnostic que nous regardons comme nécessaires, Peyrude (1) et Chupein (2) avaient noté que, dans la sciatique syphilitique, les douleurs étaient très-violentes le soir et augmentaient par la chaleur du lit.

b. *Sciatique blennorrhagique.* — Le diagnostic de cette forme est assez difficile à établir. Ce travail a été magistralement fait par le professeur Fournier, comme nous l'avons dit plus haut, et nous le reproduisons ici en grande partie.

« D'après ce que j'ai vu, dit-il, je suis conduit à penser qu'il existe une sciatique d'origine blennorrhagique, laquelle se développerait chez les sujets affectés d'écoulement uréthral, à propos et par le fait de cet écoulement, laquelle en un mot se développerait sous la dépendance d'un état morbide de l'urèthre.

Comment et pourquoi la blennorrhagie va-t-elle éveiller une nécrose douloureuse ou sciatique ? je l'ignore assurément, et je n'ai nulle prétention de l'expliquer....

Est-il vrai ou faux que la blennorrhagie puisse par elle seule, par elle-même, développer la sciatique ? C'est là seulement pour moi ce qu'il est essentiel d'établir.

Dire que la sciatique s'observe plus ou moins souvent chez les sujets affectés de blennorrhagie ne serait pas apporter un argument bien solide à l'appui de la thèse que je vais soutenir ; car le plus simple bon sens répondrait aussitôt à cela par l'objection suivante : puisque d'une part la sciatique n'est pas rare et que d'autre part la blennorrhagie est la plus commune de

(1) *Loc. cit.*
(2) *Loc. cit.*

toutes les maladies, il n'est rien d'extraordinaire à ce que les deux états morbides se rencontrent parfois associés, et cette combinaison toute fortuite ne préjuge rien d'une relation pathogénique, d'une parenté quelconque à établir entre eux. Ce n'est là qu'affaire de hasard dont il n'y a pas lieu de tenir compte, et il serait plus qu'imprudent de vouloir établir sur cette base une connexion intime entre ces deux affections.

Il faut en effet se tenir en garde contre l'illusion de ces coïncidences qui semblent établir un lien artificiel entre des états pathologiques indépendants.

D'autres arguments m'ont séduit et convaincu ; je vais vous les soumettre.

I. — En premier lieu, j'ai été frappé de ce fait que dans plusieurs des cas de rhumatisme qui se sont offerts à mon observation, je voyais figurer la sciatique au nombre des manifestations multiples de la maladie.

Or, quelle interprétation devais-je donner aux cas de cet ordre, et comment fallait-il envisager cette sciatique surgissant au milieu de manifestations rhumatismales d'origine blennorrhagique ? C'est là ce qu'il importe de discuter.

Précisons nettement la question. Voici je suppose un cas de rhumatisme blennorrhagique, aussi typique, aussi peu controversable que possible, se caractérisant par des arthropathies, des synovites tendineuses, des phlegmasies oculaires, ambulantes de l'un à l'autre, des douleurs erratiques, etc. A ces divers symptômes s'ajoute une sciatique survenue sans cause appréciable, sans provocation étrangère, une sciatique qui dure quelques jours et s'évanouit. Or, qu'est-ce que cette sciatique ? Quelle en est l'origine ? Comment en interpréter le développement ?

Deux hypothèses sont à faire : ou bien cette sciatique est un incident étranger à la maladie survenue d'une façon intercurrente par le seul fait d'une coïncidence fortuite ; ou bien elle est un des symptômes, une des manifestations de la maladie même à laquelle elle se relie au même titre que les arthropathies, les synovites, les ophthalmies, etc.

De ces deux interprétations, l'une, je l'avoue, me séduit beaucoup plus que l'autre, à priori ; c'est la seconde qui me paraît à la fois la plus simple et la plus rationnelle. Plusieurs symptômes de même ordre se trouvent réunis sur le même malade, n'est-il pas logique de les rattacher à la même cause? Comment et pourquoi scinder un tel ensemble et dire : les arthropathies, les synovites, les phlegmasies oculaires sont le fait du rhumatisme; mais la sciatique reconnaît une cause différente? Cette autre cause d'ailleurs quelle serait-elle? Je la recherche mais en vain, et je ne trouve rien qui m'explique le développement de ce phénomène particulier; la sciatique, rien autre que l'influence commune à laquelle sont imputables les symptômes morbides coïncidants. Donc, logiquement, je suis amené à assimiler cette sciatique, comme genèse, à ces dernières manifestations, c'est-à-dire à la considérer comme une expression, sous une forme particulière, du rhumatisme blennorrhagique.

. . . .

Or, rencontre-t-on en clinique des faits tels que je viens d'en supposer un, des faits auxquels soit applicable l'argumentation qui précède? Toute la question est là; eh bien! oui, ces faits existent, j'en ai observé un certain nombre.

A l'appui de cette interprétation que nous admettons, voici deux observations dont je vais seulement reproduire les titres.

Obs. I. — Trois blennorrhagies ; trois rhumatismes blennorrhagiques ; sciatique figurant au nombre des manifestations du second et du troisième rhumatisme.

Obs. II.— Trois blennorrhagies, trois rhumatismes blennorrhagiques.— Sciatique dans le cours du troisième rhumatisme.

II. — *Second argument :* On a vu dans le cours de plusieurs blennorrhagies successives se manifester successivement plusieurs sciatiques associées à d'autres accidents non douteux du rhumatisme uréthral.

Exemple : Un malade est affecté d'une première blennorrhagie; celle-ci se complique d'accidents rhumatismaux auxquels s'ajoute une sciatique; le même malade prend une seconde chaudepisse, nouveau rhumatisme et nouvelle sciatique concomitante.

Cet argument a, ce me semble, une grande valeur. Ici, en effet, tout soupçon de coïncidence doit disparaître. Si la première sciatique pouvait être considérée comme une complication fortuite, ce serait véritablement abuser du hasard que de lui attribuer encore le développement de la seconde. La reproduction du même phénomène dans des conditions identiques est significative au plus haut degré, elle atteste une cause produisant à deux reprises le même effet, et cette cause c'est évidemment l'influence blennorrhagique. Or, possédons-nous des faits aussi probants dans lesquels on ait vu deux fois de suite la sciatique se joindre aux autres manifestations du rhumatisme ? Ici encore je puis répondre par l'affirmative.

Dans la première observation, nous voyons un jeune homme prendre à trois reprises un rhumatisme à propos de trois blennorrhagies successives. Comme symptômes de ces trois rhumatismes, nous rencontrons : pour le premier, des arthropathies multiples, des synovites tendineuses multiples, une double ophthalmie métastatique, etc. ; — pour le second, une double ophthalmie de même nature et une *sciatique* ; — pour le troisième, des hydarthroses, des douleurs articulaires et musculaires, des synovites tendineuses, un hygroma aigu, une ophthalmie ambulante d'un œil à l'autre, etc., etc., et enfin une sciatique, comme dans l'accès antérieur.

De même, dans une autre observation qu'on dirait copiée sur la précédente, nous trouvons à noter les phénomènes suivants : Première blennorrhagie : premier rhumatisme, hydartroses et douleurs articulaires ; — seconde blennorrhagie : second rhumatisme, hydarthrose, ophthalmie métastatique, synovites tendineuses, douleurs diverses et *sciatique* ; — troisième blennorrhagie : troisième rhumatisme, hydarthrose, synovites tendineuses, douleurs articulaires et *sciatique*.

Enfin je dois rapprocher des faits qui précèdent deux observations des plus remarquables que j'ai rencontrées dans le livre d'Everard Home, sur le traitement des rétrécissements de l'urèthre.

Dans la première, il s'agit d'un malade qui, déjà affecté de plusieurs blennorrhagies, prend une sciatique des plus violentes dans le cours d'une blennorrhagie nouvelle ; il guérit. Deux ans plus tard, autre écoulement ; récidive de la sciatique, qui présente une intensité extrême et se complique de divers phénomènes nerveux assez graves sur lesquels l'auteur ne s'explique pas suffisamment. Toujours est-il que cette sciatique

persiste un temps fort long, plus d'une année, ainsi que les
autres désordres dont nous ne connaissons pas la nature.
Frappé de la bizarrerie de tels symptômes, Home se demande
s'ils ne pourraient tenir à un rétrécissement de l'urèthre. On
sonde le malade et l'on constate en effet l'existence de trois
rétrécissements; un traitement chirurgical est aussitôt mis en
usage, il produit un soulagement immédiat, et du moment où
la lésion du canal est guérie, la sciatique disparaît, tous les
troubles nerveux se dissipent et la santé se rétablit.

La seconde observation, plus curieuse encore, peut se résumer de la sorte ;

Blennorrhagie ; deux ou trois mois après (le malade était-il
bien guéri?), *première sciatique*. — Six ans plus tard, autre
blennorrhagie ; *seconde sciatique*, qui dure deux ans. Autre
blennorrhagie ; *troisième sciatique*, qui résiste à tous les remèdes, et guérit comme par enchantement du moment où l'on
traite le canal affecté de rétrécissement. Enfin autre blennorrhagie ; *quatrième sciatique*.

Home donne les deux observations qui précèdent comme
des exemples de sciatiques développées sous l'influence de rétrécissements uréthraux. Il précise même son opinion en disant : « De tels symptômes sont moins une conséquence immédiate de rétrécissements uréthraux que le résultat d'une
inflammation des parties rétrécies par le fait de blennorrhagies
surajoutées. Or, c'est là précisément la doctrine que je soutiens.
Pour moi, les sciatiques dont je vous ai entretenus ont une
cause uréthrale ; c'est une lésion de l'urèthre ou, d'une façon
plus générale encore, une irritation de l'urèthre qui les a dé-
terminées.

III. *Troisième considération.* — Chez ces malades si singulièrement doués qui ne peuvent contracter une blennorrhagie
sans être affectés d'accidents rhumatismaux, on voit parfois la
sciatique *alterner*, dans une série d'attaques, avec des manifestations rhumatismales d'un ordre différent.

Un malade, je suppose, est affecté de trois rhumatismes à
propos de trois blennorrhagies consécutives. Dans les deux
premiers, il se produit des accidents divers sur les jointures,
les synoviales des tendons, les yeux, etc. Mais rien ne se manifeste vers le sciatique. Dans le troisième, au contraire, il se

développe une sciatique accompagnée ou non d'autres localisations rhumatismales.

Qu'est-ce encore, dans ce cas, que cette sciatique, n'est-ce
pas un accident blennorrhagique, ne tient-elle pas sa place
dans une série d'accès de même nature? — Si, dans ce troisième rhumatisme, il se fût produit, au lieu d'une sciatique,
une arthropathie quelconque, personne ne mettrait en doute
que cette arthropathie ne fût de nature et d'origine blennorrhagiques. Est-on mieux autorisé à refuser à la sciatique le
caractère qu'on accorderait sans arrière-pensée à la localisation
articulaire?

Or, il n'est pas rare de voir se réaliser le fait que je viens
de présenter sous forme d'hypothèse; sur plusieurs malades
ayant offert une série de rhumatismes blennorrhagiques, j'ai
vu la sciatique faire défaut dans un premier accès, et figurer
dans le second ou inversement.

Le professeur Fournier cite à l'appui de cette opinion, l'observation suivante dont je ne reproduis que le titre : *Trois
blennorrhagies, trois rhumatismes blennorrhagiques; le dernier
seul accompagné d'une sciatique.*

Enfin, aux arguments qui précèdent, j'ajouterai encore
cette remarque que la sciatique développée à la suite ou mieux
à l'occasion d'une blennorrhagie, n'est pas absolument identique en tous points avec la sciatique vulgaire. Elle présente bien,
certes, le même ensemble de symptômes essentiels, le même
siège, les mêmes foyers de douleurs, etc. ; mais elle m'a paru
en différer assez habituellement par son mode d'évolution, à
savoir, par une explosion soudaine des phénomènes morbides
atteignant d'emblée leur maximum d'intensité; par l'atténuation rapide des douleurs, par la durée relativement courte
de la maladie.

Dans la plupart de mes observations, en effet, comme dans
les cas communiqués par les docteurs Lepère et Randon-Dulandre, je trouve à remarquer ce triple fait : 1° La maladie
débute, en général, d'une façon subite, souvent instantanée ;
et parvient à son apogée très-rapidement, quelquefois dès le
premier jour; 2° après un temps très-court elle décroît; les
douleurs excessives d'abord, perdent leur intensité, deviennent
moyennes, tolérables ; fort souvent un calme relatif est établi

dans l'espace de trois à cinq jours, après quoi la maladie persiste au même degré pendant un certain temps, ou bien s'évanouit ; 3° la *durée* totale des accidents est presque toujours
assez courte, très-courte surtout comparativement à celle qu'affecte la sciatique ordinaire. Chez les malades du docteur Fournier, elle a été de cinq jours à six semaines.

Chez les malades de Home, la durée a été beaucoup plus
longue, mais la durée de l'écoulement indique plutôt une blen-
norrhée qu'une blennorrhagie aiguë, et d'ailleurs, d'après
cet auteur, la sciatique était liée au rétrécissement uréthral.

Dans tous les cas de blennorrhagie accompagnée de sciatique
développée dans les circonstances que nous venons de décrire
presque textuellement, d'après le professeur Fournier, à moins
de parti pris, il est difficile de faire de la douleur observée chez
le malade autre chose qu'une sciatique de nature blennorrhagique ou uréthrale. « Dans tous ces cas, dit le même auteur, toujours la sciatique est accompagnée d'autres manifestations d'o-
rigine blennorrhagique non douteuse ; elle emprunte ainsi à ce
cortége d'accidents une signification non équivoque, dont le
diagnostic peut utilement tirer profit. Mais il est d'autres cas
bien autrement difficiles, dans lesquels ce qu'on observe se borne
à ceci : une blennorrhagie d'une part, d'autre part une sciatique
et rien autre. A cela, du reste, rien d'étonnant, car le rhumatisme blennorrhagique n'a pas forcément des manifestations
multiples ; il peut se borner à un seul accident, et de même
que parfois il ne se révèle que par une fluxion articulaire, ou
par une phlegmasie tendineuse, ou par une ophthalmie, de même
il ne peut affecter qu'un nerf, et ne produire qu'une sciatique
sans toucher à d'autres systèmes.

» Dans les cas de cet ordre, alors que la sciatique est l'unique phénomène appréciable, il devient fort difficile, j'en con-
viens, impossible même parfois, d'établir un diagnostic, et de
déterminer si l'on a affaire à une névrose simple, indépendante
de la blennorrhagie, ou bien à une névrose symptomatique de
l'affection uréthrale. J'ai rencontré plusieurs faits de ce genre,
qui sont restés pour moi d'insolubles énigmes. On n'a guère
en effet, pour porter un jugement dans de telles conditions, que
des éléments peu certains, et de valeur contestable, en sorte
que la question de nature et d'origine reste le plus souvent in-

décise. Il y aurait lieu toutefois, ce me semble, je ne dirai pas
d'affirmer, mais d'accepter comme très-vraisemblable la nature blennorrhagique de la névrose, si le malade avait déjà
présenté dans ses chaudepisses antérieures des accidents de
rhumatisme, si la sciatique n'était imputable à aucune cause
diathésique ou occasionnelle, si elle avait débuté brusquement
en atteignant du premier coup son apogée, si surtout elle suivait au delà une marche rapidement décroissante, pour s'atténuer ou disparaître en quelques jours. »

Je crois que chez un individu atteint pour la première fois
de blennorrhagie, accompagnée seulement d'une sciatique,
outre les raisons que nous avons citées plus haut d'après le
professeur Fournier, le meilleur moyen d'arriver à un diagnostic précis serait de suivre la marche de la sciatique, qui
nous paraît, dans tout ce que nous avons vu dans les observations publiées, liée à la marche de la blennorrhagie.

Cette forme de sciatique paraît bénigne comme durée, mais
nous verrons plus tard que, suivant nous, la durée de la maladie tient souvent à l'impuissance du traitement mal fait dès le
début, et qu'alors on ne devrait pas trop arguer de la courte
durée de la sciatique pour affirmer qu'elle est de nature blennorrhagique.

Les observations qui ont servi au professeur Fournier pour
établir la sciatique blennorrhagique, sont toutes relatives à des
hommes. Je crois qu'il est utile de rechercher si la blennorrhagie chez la femme est susceptible de produire les mêmes
accidents, ce qui ne serait d'ailleurs que très-rationnel.

Sciatiques toxiques.

J'indique plutôt ici leur possibilité que leur existence.

a. *Sciatique mercurielle.* — Nous avons déjà dit à l'article
Étiologie, que Richerand admettait une sciatique mercurielle,
mais il ne donne aucun signe particulier qui puisse la faire
distinguer des autres formes. Si dans un cas de sciatique on
trouvait tous les symptômes qui caractérisent l'empoisonnement par le mercure, la salivation, le tremblement, et que les
phénomènes douloureux du nerf ne pussent être rapportés à
aucune autre cause diathésique ou autre, peut-être alors se-

rait-il permis de rapporter la sciatique à une cause mercurielle,
si la guérison de la maladie générale était suivie de celle de
la névralgie.

b. *Sciatique saturnine.* — Tous les auteurs ont essayé de distinguer la sciatique de l'arthralgie saturnine, occupant les membres inférieurs. Mais pour nous, après avoir médité la description qu'en donne Tanquerel des Planches (1), nous sommes
convaincu que ces douleurs constituent une des formes de la
maladie qui nous occupe, c'est-à-dire la sciatique saturnine.
Voici d'ailleurs ce qu'en dit l'auteur de cet excellent traité.

Les phénomènes qui caractérisent l'arthralgie saturnine sont
la douleur, la perversion de la contractilité et la lésion des
fonctions correspondant aux organes affectés.

Les douleurs se manifestent le plus souvent dans les membres inférieurs. Dans ce cas, elles occupent l'aine, *la partie postérieure de la cuisse,* le jarret, le mollet et la plante du pied.

Dans la région postérieure du tronc, c'est le plus ordinairement la région lombaire qui se trouve endolorie.

Rien n'est plus variable que les limites de la douleur ; elle
peut occuper toute la longueur d'un membre.

Le plus souvent la douleur est dilacérante, contusive, ou
bien composée d'élancements excessivement douloureux, qui
se produisent brusques et rapides comme des secousses électriques ; d'autres accusent un simple picotement, un agacement
incommode, ou s'imaginent qu'un liquide brûlant coule avec
leur sang, ou qu'ils ressentent l'impression d'un corps glacial.

L'intensité de la douleur offre tous les degrés. La douleur ne
subsiste point, en général, au même degré d'une façon continue.
Ordinairement elle éprouve des exacerbations ; au moment des
paroxysmes, lorsque la douleur est violente, le malade est en
proie à la plus vive agitation, la face grippée, se lamente, pousse
des cris, change sans cesse de position, sort ses membres de
son lit, les applique sur un corps froid, comprime avec ses
mains ou des liens les parties les plus endolories. Au bout
d'une ou de plusieurs minutes, le calme se rétablit. Dans l'intervalle qui sépare les crises, il y a une douleur vague, un sentiment d'engourdissement.

(1) *Traité des maladies de plomb ou saturnines,* t. I, p. 503 et suiv.
Paris, 1839.

Quelquefois la moindre cause, comme un mouvement, le froid, suffit pour ramener les accès qui ne se succèdent point habituellement à des intervalles égaux.

Au fur et à mesure que la maladie arrive à sa période la plus aiguë, les accès se prononcent davantage.

Ordinairement la douleur a ses exacerbations la nuit.

La douleur se trouve souvent diminuée par la pression lente et progressive, surtout au moment des exacerbations. Quelquefois de simples frictions soulagent, tandis qu'une forte compression augmente les douleurs.

Les muscles sont affectés de spasmes, de contractions ou crampes, de rigidité, d'une espèce d'état tétanique plus ou moins apparent. Dans certains cas, les muscles sont agités d'un tremblement ou frémissement plus ou moins intense. Les crampes font souffrir violemment les malades ; lorsque ce sont les membres inférieurs qui en sont affectés, ils se précipitent hors de leur lit et appuient les pieds sur le parquet pour tâcher de faire cesser ce spasme douloureux.

Le mouvement communiqué ou spontané de la partie, siége de l'arthralgie, aggrave et exaspère souvent la douleur.

Assez souvent les malades fuient la chaleur de leur lit, ils rejettent tout à coup leurs couvertures loin des parties endolories; s'ils souffrent dans les pieds, ils descendent précipitamment de leur lit pour les rafraîchir sur le parquet.

La peau, les muscles, les os, *les nerfs* des membres affectés d'arthralgie sont le siége de la douleur.

On ne voit point la douleur suivre exactement et uniquement le trajet des cordons, rameaux ou branches des nerfs qui se rendent de l'axe cérébro-spinal aux organes de la vie de relation. Lors même que la douleur paraît marcher suivant la direction d'un nerf comme à la partie postérieure de la cuisse, elle ne s'étend point à toute sa longueur, elle n'envahit que la moitié, le quart de cette partie du membre abdominal, et elle correspond à une grande portion de son épaisseur, et non uniquement à une surface en rapport avec le volume du nerf. Toutes les parties nerveuses qui entrent dans la composition de la région endolorie, et qui se rendent aux muscles, aux os, à la peau, paraissent être le siége du mal.

L'opinion de Tanquerel des Planches est que les branches

nerveuses qui se rendent aux différents organes du membre peuvent être isolément attaquées.

Si les douleurs sévissent sur les membres inférieurs, ils sont souvent fléchis dans leurs diverses articulations. Les malades les étendent avec quelque difficulté, ils ne peuvent se tenir longtemps debout ou marcher. La douleur met obstacle à ces diverses fonctions, et ces mouvements augmentent eux-mêmes la douleur.

Comme particularité, je ferai remarquer que l'auteur que nous citons a vu que, dans les trois quarts des cas, le mal siége à la fois sur les deux extrémités, mais rarement au même degré.

En lisant ces lignes et en les comparant au tableau que nous avons fait dans la symptomatologie de la maladie qui nous occupe, il n'est certes pas possible de croire qu'elles s'appliquent à une affection différente de la sciatique.

Tanquerel des Planches a essayé de donner un diagnostic qui n'entraîne pas ma conviction.

« Dans la névralgie, dit-il, la douleur suit seulement le trajet d'un nerf. Je n'ai jamais vu de douleur saturnine limitée à ce trajet si circonscrit ; elle occupe en largeur une étendue de plusieurs pouces... Rarement la douleur saturnine s'étend aussi longuement sans interruption que la névralgie tout le long d'un cordon nerveux. »

Mais n'avons-nous pas vu, dans la description des points douloureux de la sciatique, qu'ils occupent tous une certaine surface, et que la névralgie qui occupe simultanément toute l'étendue du nerf est pour ainsi dire l'exception.

Dans l'arthralgie saturnine, d'un jour à l'autre, le plus haut degré de la douleur change de place, et un certain espace de tissus sains sépare deux points endoloris du même membre.

Rien de semblable ne s'observe dans la névralgie vulgaire. Enfin, dans l'arthralgie saturnine, lorsque tout un membre est le siége de la maladie, les diverses portions de ce membre guérissent séparément à des distances inégales, tandis que la névralgie vulgaire disparaît en même temps dans toute son étendue.

Pour moi, ce ne sont pas là des signes différentiels, car il n'est pas de sciatique vulgaire qui n'offre dans sa marche les mêmes phénomènes.

Mais plus loin, lorsque l'auteur que nous venons de citer parle du siége et de la nature de l'arthralgie saturnine, il partage complétement l'opinion que nous défendons.

« La physionomie de l'arthralgie saturnine, sa marche, sa durée et l'absence d'altérations anatomiques qui la caractérisent nous indiquent qu'elle consiste en une lésion purement nerveuse, dont le mode d'altération jusqu'à présent ne nous est révélé que par les symptômes. Les maladies du cadre nosologique, auxquelles cette altération fonctionnelle ressemble le plus, sont les névralgies.

Si les organes de la vie de relation puisent, comme il semble démontré, leur sensibilité dans des points spéciaux du cordon chidien, ne serait-il pas probable que la *névralgie saturnine* aurait son siége dans les filets nerveux qui correspondent à cette partie de la moelle qui préside uniquement à la sensibilité.

Cette névralgie se développe seulement à la suite de l'absorption des préparations de plomb, qui lui donnent une expression caractéristique; on doit donc classer l'arthralgie saturnine dans la classe des névralgies par cause spécifique.

Nous sommes donc amenés à conclure que, lorsque l'arthralgie saturnine se manifeste dans les membres inférieurs, on peut regarder cette douleur comme une sciatique de nature saturnine qu'il sera plus facile de reconnaître si, comme cela a lieu le plus habituellement, elle s'accompagne de colique, de paralysie ou d'encéphalopathie. Cette circonstance ajoute beaucoup à la précision du diagnostic. « Il en est de même, dit encore Des Planches, de la connaissance qu'on aura que cette affection s'est développée chez un individu en contact avec les préparations de plomb. »

Sciatique paludéenne. — Cette forme a été décrite par Sauvage, sous le nom de sciatique intermittente (1). « Cette espèce, dit-il, est entretenue par le levain des fièvres intermittentes. La douleur revient toutes les trois ou quatre heures avec la fièvre et se termine ensuite par une sueur. Une femme en couches qui vivait dans un air marécageux, commença à se plaindre d'une douleur autour de l'os ischion, qui s'étendait

(1) *Loc. cit.*, p. 574.

le long du muscle vaste externe et revenait tous les jours à une heure fixe avec une grande pyrexie qui se terminait par une sueur. La malade se trouvait alors soulagée et paraissait exempte de toute espèce de maladie. »

Je crois que l'état endémique de la sciatique dans certaines contrées d'Angleterre (1) et la possibilité de son état épidémique, admise par Coussays (2), peuvent être expliqués par les influences marécageuses.

Cette forme sera distinguée par la périodicité régulière des accès, surtout s'ils sont accompagnés d'un état fébrile marqué, par la cessation de tout phénomène morbide pendant l'intervalle. — Il faudra tenir aussi grand compte de l'état de la contrée où l'on observe le malade, et si dans le moment les affections paludéennes sont en grand nombre.

Sciatique par action réflexe.

Le diagnostic de cette forme est assez difficile.

Nous avons vu à l'article Étiologie les circonstances dans lesquelles les cas observés se sont présentés.

Il faut donc, avant d'admettre l'existence d'une sciatique simple, examiner si dans l'organisme il existe une irritation permanente capable d'amener, par action réflexe, une névralgie.

Dans ce cas, le diagnostic est précisé après la guérison du malade, puisque la névralgie cesse lorsque la dent cariée a été enlevée ou que l'on a fait disparaître les vers de l'intestin.

Nous faisons donc rentrer dans la sciatique par action réflexe, la sciatique vermineuse de Sauvage.

Voici le fait qu'il raconte :

Un enfant, d'une constitution maigre et délicate, pâle, et dont le ventre était fort dur, se plaignait souvent de douleurs dans le bas-ventre ; il avait la fièvre de temps en temps et on le regardait comme affecté d'atrophie, ses genoux tremblaient sous lui, il tournait souvent le pied droit en devant. Il sentait un mal dans la cuisse, surtout sur l'os iléum du côté droit. Ses parents, croyant que cet enfant s'était luxé la cuisse, appelèrent

---

(1) Romberg, *loc. cit.*
(2) *Loc. cit.*

les chirurgiens qui firent usage des ressources de l'art, mais inutilement. Le malade paraissait boiteux.

Deluis, voyant qu'il se grattait souvent le nez, que ses yeux étaient relâchés et flétris, qu'il rendait beaucoup de salive, que ses urines ressemblaient à du petit-lait, enfin que ce malade sentait des douleurs dans le bas-ventre, Deluis, dis-je, soup-çonnant qu'il y avait des lombricaux dans l'intestin, ordonna des remèdes anthelminthiques; ces remèdes firent rendre quelques vers, la sciatique et tous les symptômes cessèrent.

Sciatiques symptomatiques.

a. *Sciatique symptomatique d'une névrite.* — Pour nous, à l'encontre de presque tous les auteurs, la névrite spontanée du nerf sciatique n'est qu'une des nombreuses formes de la maladie qui nous occupe ; — tous les signes invoqués par les auteurs ne sauraient nous amener à faire de la névrite une maladie à part ; c'est à peine si nous pourrons, en les groupant, différencier cette forme des autres.

Aussi n'essayerons-nous pas de chercher s'il est possible, par l'examen du malade, de savoir si l'inflammation occupe le névrilème ou le nerf à proprement parler.

La sciatique symptomatique d'une névrite peut se rencontrer à l'état aigu et à l'état chronique.

1° *État aigu.* — On distingue, dans ce cas, des symptômes généraux et des symptômes locaux.

D'après Martinet (1), les individus qui en sont affectés offriraient une certaine prédisposition à contracter des maladies inflammatoires.

Dans ce cas, on observe une fièvre assez intense et en rapport avec l'étendue de la phlegmasie, et tous les autres troubles généraux qui se rencontrent dans les inflammations.

Ces signes généraux sont d'une grande importance et l'on doit les prendre en sérieuse considération s'ils sont surtout accompagnés des signes locaux suivants :

Le principal et le seul admis par Andral est le gonflement du nerf. Il faudra donc, pour le trouver, une exploration atten-

(1) Martinet, thèse de Paris, 1818.

tive et minutieuse, surtout si la névrite spontanée est peu
étendue. Je dis spontanée, car on a vu plus haut que, toutes
les fois que la sciatique était due à un traumatisme quelconque, tel qu'un coup, piqûre, application de forceps, etc.,
c'était une forme qu'il était facile de reconnaître par les commémoratifs et que nous l'avions rangée dans les sciatiques
traumatiques.

Un autre signe d'une importance presque égale, dans les endroits où l'anatomie nous apprend que les branches nerveuses
sont superficielles, consiste, dans la rougeur, suivant le trajet
du nerf, accompagnée de chaleur ; dans ce cas, les parties voisines peuvent participer, dans une étendue plus ou moins
grande, à l'état inflammatoire.

On a indiqué aussi comme caractérisant cette forme de sciatique l'apparition subite de la paralysie de la sensibilité et du
mouvement. — Je nie pas la possibilité de ces troubles fonctionnels, mais l'anesthésie doit être, en tout cas, plus rare que
la paralysie.

C'était surtout, en effet, sur la différence dans le caractère
de la douleur que l'on s'appuyait pour ne pas faire de la névrite une forme de la sciatique. La douleur est continue, augmentant par la pression de tout le trajet du nerf ; — mais
nous avons vu que, d'après Cotugno, la douleur continue caractérise la sciatique postérieure — et, dans le cas où tout le nerf
est envahi par la douleur, il n'est pas un point de son trajet
où la pression n'exagère cette sensation morbide. — Je dirai
donc que dans cette forme comme dans toutes les autres,
la douleur est éminemment variable dans ses caractères et dans
ses localisations.

En résumé, si dans un cas de douleur sur le trajet du sciatique, en dehors de tout traumatisme, on trouve des symptômes
généraux inflammatoires, de la tuméfaction, de la rougeur et
de la chaleur sur le trajet du nerf sciatique, on pourra conclure, sans être taxé d'exagération, à une *sciatique symptoma-*
tique d'une névrite aiguë spontanée.

2° *État chronique.* — « Dans la névrite à marche chronique,
dit Degand (1), sans rougeur, sans chaleur, sans tuméfaction,

_____

(1) Thèse de Paris, 1856.

le diagnostic est loin d'être aussi facile, nous dirons même qu'il nous paraît impossible.

Ajoutons avec Martinet, Andral et Piorry, qu'il n'y a pas de signes à l'aide desquels on puisse distinguer la sciatique inflammatoire chronique de celle qui ne l'est pas. » Nous nous rangeons complétement à cette opinion, en faisant cependant l'exception suivante :

Si un malade, atteint primitivement d'une névrite aiguë spontanée, avait vu décroître petit à petit les symptômes inflammatoires, tout en conservant sa douleur, il sera permis de penser que l'on a sous les yeux une *sciatique symptomatique d'une névrite chronique spontanée.* Les sciatiques de cette nature sont, d'après Sandras (1), plus fréquemment suivies d'atrophie musculaire et de semi-paralysie que les autres formes de cette maladie.

Il ne serait pas rare non plus, d'après certains auteurs, de voir cette forme occuper les deux membres inférieurs.

b. *Sciatiques symptomatiques d'une lésion des centres nerveux.* — D'une façon générale, toutes les fois qu'une sciatique double et chronique persiste avec une égale intensité des deux côtés du corps, et résiste à un traitement hydrothérapique suffisamment prolongé et rationnellement établi, il faut soupçonner une altération des centres nerveux. Dans ces cas, l'affection de la moelle se traduira par d'autres troubles qu'il faudra rechercher avec soin. Il en était ainsi dans les observations du mémoire lu par le docteur Delmas, à la Société d'hydrologie.

Mais, dans cette forme, les symptômes de la sciatique ne se manifestent pas toujours d'une façon continue.

Valleix (2) a observé des sciatiques chez des sujets affectés d'une paraplégie médullaire. Le diagnostic, dit-il, dans ce cas, n'était pas difficile. Les symptômes de la sciatique n'étaient que temporaires, ils revenaient à des intervalles irréguliers. Ils avaient été précédés des symptômes de l'affection de la moelle, restant toujours évidents dans les intervalles, et conservaient leurs caractères particuliers qui venaient seulement s'ajouter à la maladie principale sans rien changer à ses signes.

(1) *Loc. cit.*
(2) *Loc. cit.*

C'est dans ces cas surtout qu'il faudra tenir un grand compte de la marche de la maladie de l'individu soumis à l'observation.

Nous notons seulement, pour être complet, la *sciatique par sparganose*, admise par Sauvage. La description qu'il en fait paraît se rapporter à la *phlegmatia alba dolens* qui se développe chez les nouvelles accouchées. On comprend que dans ce cas si les gaînes du sciatique sont distendues par de la sérosité, cette compression du nerf, comme l'admettait Cotugno d'une façon générale, puisse déterminer des douleurs qui, dans ce cas, formeraient, en effet, une forme spéciale de sciatique.

Je mentionnerai également ici la possibilité d'une sciatique puerpérale sans que l'accouchement ait donné lieu à aucune compression du plexus. Le docteur Publaert (1) en a publié deux cas sous ce nom. La sciatique s'était déclarée chez une femme au bout de neuf jours et l'autre au bout de quinze.

SCIATIQUES SIMPLES OU NÉVRALGIQUES. — Étant donné une sciatique, toutes les fois qu'il sera impossible, après un examen complet, de la ranger dans une des formes précédentes, on sera bien obligé de dire que l'on a affaire à une sciatique simple ou névralgique.

L'acuité plus ou moins grande des douleurs permettra facilement d'établir des subdivisions dans cette forme.

En effet, il arrive tous les jours de dire que tel malade est affecté d'une sciatique simple suraiguë quand la douleur rend tout mouvement impossible, aiguë, subaiguë et chronique.

Établir, dit Garrod, dans son Traité de la goutte (2), le diagnostic des différentes espèces de sciatiques est un point de la plus haute importance, car le traitement qui convient dans telle forme de cette affection pourra dans telle autre forme se montrer sans effet ou même se montrer nuisible. Pour atteindre à ce but, il faut, avant tout, interroger avec soin les antécédents du malade, rechercher s'il n'est pas sous le coup d'une prédisposition héréditaire, établir quelles sont ses habitudes de vie, principalement en ce qui concerne l'usage de certaines boissons alcooliques.

(1) *Gaz. des Hôp.*, p. 209. 1848.
(2) *Loc. cit.*, p. 662.

Ce sont ces vues que nous avons développées dans ce chapitre, et à l'article Traitement nous en démontrerons toute l'utilité clinique.

CHAPITRE IV

MARCHE, DURÉE, TERMINAISONS, PRONOSTIC ET COMPLICATIONS

MARCHE. — La marche de cette maladie est loin d'être uniforme dans tous les cas. Elle varie suivant la forme ou les variétés de formes de la maladie. C'est ce que nous avons déjà fait remarquer au chapitre Diagnostic.

Le début, d'après Tournilhac-Béringier (1), et surtout Mesnil (2), est brusque comme un coup de foudre. Suivant Bailly (3), la sciatique commence souvent par un frisson suivi de chaleur qui, en se dissipant, laisse vers l'échancrure ischiatique un sentiment de torpeur, continu, stationnaire, peu douloureux. On sait déjà que c'est cette douleur continue qui caractérise la sciatique.

Dans ces cas, le début est marqué par les symptômes caractéristiques de la sciatique, c'est-à-dire la douleur spontanée et provoquée aux points douloureux ou à quelques-uns d'entre eux, difficulté de la marche, bientôt suivie du repos forcé au lit dans la sciatique grave, comme nous l'avons observé chez un malade. Dans ce cas, une marche forcée avait été la cause de la maladie. Les premiers symptômes qui se sont manifestés consistaient dans des convulsions cloniques de certains faisceaux des muscles de la cuisse et des crampes dans les jambes.

Généralement, tous les symptômes n'apparaissent pas simultanément, et la douleur n'envahit pas d'emblée toute l'étendue du nerf qu'elle doit occuper ensuite. Cette opinion, partagée par Valleix et Delbosc (4), n'est pas constamment

(1) Thèse de Paris, 1814.
(2) Thèse de Paris, 1859.
(3) Thèse de Paris, 1803.
(4) Thèse de Paris, 1861.

vraie. Je me souviens parfaitement d'un cas où la douleur occupa d'emblée toute l'étendue du nerf sciatique, et où la pression réveillait la douleur dans presque tous les points que nous avons spécifiés.

D'autres fois, le début est *lent et progressif*. La maladie se développant graduellement, les individus accusent un sentiment de pesanteur, d'engourdissement, de froid dans l'un des membres inférieurs. Après un temps variable, depuis quelques jours jusqu'à plusieurs semaines, la maladie se caractérise. On voit donc, dans ces cas particuliers, la maladie se perfectionner pour ainsi dire de jour en jour, et finir par présenter l'ensemble des symptômes qui la caractérisent.

Enfin, d'après Degand (1), on observe des malades où la sciatique est chronique d'emblée et se comporte absolument comme les sciatiques d'abord aiguës, puis passées à l'état chronique.

La maladie, étant constituée, se caractérise par cette douleur spontanée, continue, caractéristique de la sciatique. Puis alors peuvent se manifester tous les symptômes communs à toutes les formes et ceux qui font distinguer ces derniers.

Mais ce qui frappe surtout le malade, ce sont les exacerbations de douleur que nous avons appelées douleurs intermittentes et qui constituent les accès. Ces derniers, dans leur mode d'apparition, affectent un certain type franchement intermittent et périodique dans les sciatiques paludéennes, mais en général intermittent, irrégulier ou rémittent.

Cotugno regarde ces exacerbations comme presque constantes le soir. Voici l'explication qu'il donne de la production de la douleur et de ses exacerbations (2) : « Dès qu'apparaît la douleur sciatique, les gaînes du nerf se tuméfient peu à peu, et si la matière qui cause la douleur ne disparaît pas immédiatement, l'hydropisie des gaînes se produit, devient très-tenace, si elle n'est aussitôt résorbée, tandis que les tuniques profondes des nerfs se couvrent d'une enveloppe coriace. Mais cette hydropisie peut être de quelque utilité, car, par l'afflux du liquide, la matière âcre, qui auparavant adhérait aux nerfs,

(1) Thèse de Paris, 1856.
(2) Cotugno, *loc. cit.*, § 34.

peut parfois se diluer et se mêler au liquide ; lorsque ce dernier est résorbé, elle ne reste pas entièrement en liberté et nuit moins au nerf qui en est entouré. C'est ce qui paraît expliquer pourquoi la sciatique est continue dans les commencements, pour devenir insensiblement par la suite intermittente. En effet, je pense que de telles sciatiques reconnaissent pour cause une matière âcre qui, avant d'être diluée, est plus active et engendre une irritation plus durable. Quand elle est diluée, elle cesse presque d'agir, à moins d'être activée par une nouvelle impulsion. Cette impulsion, elle la reçoit ou d'un excès de chaleur, ou surtout d'une augmentation dans les efforts musculaires. C'est à ces causes que la sciatique intermittente doit ses exacerbations intempestives. C'est pour cette raison que, dans ces cas, tant que le liquide collectionné entre les gaînes du nerf sciatique garde le repos, ce qui a lieu souvent pendant le jour, il y a dans la cuisse une sensation de torpeur, mais non de douleur......... Souvent la douleur paraît plus pénible au moment de l'exacerbation. Cette augmentation de douleur peut provenir, soit de ce que le sang dépose chaque jour sur la sciatique, déjà en mauvais état, une nouvelle matière âcre, ou enfin parce qu'elle s'est accrue par contagion. Cette force de contagion est très-grande, principalement quand la matière âcre qui irrite le nerf est de nature syphilitique. »

Telle est l'explication ingénieuse des exacerbations du soir de l'illustre médecin de Naples. Elle n'est pas acceptée par Valleix.

« Les variations météorologiques, dit-il, sont généralement regardées comme une cause très-efficace des exacerbations. En général, le nombre proportionnel des douleurs vives diminue à mesure que la température s'élève au-dessus de zéro. Quant aux variations atmosphériques, la douleur est proportionnellement égale dans les temps humide, sec et beau. »

Pour lui, l'exaspération du soir s'expliquerait simplement par l'abaissement de la température extérieure qui a lieu pendant la nuit.

Les exaspérations nocturnes, dit M. Bosc (1), rentrent dans la loi commune, qui fait que toutes les maladies ont des exas-

(1) Thèse de Paris, p. 19. 1859.

pérations quand le jour finit. Si elles étaient dues à la chaleur
du lit, elles ne devraient pas exister chez ceux qui restent constamment au lit.

Un fait que nous avons remarqué, non-seulement dans la
sciatique, mais encore dans beaucoup d'autres affections nerveuses ou autres, c'est l'exaspération de la douleur, l'aggravation du mal quelquefois plusieurs heures à l'avance, lorsqu'un temps pluvieux doit succéder à un temps sec, ce qui
coïncide généralement chez nous avec une dépression baromé-
trique.

Les accès sont variables quant à la durée. Quelquefois, dit
Valleix, ils se dissipent au bout de quelques minutes et d'autres
fois ils durent cinq ou six heures.

Généralement, ils se reproduisent plusieurs fois dans la journée, et c'est lorsqu'ils sont de courte durée qu'ils reviennent le
plus fréquemment. Ils peuvent être provoqués par la marche
ou par les mouvements plus ou moins brusques imprimés au
membre et au tronc. Ils sont caractérisés par une augmentation de la douleur continue et de la douleur à la pression,
mais surtout par les élancements, les picotements, les douleurs
déchirantes, l'engourdissement du membre et autres sensations.
Plus les cas sont graves et plus les exacerbations sont longues
et violentes; elles manquent dans les cas très-légers.'

Cotugno a résumé de la façon suivante la marche de la sciatique nerveuse postérieure.

« Ainsi, dit-il (1), pour réunir en peu de mots ce que j'ai dit
avec plus de développements dans tant de chapitres, j'établis
que c'est le dépôt d'une matière abondante et irritante dans
les gaînes du nerf sciatique qui occasionne la sciatique nerveuse postérieure. Si elle a lieu par l'irritation d'une matière
âcre, elle peut être produite par l'inflammation des gaînes;
c'est peut-être de cette façon que naît la sciatique la plus pénible et la plus opiniâtre. C'est là le premier pas de la maladie;
l'hydropisie qui succède confirme la sciatique. Mais si l'hydropisie persiste longtemps, elle accable tellement le nerf qu'il ne
peut plus, par la suite, desservir les muscles, d'où, par suite
de cette défection du nerf et de la faiblesse des muscles de-

(1) Loc. cit., § 37.

meurés longtemps au repos, il y a production d'une demi-paralysie de la jambe. C'est souvent là le dernier état transitoire de la sciatique nerveuse postérieure.»

Aussi la maladie a trois époques qui peuvent réclamer les secours de la médecine. Or, à son origine, elle est souvent unie à une inflammation; pendant son cours existe l'hydropisie; enfin elle passe à la demi-paralysie. C'est contre ces trois états que le médecin doit diriger ses ressources et sa science.

Pour le professeur Lasègue (1), la marche suivie par la maladie est la marche elle-même de la douleur continue. « On n'assiste plus, dit-il, dans les cas qu'elle caractérise, à une succession de douleurs hasardeuses, telles que les ont décrites Valleix ou Romberg, mais à une évolution morbide. On voit le mal, d'abord léger, s'accroître, s'aggraver, la pression, de quelque nature qu'elle soit, devenir de plus en plus pénible. La sciatique répond alors, non plus à la névralgie, mais à la douleur plus profonde d'une de ces lésions dont l'articulation coxo-fémorale est le siége. A mesure que la maladie décroît, la douleur fixe s'amoindrit, et le retour des mouvements avec des souffrances décroissantes est le signe du progrès vers la guérison. »

C'est en effet d'après les caractères de cette douleur que l'on peut dire que l'on a affaire à une sciatique aiguë, subaiguë ou chronique, ou que la maladie passe successivement par ces différents stades.

Dans la description de la marche de la sciatique, sauf Cotugno, tous les auteurs ne se sont occupés que du phénomène douleur.

Mais dans les sciatiques graves, la maladie n'est pas terminée quand la douleur a disparu. A ce moment persistent encore l'anesthésie, l'atrophie, plus rarement la paralysie. Ce que l'on observe le plus souvent lorsque la sciatique a duré longtemps et lorsqu'elle a été très-violente, c'est l'atrophie de tout le membre, et il faut souvent plusieurs semaines d'un traitement énergique pour donner au membre le volume de son congénère. Ce n'est que petit à petit, et en modifiant également l'état général, que l'on arrive à faire disparaître cet état.

(1) *Archives de médecine*, 1864.

Dernièrement encore, il m'a été donné d'observer la persistance des troubles de sécrétion de la sueur, après la disparition des douleurs.

On comprend que les troubles de la locomotion, la claudication en particulier, ne puissent disparaître que lorsque l'atrophie ou la paralysie ont cessé d'exister.

Il faut aussi être prévenu que, lorsque la sciatique est sous la dépendance d'un état général diathésique ou autre, la marche est loin d'être celle d'une sciatique simple ou névralgique.

Durée. — « La durée de la sciatique, dit Sandras (1), est très-variable et subordonnée à la cause passagère ou organique qui la produit. Elle est, pour les cas ordinaires, d'un mois à six semaines. »

Quand un vice diathésique y prédispose, elle est le plus souvent subordonnée aux saisons, aux intempéries. Rien n'est plus capricieux que les sciatiques goutteuses rhumatismales. Elles se montrent, disparaissent et reviennent avec une irrégularité qui déconcerte toutes les prévisions. Celles qui se fixent à la région plantaire et qui sont, pour les malades, fort pénibles en raison de l'immobilité à laquelle elle les condamne, sont surtout dans ce cas.

Dans la forme rhumatismale que nous avons qualifiée du nom d'erratique, des symptômes douloureux de sciatique se manifestent quelquefois pendant quelques heures seulement, et, dans ces cas, il suffit d'une douche écossaise bien appliquée pour tout dissiper.

« Dans certains cas, dit Ollivier (2), la sciatique est invétérée, et pour ainsi dire rebelle à tous les traitements. Sa durée est alors de plusieurs années avec des rémissions incomplètes dans le cours d'une ou deux saisons. »

« Trop souvent, dit Tournilhac-Béringier (3), la sciatique n'a d'autre terme que celui de la vie. »

Le docteur Durand-Fardel (4) pense que, lorsqu'elle passe à l'état chronique, elle dure alors de une à plusieurs années, et

(1) *Loc. cit.*
(2) *Dict.* en 30 vol. *Loc. cit.*
(3) Thèse de Paris, 1814.
(4) *Traité des maladies chroniques.*

il est rare que, dans ce dernier cas, l'on parvienne à s'en débarrasser complétement.

Certains symptômes peuvent seuls subsister. Ainsi, Marchesseaux (1) dit que la claudication peut durer des années, et toujours dans des circonstances exceptionnelles, jusqu'à la mort peut-être.

C'est surtout pour la durée qu'il est important de spécifier la forme à laquelle on a affaire. Lorsqu'une sciatique a lieu par suite de la compression d'une tumeur cancéreuse intra-pelvienne, la maladie n'a pas de terme.

Mais d'une façon générale, on peut dire qu'il est possible de diminuer la durée de la sciatique curable, si on l'attaque vigoureusement au début et d'une façon convenable, c'est-à-dire par l'hydrothérapie, à laquelle on finit toujours par avoir recours lorsque tous les autres moyens ont échoué. La partie thérapeuthique de ce travail démontrera la justesse de cette observation.

TERMINAISONS. — Contrairement à l'opinion de Bosc (2), Tournilhac-Béringier pense qu'abandonnée à elle-même, la sciatique se termine tantôt par une sorte de résolution subite et inattendue après un violent accès, tantôt par la diminution graduelle des douleurs, qui dégénèrent en un sentiment de torpeur ou de formication qui se dissipé à la longue.

Plusieurs fois, il m'a été donné d'observer des sciatiques débutant brusquement et cessant de la même façon.

Plusieurs auteurs, parmi lesquels je citerai Tournilhac-Béringier (3), Masson (4), Mesnil (5) et Romberg (6), admettent que la sciatique puisse se juger par une crise, telles que sueurs, urine sédimenteuse avec strangurie, hémorrhagies nasales interne, intestinale, évacuations alvines abondantes.

D'autres fois, c'est un accès de goutte ou de rhumatisme articulaire qui viendra mettre fin à la sciatique.

Enfin, on pourrait, toujours d'après les mêmes auteurs, voir

(1) Thèse de Paris, 1848.
(2) Thèse de Paris, 1859.
(3) Thèse de Paris, 1814.
(4) Thèse de Paris, 1814.
(5) Thèse de Paris, 1817.
(6) Thèse de Paris, 1819.

la sciatique remplacée par une éruption vésiculaire ou érythé-
mateuse à la surface du membre affecté, ou par d'autres exan-
thèmes qui existaient, ou n'existaient pas, avant la maladie. —
D'après Romberg, elle est rarement remplacée par d'autres
névralgies.

Jones ne veut pas examiner la possibilité de cette terminaison par crise ; mais, dit-il, en ce qui concerne ma propre
expérience, la continuité de décharges de cette nature est plutôt faite pour perpétuer que pour guérir une sciatique.

Dans beaucoup de cas, la sciatique se termine comme elle
est venue, c'est-à-dire d'une manière plus ou moins lente ou
rapide, mais toujours graduelle, quoique non uniforme. A
l'article Traitement, nous ferons voir comment l'hydrothérapie fait disparaître cette affection.

Mais souvent la sciatique se prolonge et passe à l'état chronique. « C'est après la névralgie faciale, dit le docteur Durand-
Fardel (1), celle qui offre le plus de tendance à passer à l'état
chronique. Il faut distinguer les cas où la douleur est continue
de ceux où elle se reproduit fréquemment ou habituellement.

» Ce sont là deux formes de chronicité.

» Une douleur ancienne et continue est rarement très-violente, mais lorsqu'elle se montre par retours plus ou moins
rapprochés, ces sortes d'accès, dont la durée varie de plusieurs
jours à plusieurs semaines, peuvent offrir toute la vivacité de
la sciatique aiguë. »

On retrouve dans la forme chronique comme dans la forme
aiguë, les points douloureux à la pression ; souvent, dans la
sciatique chronique, il n'y a qu'une sensation d'embarras occupant la partie postérieure de la cuisse, mais sujette à des recrudescences qui peuvent dépendre de ces circonstances variées
et surtout de la marche, ou encore d'une station assise prolongée sur un siége incommode, par exemple, lorsqu'on est pressé
dans une voiture publique ; mais le plus souvent ces exaspérations surviennent sans cause appréciable et elles peuvent
être assez violentes pour tenir le malade dans un état ordinaire
de souffrances insupportables.

La marche ordinairement est très-pénible et ne tarde pas à

(1) *Traité des maladies chroniques.* Paris, 1868.

rappeler ou à augmenter la douleur. Mais il arrive aussi que les premiers pas soient les plus pénibles et que l'exercice devienne plus facile lorsque le membre est échauffé.

Il est rare que dans la sciatique chronique on observe de ces mouvements involontaires réflexes, qui sont si communs dans la sciatique aiguë et intense.

La durée de ces sciatiques chroniques peut être très-longue, mais quand une sciatique persiste depuis longtemps et sous une forme continue, il faut craindre qu'elle ne dépende de quelque cause organique.

En général, ajoute le même auteur, on ne rencontre ces sciatiques chroniques si longues que chez des sujets débiles, mal nourris, ou vivant dans de mauvaises conditions hygiéniques.

Le docteur Marchesseau (1) a fait aussi observer que ces sciatiques chroniques, extrêmement rebelles, peuvent se prolonger de longues années jusqu'à la mort, qu'elles avancent sans doute par les troubles et les souffrances qui, à la longue, affaiblissent et ruinent la constitution.

Bailly décrit une terminaison plus funeste encore : « Quand la sciatique, dit-il, est très-longue, le plus souvent l'opiniâtreté et l'atrocité des douleurs altèrent les diverses fonctions, d'où suit les troubles de la digestion, des secrétions, l'amaigrissement, l'hypochondrie. »

Le docteur Mesnil (2) ajoute encore qu'elle se termine par un œdème local ou général et même par la mort. — Le docteur Agasson parle aussi d'une altération de toutes les fonctions, qui peut amener consécutivement le même résultat. — D'après Valleix, une heureuse terminaison a lieu dans un peu plus des trois quarts des cas ; mais malgré cela, dit-il, un certain nombre de sciatiques ne se guérissent pas.

RÉCIDIVES. — Tous les auteurs sont d'accord pour regarder les récidives de sciatique comme fréquentes. Valleix signale qu'il y a des individus atteints de sciatique chaque année. Fayt (3) note un cas où la récidive a eu lieu dix-huit fois.

Les récidives paraissent être plus fréquentes chez les hommes.

(1) Thèse de Paris, 1848.
(2) Thèse de Paris, 1803.
(3) Thèse de Paris, 1819.

L'intensité de la douleur peut être la même dans chaque récidive.

PRONOSTIC. — Il suffit de se rappeler toutes les formes de sciatique que nous avons décrites, pour concevoir combien le pronostic de la sciatique doit être variable.

Par certains auteurs, il a été regardé comme très-grave.

Voici ce que dit Tournilhac-Béringier :

« Faire souffrir beaucoup et faire souffrir longtemps, voilà un des effets les plus constants de cette maladie. » Et plus loin il ajoute avec Chaussier : « En général, on peut dire, qu'ainsi que toutes les névralgies, la fémoro-poplitée, quoiqu'elle ne soit pas mortelle, est très-fâcheuse par l'intensité des douleurs, la facilité de leur retour et, souvent aussi, leur opiniâtreté. »

Tehy (1) émet à peu près le même avis de la façon suivante : « Si l'on a égard à l'extrême acuité des douleurs, à la durée, à la fréquente répétition des accès, à l'insuffisance presque générale des secours de l'art, enfin, aux suites fâcheuses, quoique rarement mortelles, il faut regarder la sciatique comme l'un des maux les plus cruels qui affligent l'humanité. » Romberg ajoute même : « Les exemples de guérison complète ne sont pas fréquents ; une sensibilité exagérée ou un sentiment sourd d'engourdissement reste assez longtemps dans le membre affecté. »

D'après Mesnil (2), le pronostic est relatif :

A l'état antérieur et à l'état actuel du malade ;

A l'âge et au tempérament ;

Au genre de vie et de profession ;

Au temps qui s'est écoulé depuis l'invasion de la névralgie et aux causes qui lui ont donné lieu.

Voici ce que pense à ce sujet le professeur Lasègue (3) : « Cliniquement, dit-il, on peut appliquer à la sciatique la division banale, qui s'adapte à presque toutes les maladies, et distinguer deux formes, l'une bénigne et l'autre grave.

» S'il est facile d'établir le classement entre les observations dont on sait la terminaison, il l'est moins de prévoir la catégorie

---

(1) Thèse de Paris, 1859.
(2) Thèse de Paris, 1825.
(3) *Archives*, 1864.

à laquelle appartiendra la maladie qui débute. C'est en colligeant et en rapprochant les faits heureux, d'une part, et les cas rebelles de l'autre, au lieu de faire porter l'induction sur une somme de faits, qu'on a chance de saisir les indices du pronostic.

» J'appelle bénignes relativement les formes dans lesquelles la sciatique offre au plus haut degré les caractères communs des névralgies et représente dans une proportion inverse les symptômes propres à la maladie du nerf sciatique.

» On trouve dans toutes les monographies que la sciatique débute subitement ou s'annonce par des prodromes, sans qu'on ait cherché à interpréter ce fait très-exact. Le mode d'invasion n'est rien moins qu'indifférent ; peut-être serait-on en droit de conclure de la seule soudaineté du début que la sciatique ne prendra pas des proportions extrêmes.

« La chronicité, élément essentiel de la gravité, et qui souvent constitue toute la gravité de l'affection, se révèle dès l'origine, de telle sorte que, pour prévoir la ténacité presque indéfinie de la sciatique, il n'est pas besoin d'attendre qu'elle soit parvenue à une période avancée.

« L'autre forme est appelée grave à cause de sa durée et parce qu'elle oppose au traitement une résistance presque obstinée, et aussi parce qu'elle entraîne de profondes perturbations. »

Pour moi, je crois que, d'une façon générale, sur toutes les sciatiques curables, on devra porter un pronostic plus favorable, depuis que l'on a à sa disposition un moyen aussi puissant que l'hydrothérapie. La justification de cette proposition, qui pourra paraître hardie, se trouvera complétement développée à la fin du dernier chapitre.

COMPLICATIONS. — Toutes les fois que la sciatique dépend d'un état général comme la goutte, le rhumatisme, l'anémie, l'état nerveux, etc., elle n'en est qu'une simple manifestation, et les autres symptômes concomitants ne doivent pas être considérés comme des complications. On ne devrait donc appeler de ce nom que toute maladie survenant chez un individu dont l'affection principale est une sciatique simple, indépendante d'un état général, pouvant se manifester par d'autres signes.

Ainsi, je suppose un malade atteint de sciatique et de myalgie rhumatismales. Il ne m'est pas permis, dans ce cas, de dire qu'une maladie complique l'une plutôt que l'autre, mais bien d'affirmer que le malade observé est atteint de diathèse rhumatismale, localisée actuellement sur certains muscles et sur le nerf sciatique.

Quelquefois, au dire de Tissot, la sciatique ne se complique pas, mais alterne avec d'autres maladies.

Valleix a divisé les complications en deux groupes :

Complications de nature névralgique. « J'ai vu fréquemment, dit Cotugno, à cet effet, le nerf cubital souffrir en même temps que le nerf sciatique, et cela principalement lorsque la douleur avait reconnu une cause interne capable d'agir sur l'un et l'autre nerf. Il m'est arrivé très-souvent, en traitant un grand nombre de catarrheux et d'individus tourmentés par le virus syphilitique, de rencontrer cette concordance et cette conformité de la douleur dans le coude et dans la hanche, de telle sorte que ces deux parties étaient douloureuses juste en même temps, et je ne doute point qu'en y faisant bien attention, on ne rencontre fréquemment cette concordance des douleurs. »

« En raison, dit Meurgey, des connexions du nerf crural avec le nerf sciatique par suite du plexus lombaire et du plexus sacré, la névralgie sciatique s'irradie fréquemment dans le nerf crural et dans les branches abdominales du plexus lombaire. »

Valleix a aussi signalé des névralgies du nerf sus-orbitaire, du nerf maxillaire inférieur et des nerfs intercostaux.

Dans les cas de sciatique unilatérale, les douleurs, d'après Valleix, se faisaient toujours sentir du même côté ; lorsque la névralgie était double, les autres douleurs existaient du côté le plus violemment affecté ou également à droite et à gauche.

Ces diverses névralgies existent généralement simultanément, ne se remplacent jamais l'une l'autre, au contraire, augmentent en même temps d'intensité.

Tel n'est pas l'avis de Sandras. La sciatique, dit-il, occasionnée par un vice diathésique se complique très-fréquemment d'autres névralgies qui s'observent concurremment avec elle ou la remplacent par le fait d'une métastase très-commune dans les affections nerveuses.

En outre, Valleix a observé une douleur de tête qui ne siége pas plus d'un côté que de l'autre. Elle est frontale, gravative, sans élancements, et en tout semblable à celle qui a souvent lieu dans les maladies fébriles. Aussi existe-t-elle à l'époque où il se déclare quelque trouble des fonctions digestives avec mouvement fébrile, et disparaît avec ces symptômes.

Ceux qui ont des douleurs névralgiques de la tête n'en sont pas exempts pour cela.

Valleix a aussi observé que les femmes réglées pendant le cours d'une sciatique perdent moins de sang qu'à l'ordinaire. Mesnil (1) a vu également la sciatique compliquée d'une maladie de l'articulation coxo-fémorale. Mais dans ces cas, il faut se demander si l'affection articulaire ne tient pas la sciatique sous sa dépendance.

CHAPITRE V

ANATOMIE PATHOLOGIQUE ET NATURE DE LA MALADIE

Anatomie pathologique. — L'idée préconçue que la sciatique n'était toujours qu'une névralgie, c'est-à-dire un trouble fonctionnel sans lésion, a éloigné de la recherche de l'anatomie pathologique l'attention de ceux qui auraient pu le faire avec le plus de profit. Nous avons envisagé la sciatique sous un point de vue plus large, et nous avons déjà vu que dans les sciatiques par compression, due à des tumeurs cancéreuses, dans celles qui dépendent d'une névrite, il y avait des lésions évidentes. Mais en laissant de côté ces cas, nous avons trouvé dans nos consciencieuses recherches un certain nombre d'individus qui, ayant souffert plus ou moins longtemps de sciatiques bien caractérisées, ont présenté à l'autopsie des lésions bien tranchées.

Certains auteurs, comme Valleix, apportant dans l'examen de ces lésions pathologiques un parti pris, les ont niées ou les ont regardées de nulle importance, parce que l'examen du nerf

(1) Thèse de Paris, 1849.

du côté opposé n'avait pas été pratiqué. D'autres ont regardé
ces altérations comme étant le résultat de la douleur. Enfin,
plusieurs autopsies auraient été négatives. Mais, dans ce dernier cas, si la lésion consistait dans une simple hypérémie, il
a bien pu se faire qu'il n'y en ait pas de traces après la mort,
comme cela se rencontre très-souvent dans les congestions
d'autres organes. De plus, je crois qu'à notre époque il sera possible, dans des hospices spéciaux comme à Bicêtre et à la
Salpêtrière, d'appliquer les lumières fournies par le micro-
scope à la recherche des lésions anatomiques dans les sciatiques,
et qu'il ne sera plus permis désormais d'affirmer à la simple
vue qu'un nerf est sans lésion, s'il n'a été soumis par des médecins habiles à cette dernière investigation.

Voici par ordre chronologique les faits que nous avons
recueillis.

« J'espérais, dit Cotugno (1) en 1764, prouver expérimentale-
ment l'existence de l'hydropisie; dans une autopsie que sans
m'y attendre tout récemment et tandis que j'écrivais cet article,
j'ai eu le bonheur d'avoir affaire sur un homme qui avait souffert de cette maladie; mais beaucoup de choses se sont oppo-
sées à ce que cette dissection me satisfît comme je l'aurais
voulu. Nous ne rapportons ici de l'observation que ce qui a
rapport à l'anatomie pathologique.

» Après avoir mis le sciatique droit à découvert, voici ce que
nous vîmes: Le nerf, encore enveloppé de ses gaînes, était depuis la hanche jusqu'au tibia, plus coloré que d'habitude : ce
n'était plus par suite de la grosseur ou de la plénitude des
vaisseaux qui parcouraient les gaînes, mais par une certaine
teinte nouvelle des membranes environnantes; toutes, en effet, étaient jaunes. Après avoir incisé les gaînes externes du
nerf, et fait sortir le liquide dont certainement elles étaient
imprégnées plus qu'à l'état normal, nous vîmes que ces gaînes
étaient plus épaisses que de coutume et qu'elles étaient, non
pas seulement teintes de la couleur jaunâtre, mais imprégnées.
Le nerf, quoique certainement plus pâle, n'en était pas même
exempt. Depuis la tête du péroné jusqu'au bas du pied, le nerf
était plus blanchâtre et plus rempli de liquide que normale-

(1) *Loc. cit.*, § 35.

ment. A partir de la moitié inférieure de la jambe, la quantité de ce liquide était telle que les gaînes se trouvaient remarquablement distantes du nerf qu'elles renfermaient et laissaient un espace pour le liquide. Alors il me vint bientôt un grave soupçon, à savoir si l'hydropisie constatée dans cette partie inférieure du nerf n'était pas le restant de l'hydropisie de la sciatique qui avait précédé, ou si ce n'était pas l'origine de celle qui existait dans les chairs voisines. Or, l'hydropisie du nerf s'était étendue au delà du siége de l'œdème cutané : ce qui pouvait faire rapporter cette hydropisie à la sciatique qui avait précédé. Cette couleur nouvelle des gaînes du tronc du nerf sciatique, depuis la hanche jusqu'à la jambe, paraissait pouvoir être l'indice du flux lymphatique qui avait primitivement occupé cet endroit. Par suite de la chaleur de la saison, de la puanteur de l'abdomen ouvert par avance et des cuisses, à cause aussi de la crainte motivée de la contagion, crainte que tout le monde partageait avec raison pendant cet été, je négligeai entièrement le nerf sciatique gauche, qui eût pu nous apprendre si cette couleur du tronc nerveux droit était véritablement acquise, ou peut-être si elle était particulière et normale chez cet homme. Je n'ai point du tout osé formuler une opinion d'après cette dissection. »

En 1803, Bailly (1) écrivait ces lignes :

« Le citoyen Chaussier, dit-il, rapporte avoir trouvé une sorte d'œdématie du tissu cellulaire qui enveloppe les filets qui composent le tronc du nerf fémoro-poplité, et qui lui paraît plutôt être l'effet secondaire de l'altération du nerf, de la durée et de la longueur de la maladie. »

Il a observé en outre que *le nerf fémoro-poplité était plus volumineux*, et que *ses vaisseaux* avaient acquis *un développement considérable*, une sorte de *dilatation variqueuse*.

En 1804, Rousset (2) rapporte le cas de Bichat : Chez une femme atteinte de sciatique pendant les quarante dernières années de sa vie, et sur un homme qui souffrait de la même affection, on trouva des engorgements variqueux dans le nerf sciatique. Voici le passage de l'*Anatomie générale* de Bichat :

(1) Thèse de Paris, 1803.
(2) Thèse de Paris, 1804.

« Je conserve le nerf sciatique d'un sujet qui éprouvait une douleur très-vive dans tout son trajet, et qui présente à sa partie supérieure une foule de petites dilatations variqueuses des veines qui le pénètrent. »

En 1815, voici ce que nous dit Lespagnol (1) :

« Siebold a trouvé les vaisseaux du cordon nerveux injectés, et l'on peut, je crois, rapporter cet état à une inflammation. »

Récamier a trouvé des traces évidentes d'un inflammation antérieure.

Marjolin a vu deux fois l'engorgement inflammatoire des vaisseaux capillaires du nerf sciatique.

En 1817, le docteur Peyrude (2) examina, sous les yeux de M. Bertin, un nerf sciatique dont les vaisseaux capillaires étaient le siége d'un engorgement inflammatoire.

Ce médecin considère cette altération plutôt comme l'effet que la cause de la sciatique.

En 1818, le docteur Martinet (3) rapporte l'autopsie d'un homme qui avait souffert d'une sciatique droite pendant les cinq derniers jours de sa vie.

Sain à son origine, le nerf sciatique devient rouge à sa sortie du bassin ; du pus est disséminé entre les divers filets nerveux qui le composent ; le tissu cellulaire environnant en est également imbibé. Cette altération avait trois pouces à peu près d'étendue : il existait aussi plusieurs petits épanchements sanguins dans l'épaisseur de la cuisse ; le nerf du côté opposé était dans l'état naturel.

On n'a rien à reprocher comme précision à ce fait ; aussi Valleix, qui n'aurait pu en contester la valeur, n'en fait aucune mention dans son ouvrage.

En 1819, Mesnil (4) dit que, dans certains cas, le sciatique était amaigri, mortifié, rougeâtre ; il n'entre pas dans de plus grands détails, et regarde ces altérations comme un effet plutôt que comme une cause de la maladie.

La même année, Chupein (5) cite Dupuytren comme ayant ob-

(1) Thèse de Paris, 1815.
(2) Thèse de Paris, 1818.
(3) Thèse 8de Paris, 117.
(4) Thèse de Paris, p. 18, 1819.
(5) Thèse de Paris, 1819.

servé un engorgement variqueux des vaisseaux qui se rendaient au nerf sciatique.

En 1815, Téhy (1) rapporte que Morgagni a trouvé le nerf enveloppé d'une grande quantité de graisse, et que Siebold l'a rencontré dans un état d'amaigrissement considérable.

En 1835, Gonthier Saint-Martin (2) raconte que le professeur Alibert, à l'hôpital Saint-Louis, a observé un sciatique épaissi endurci chez un individu resté longtemps impotent et en proie à des douleurs qui redoublaient dans les temps où il y avait beaucoup d'électricité dans l'atmosphère.

La même année, le professeur Piorry, dans son excellent Mémoire sur les névralgies, cite M. Yvan comme ayant rapporté un cas où les nerfs poplité externe et péronier s'hypertrophièrent à la suite d'un vaste ulcère fongueux de la jambe qui avait donné lieu à des douleurs excessives avec exacerbations nocturnes.

En 1840, le docteur A. Robert (3) rapporte les faits suivants :

Dans un cas de sciatique, M. Andral a trouvé le tronc nerveux notablement injecté.

Chez un sujet atteint de sciatique, que le mouvement et la pression exaspéraient, M. Martinet trouva le nerf sciatique d'un rouge violacé avec interposition de sang entre ses filets.

Chez un homme qui, après une marche forcée, fut pris de douleurs très-vives à la partie postérieure des deux cuisses, sur le trajet des nerfs sciatiques, Martinet trouva ces nerfs notablement hypertrophiés, durs, injectés de sang et offrant entre leurs filets une infiltration de liquide séro-sanguinolent.

M. Gendrin a signalé, chez plusieurs sujets, qui avaient offert pendant la vie des signes de névralgie sciatique, la couleur rouge ou violacée et l'injection vasculaire à l'intérieur et à la périphérie des nerfs sciatiques , des petits caillots sanguins disséminés dans leur intérieur, l'hypertrophie de ces nerfs et leur dégénérescence en une substance molle et spongieuse.

Béclard a dit que, lorsque l'irritation se prolongeait dans les nerfs, ceux-ci passaient de la couleur rouge à la couleur jaune.

(1) Thèse de Paris, 1825.
(2) Thèse de Paris, 1835.
(3) *Traité théorique et pratique du rhumatisme, de la goutte et des maladies des nerfs*, p. 180. Paris, 1840.

Notre frère a pu vérifier cette assertion sur un sujet qui avait éprouvé pendant plusieurs années des douleurs sur le trajet des nerfs crural et sciatique du côté gauche. Il trouva dans les troncs nerveux des traces d'irritation et de phlogose à divers degrés. Vers leur partie supérieure, ces nerfs étaient augmentés de volume, durs et d'un aspect jaunâtre; dans quelques points, immédiatement au-dessus de l'hypertrophie, les nerfs étaient rouges et injectés jusque dans leur substance médullaire; dans d'autres points, le nerf sciatique offrait de petits épanchements sanguins au milieu d'une pulpe rouge et hypertrophiée.

Sur un ancien ulcère variqueux de la jambe, Gendrin a signalé le nerf saphène, triplé de volume, friable, injecté et parcouru par une multitude de gros vaisseaux variqueux.

Iwan a rencontré l'ulcération du nerf poplité externe liée à un ulcère fongueux de la jambe qui était le siége de vives douleurs augmentant de force pendant la nuit. Chez le même individu, le péronier et le nerf tibial antérieur étaient hypertrophiés et parcourus par de nombreux rameaux sanguins assez développés.

Dans un cas de sciatique qui datait de deux mois, notre frère et nous avons observé l'infiltration séreuse en même temps que du pus sous les fibrilles du nerf.

M. Martinet (1) a trouvé une fois, dans un cas de névralgie sciatique, du pus dans l'intérieur du nerf, et une autre fois autour du nerf, avec une petite quantité qui était infiltrée entre les fibrilles.

Dupuytren a extirpé une petite tumeur cancéreuse de la jambe qui n'occupait que le nerf tibial postérieur, lequel présentait un chapelet de nodosités semblables à des grains de raisin.

Le professeur Nægelé, chez un sujet atteint d'éléphantiasis, a rencontré le nerf tibial du membre affecté couvert à sa surface et rempli, à son intérieur, de nodosités arrondies consistant en de petits kystes remplis d'un liquide clair et limpide en certains points et troubles en d'autres points.

Dans certains cas de diathèse tuberculeuse, cancéreuse, etc.,

_____

(1) Un des deux cas suivants a été mentionné un peu plus haut.

des produits accidentels paraissent sécrétés dans les nerfs comme dans beaucoup d'autres organes, sous l'influence de causes que l'on n'a point encore suffisamment appréciées.

Dans la diathèse goutteuse, les nerfs offrent quelquefois des matières tophacées dans leur tissu. Ils en sont quelquefois tellement encroûtés, qu'ils ressemblent assez bien à des cordons qu'on aurait plongés pendant quelque temps dans des eaux chargées de carbonate de chaux et qu'on en retire comme pétrifiés.

En 1842, Agasson (1) signale encore les faits suivants : « Van de Keer a vu, dit-il, une injection vasculaire très-prononcée, disposée sur le névrilème par plaques rondes, ovales ; dans d'autres circonstances, il a remarqué chez des sujets qui avaient été également affectés de névralgies, la substance nerveuse endurcie, non lisse, offrant sous le doigt une série de granulations dures, résistantes, fibro-celluleuses, séparées par une pulpe mollasse d'un gris rougeâtre ; d'autrefois, le nerf était gonflé, rouge, ramolli, offrant des parties plus renflées, molles et pultacées, leur névrilème injecté contenant des concrétions osseuses.»

Il conclut que le plus grand nombre des névralgies peuvent être rapportées à un état inflammatoire du nerf, d'autant plus que cette affection est assez fréquemment produite par les mêmes causes qui déterminent dans les autres organes le développement d'une irritation, d'une inflammation.

En 1844, Ollivier s'exprime de la façon suivante dans son article du Dictionnaire en 30 volumes :

«Quoiqu'il soit incontestable, dit-il, que dans la plupart des cas on ne trouve aucune altération appréciable des nerfs sciatiques, chez les sujets qui ont été longtemps affectés de névralgie, cependant on ne peut nier non plus qu'on ait observé rarement, il est vrai, à la suite de douleurs de nature névralgique, certaines altérations qu'on ne peut rapporter qu'à l'inflammation de leur tissu.»

Tel est entre autres le cas observé par Cirillo.

« L'induration et l'hypertrophie des nerfs des deux membres inférieurs sont évidemment, suivant moi, les conséquences

(1) Thèse de Paris, p. 9, 1842.

de la lésion matérielle qui avait donné lieu, pendant la vie, aux douleurs atroces qui persistèrent pendant plusieurs mois et qui furent suivies de l'atrophie des membres et d'une paralysie incomplète. Bien que Cirillo dise que les souffrances du malade occupaient la moitié inférieure du corps, je ne vois pas que cette extension de la douleur prouve qu'il ne s'agissait pas d'une névralgie sciatique comme le pense M. Valleix, car j'ai vu des phénomènes analogues chez une dame affectée d'une double sciatique, dont la guérison fut obtenue par des applications réitérées de vésicatoires sur le trajet des deux nerfs sciatiques.»

En 1848, Marchesseaux (1) donne une opinion plus exclusive qu'il n'admet pas : « Cette manière de voir, dit-il, qui suppose le névrilème seul atteint, a aussi ses partisans, elle nous a été exposée par M. Maillot, médecin en chef de l'hôpital militaire de Lille.»

Il ne dit pas en quoi consisterait cette altération.

En 1859, Romberg raconte que sur une femme de soixante-sept ans, qui avait souffert pendant plus de quarante ans de la sciatique, la gaîne du nerf était un peu plus lâche que dans l'état normal, et les veines dans la partie supérieure du nerf furent trouvées variqueuses. Il cite encore les cas de Bichat et de Cotugno, et termine par ces considérations : «Ce n'est, dit-il, que par une recherche plus complète du trajet du nerf sciatique que la lacune anatomique dans l'histoire de cette maladie peut être comblée. Si l'occasion rare se rencontre d'avoir à faire l'autopsie d'un homme mort avec une sciatique, qu'on ne néglige pas d'examiner attentivement le parcours périphérique du nerf de la hanche, dans la cavité pelvienne, dans le plexus lombaire et sacré, dans le canal vertébral, comme aussi d'examiner la moelle épinière elle-même, ce n'est qu'en procédant ainsi qu'on pourra se dire satisfait.»

La même année, le docteur Mène (2) dit que dans les archives on trouva un cas de sciatique qui reconnaissait pour cause la présence d'une tumeur sous-cutanée de la grosseur d'une aveline, et siégeant sur le trajet du nerf péronéo-cutané, au niveau

(1) Thèse de Paris, 1848.
(2) Thèse de Paris, 1859.

de la partie externe de l'articulation tibio-fémorale. Après l'extirpation de cette tumeur, la guérison fut instantanée.

Le docteur Fayt (1) croit à une altération de la gaîne du nerf ; dans les cas anormaux, les lésions étaient le résultat d'une altération particulière du nerf ou d'une affection concomitante. Il se résume en disant qu'il y a un état particulier du nerf qui échappe à nos investigations, mais qui se traduit par une lésion des fonctions des plus caractéristiques.

En 1864, voici ce que dit Jones (2) : « Cette opinion du docteur Radcliff que, grâce à un abaissement de nutrition, quelque rupture dans l'enveloppe oléagineuse (substance blanche de Schwan) du cylinder axis, me paraît probable, et dans tous les cas peut servir provisoirement à représenter à notre esprit l'état des parties dont il s'agit.

Je viens de signaler plus de vingt-cinq faits de sciatique dans lesquels l'autopsie révéla la présence de lésions d'une certaine importance. Je ne sache pas qu'il y ait autant de cas dans lesquels l'examen microscopique n'ait rien démontré·

Si j'ai rapporté tous les faits qui précèdent, ce n'est pas pour rattacher la sciatique à une seule et même altération, mais pour démontrer ce fait que les symptômes qui caractérisent cette maladie qui avaient été bien observés pendant la vie, ont pu, dans certains cas, après autopsie, être regardés comme dépendant d'une lésion organique du nerf sciatique. La seule conclusion possible à tirer, c'est que dans la majorité des cas, il y avait des lésions vasculaires.

Voilà les faits dégagés de toute appréciation personnelle ; voyons maintenant quelles sont les idées émises par les auteurs, tant anciens que modernes, sur la nature de la sciatique.

NATURE DE LA MALADIE. — Pour Galien, la podagre et la sciatique n'étaient que deux espèces de goutte, et pour lui ces affections reconnaissent comme cause une même surabondance d'humeur qui occupe l'articulation malade ; par suite de cette réplétion, les filets nerveux placés tout autour sont tendus, c'est ce qui produit la douleur. Quelquefois la maladie est due à un afflux sanguin, mais le plus souvent, c'est à la pituite ou

(1) Thèse de Paris, p. 23.
(2) *Loc. cit.*

à un mélange de pituite et de bile, ou bien encore au sang uni à ces mêmes liquides.

Pour Galien, il n'y avait pas de diagnostic établi entre la sciatique et la goutte articulaire, car plus loin, il dit que lorsque l'humeur crue domine, elle peut s'épaissir et peut former le tophus articulaire.

Pour Stahl (1), la sciatique est une affection qui consiste presque tout entière en *mouvements* et en *contentions*.

« Si l'on veut bien se donner la peine d'y réfléchir, on verra qu'il existe un rapport intime entre la sciatique et les hémorrhoïdes. Il suit d'après une méthode rigoureuse le rang naturel de son essence formelle (pour parler comme l'école) plutôt que l'ordre successif de sa causalité. C'est précisément l'étude de la sciatique qui nous a servi à faire dériver la pathologie universelle d'une autre source, à l'étayer sur l'incessant et inaltérable rapport de la raison avec l'expérience, à la baser enfin sur l'aptitude la plus naturelle pour obtenir les exonérations de la masse sanguine, sur l'appareil nécessaire pour préparer ces allégements, et sur les conséquences diverses qui peuvent se manifester dans les humeurs, les organes ou les mouvements, si par cas il y a quelque lenteur dans l'accomplissement de ces phénomènes.

» Nous n'avons jamais cessé, dit-il plus loin, de comparer attentivement la maladie sciatique avec les phénomènes généraux des hémorrhagies, soit nasales, chez l'homme, soit menstruelles, chez la femme. Il nous a semblé voir dans cette comparaison, l'appareil complet de la véritable harmonie et de la réelle connexité qui existe entre l'histoire clinique et la constitution naturelle de l'état le plus saillant de la plupart des maladies.

» C'est en recherchant toujours les liaisons intimes qui existent entre les circonstances morbides dont nous venons de parler, qu'il est arrivé à énoncer les trois vérités suivantes :

» 1° Les hémorrhoïdes sont beaucoup plus fréquentes et beaucoup plus communes dans le sexe masculin qu'on ne l'enseigne ordinairement; surtout dans nos pays, ainsi qu'il nous a été donné de le constater.

» 2° Les hémorrhoïdes, la sciatique, la néphrite, l'affection

(1) Édition du docteur Blondin, t. V, p. 116. 1863.

calculeuse, ont entre elles et avec la goutte des liaisons, des corrélations et des connivences sinon invariables, du moins habituelles et multiples.

» 3° Il existe une différence marquée entre les mouvements et les flux hémorrhoïdaires. »

Ces considérations ont inévitablement ébranlé notre foi première en la tradition universelle des écoles, touchant la différence radicale et générique qu'il y aurait entre le rhumatisme et l'arthrite ou goutte.

La douleur sciatique, en effet, que l'on attribue ordinairement au rhumatisme, et à laquelle on refuse unanimement tout caractère arthritique, dépend manifestement au contraire des efforts et des contentions qu'entreprend la nature pour les éruptions sanguines. Il est du reste certain que la sciatique trop intense dégénère promptement en gonagre et en podagre, comme aussi ces deux variétés de goutte et la sciatique elle-même sont avec les douleurs arthritiques, qui assiégent l'organisme, dans un état de conspiration naturelle, de connivence réciproque et de mutuel échange.

» Tels sont les motifs qui nous ont amené à ne fonder l'étiologie de la sciatique sur d'autre principe que sur l'appareil spasmodique, des contentions vitales relativement destinées aux éruptions hémorrhoïdales, mais ne suivant pas toujours, dans leur tendance naturelle, une marche naturelle, et n'aboutissant jamais, sans l'intervention de l'art, au résultat désiré de l'excrétion.

» Une appréciation particulière et détaillée de ces phénomènes, au point de vue spécial de la sciatique, ne peut être que d'un grand et double avantage pour l'art.

» Premier avantage, positif d'abord, en ce sens qu'on saisit mieux la réalité des choses, et que voyant plus clairement ce qui appartient à cet état morbide, on retire de cet examen appréciateur une méthode plus juste, plus convenable pour attaquer ou combattre avec succès les diverses incommodités issues d'une pareille cause.

» Deuxième avantage, privatif, en ce sens, qu'on peut aussi s'appuyer sur de solides fondements pour ne point se laisser aller à d'autres méthodes tout à fait étrangères.

» Quoi de plus déraisonnable et de plus contraire à la vérité, que de faire dériver ces affections d'un certain mucus tenace, visqueux, d'une nature froide en général et qui serait, d'après l'hypothèse, épanché ou retenu dans les parties malades? Quoi de plus inconsidéré enfin, que de vouloir administrer contre elles, tant à l'extérieur qu'à l'intérieur du corps, des remèdes âcres et échauffants? En effet, si les remèdes sont trop doux, il n'en résulte aucun changement stable et aucun effet manifeste, et lorsqu'ils sont trop énergiques, une recrudescence plus grande du mal en est la conséquence certaine. Ce que prouve l'expérience clinique de chaque jour.

» C'est ce qui expliquera pourquoi ces affections trompent l'attente des médecins, et que le soulagement que produisent les méthodes usitées est factice, comme celui de l'opium, parfois trop énergique, parfois trop lent et trop faible.

Cotugno avait une idée bien arrêtée sur la nature de la sciatique. Je vais citer les différents passages de sa dissertation qui ont rapport à ce sujet.

« Si donc, dit-il (1), le siége de la sciatique nerveuse postérieure se trouve dans le nerf sciatique, il reste à rechercher pour quelle cause le nerf est malade, dans quelle partie du nerf siége cette cause et d'où elle provient. Or la douleur me paraît causée par une *matière âcre* et irritante qui, déposée sur le nerf sciatique, en pénètre le tissu. Il est hors de doute que cette matière elle-même n'occupe pas la cavité du tissu nerveux, pleine d'une humeur descendue du cerveau, puisque, dans les nerfs, cette matière n'est jamais âcre lorsque le cerveau est sain. Aussi elle me paraît plutôt être placée dans l'intervalle des tissus nerveux et être contenue dans les gaînes celluleuses qui entourent ce tissu. »

Plus loin (2), il ajoute, après avoir longuement décrit ses expériences sur les liquides des séreuses : « Voici donc qu'il est démontré qu'il existe deux sources qui fournissent un liquide pour la gaîne de tout nerf, le crâne, la cavité spinale et les artères (3) propres aux gaînes elles-mêmes. D'une part,

(1) *Loc. cit.*, § 8.
(2) Cotugno, *loc. cit.*, § 26.
(3) De l'eau tiède, dit Cotugno quelques lignes avant, injectée dans l'artère crurale, en envahissant très-visiblement la membrane celluleuse de la cuisse, ainsi que les gaînes des nerfs, font voir, en effet, que cette voie est spacieuse pour le passage d'un liquide.

la source est peu abondante et purement aqueuse ; ce sont les artères qui fournissent aux gaînes la plus grande partie d'un liquide apte à se concréter. Maintenant, quand la cause productrice de la sciatique nerveuse postérieure réside dans le liquide qui envahit aussi les gaînes des nerfs sciatiques, recherchons comment ce liquide des gaînes nerveuses peut produire une douleur dans le nerf sciatique.

» Or (1) il peut produire de la douleur, soit que sa quantité excédant le volume de la gaîne imprègne le nerf en le comprimant, soit que, en devenant âcre, il le pique et l'irrite. »

Plus loin (2), il revient encore sur cette idée. « Puisque c'est le séjour prolongé d'un liquide abondant ou âcre dans les gaînes externes du nerf sciatique qui cause la sciatique nerveuse postérieure, voyons comment ce liquide engendre tous les symptômes de la sciatique et ses effets. Et d'abord, si la sciatique provient d'une trop grande abondance de liquide, nécessairement les gaînes des nerfs seront tiraillées et les filaments nerveux qu'elles renferment seront comprimés. Aussi la jambe sera moins douloureuse qu'engourdie ; au contraire, si c'est l'âcreté du liquide qui pèche, alors la douleur sera aiguë et permanente. »

M. Dupont de Tartras, cité par Chupein (3), regarde comme cause de la sciatique la chute des forces vitales.

Le docteur Descot (4) exprime ainsi ce qu'il pense de la nature de la sciatique :

« La texture très-vasculaire des nerfs, la nature des causes qui déterminent la névralgie, les phénomènes qui accompagnent l'accès de douleur, tout se réunit pour faire penser que la névralgie n'est, du moins dans la plupart des cas, qu'une névrite intermittente ou rémittente. »

Piorry (5), en 1825, pense que, bien qu'on ne trouve rien à la mort, on ne peut pas dire qu'il n'y avait pas dans la vie une irritation et même une hypérémie des nerfs qui étaient le siége de la névralgie.

(1) § 27.
(2) § 32.
(3) Thèse de Paris, 1819.
(4) *Affections locales des nerfs*. Paris, 1825.
(5) *Mémoire sur les névralgies*. Paris, 1825.

En 1840, le docteur Robert (1), dont nous avons cité plus haut les intéressantes observations, résumait ainsi ce qu'il pensait de la nature des névralgies : « Elle a été, dit-il, attribuée aux vices cancéreux, rhumatismal, syphilitique, aux humeurs âcres, acides, alcalines, à l'éréthisme nerveux, à un fluide circulant et s'accumulant dans la partie qui devient douloureuse. » Cette dernière théorie, qui est celle de Cabanis, de Cuvier, des mesmériens et des magnétiseurs, et qui, dans ces derniers temps, a été reproduite et soutenue avec beaucoup de talent par M. Roche, est une hypothèse qui peut bien donner une explication des phénomènes, mais qui n'est point suffisamment justifiée parce qu'elle dépasse les faits observés. Suivant M. Jolly, c'est le mode de répartition du principe de l'innervation, quelle qu'en soit la nature, qui exagère ou diminue les facultés sensitive, locomotive et intellective, suivant le degré dont il dote ces mêmes facultés, de sorte que ses effets sont dans des rapports constamment inverses entre les actes sensitifs locomoteurs et intellectuels. Le même auteur prétend que la théorie de l'inflammation n'est pas satisfaisante, que la douleur cesse ordinairement quand l'inflammation des organes se manifeste, que l'anatomie pathologique est négative, que dans les lésions organiques rencontrées, il n'y a point de relation de causalité entre les phénomènes intermittents et l'altération organique permanente, qu'alors même qu'il y a coexistence de névralgie et d'altération organique, on parvient souvent à combattre la névralgie, tout en laissant subsister l'altération. Ce raisonnement nous paraît une théorie ingénieuse, mais elle n'est point exactement vraie. Nous concevons bien que la théorie de l'inflammation n'est pas toujours satisfaisante, mais il nous est impossible d'admettre que la douleur cesse quand l'inflammation des organes se manifeste et que l'anatomie pathologique est toujours négative. Quelle que soit la nature primitive des névralgies, il existe un grand nombre de faits bien observés qui ne laissent aucun doute que les phénomènes d'irritation ou même d'inflammation ne succèdent fréquemment, dans un temps plus ou moins éloigné, à la douleur névralgique, et que la douleur devient alors fort souvent beaucoup plus vive et

(1) *Loc. cit.*, p. 169.

même continue dans les tissus nerveux ou dans les organes auxquels ils se distribuent. Nous admettons de plus que la névralgie dépend quelquefois, dès son début, d'une irritation non contestable, quoique la douleur ne se manifeste encore que d'une manière intermittente. Ces propositions nous paraissent fondées d'après l'observation attentive des faits; d'où il suit, d'après nous, qu'on doit reconnaître deux sources aux névralgies : la première, qui nous est encore inconnue et qui n'est expliquée que par des hypothèses plus ou moins ingénieuses, et qui agit le plus fréquemment, qui peut-être est même indispensable pour qu'il y ait névralgie; la deuxième, qu'on doit rapporter à l'irritation.

L'année suivante, en 1841, Valleix, ne prenant dans les faits que ceux qui lui étaient favorables ou qu'il pouvait facilement réfuter, conclut que les recherches anatomiques ne nous ont nullement instruit sur la nature de cette affection, et il conclut de la façon suivante :

« Il est donc démontré pour nous que la névralgie sciatique, comme les autres, est due à un état du nerf qui ne peut être découvert par le scalpel et qui ne se manifeste que par une lésion de fonctions des mieux caractérisées.

Cependant il ajoute : Est-ce à dire pour cela que les douleurs névralgiques ne peuvent pas être excitées par la présence de quelques produits morbides et notamment par les tumeurs appelées névromes, ou par une altération du nerf lui-même? Non, sans doute, puisque j'ai cité un fait dans lequel une tumeur était évidemment la cause des douleurs, mais *en admettant qu'en pareil cas les douleurs constituaient une névralgie véritable.* On doit regarder le corps étranger ou la lésion comme cause déterminante des douleurs, et les ranger dans la même classe que les contusions ou toute autre violence extérieure.

En 1848, le docteur Marchesseaux (1) reproduit les idées de Jolly contre l'inflammation. La théorie de l'inflammation, dit-il, proclamée par quelques auteurs comme la plus satisfaisante, est aussi loin de pouvoir soutenir l'épreuve de la plus simple observation. Quelle est, en effet, cette inflammation qui paraît, disparaît avec la rapidité de l'éclair, qui revient

(1) Thèse de Paris, 1848.

régulièrement à la même heure, et tout exprès pour la production de la douleur, sans être provoquée par aucune cause connue d'inflammation, qui ne se justifie par aucun signe sensible, par aucun des autres élements de l'inflammation, que les antiphlogistiques augmentent le plus souvent, que les stimulants guérissent presque toujours.

En 1859, le docteur Mène (1) rapporte que Boerhaave pensait qu'il se déposait autour du nerf une matière morbifique, que cette matière se produisait sur place et qu'elle dépendait plutôt d'un vice des artères que d'une lésion du nerf.

Suivant certains auteurs modernes, ajoute-t-il, la sciatique un *rhumatisme du névrilème du nerf*, et il ne diffère du rhumatisme musculaire qu'en ce qu'il se fixe sur le nerf au lieu de siéger dans le muscle (2).

En 1864, Ch. H. Jones émet les idées suivantes :

« Quant à la nature, dit-il, nous ne pouvons guère dire que ceci : qu'elle semble être identique avec celle qui produit la névralgie dans d'autres points. Excepté dans les cas de rhumatisme récent, elle n'est pas inflammatoire et particulièrement elle a habituellement une relation positive avec la faiblesse, et elle ne cédera d'une façon permanente que lorsque quelque degré de force et de vigueur sera revenu.

La même année paraissait dans les *Archives* un excellent article critique du professeur Lasègue (3). « Pour nous,

_____

(1) Thèse de Paris, p. 24. 1859.

(2) En 1862, le docteur Inman fait remarquer que les malades rapportent leur douleur aux masses musculaires.

La sciatique affecte surtout les sujets dont la goutte, la dyspnée ou l'exposition à de fréquentes vicissitudes atmosphériques ont rendu le système musculaire débile et impressionnable.

Les douleurs se sont souvent déclarées, pour la première fois, à l'occasion d'un effort, et toujours le mouvement réveille les douleurs.

Quand un homme sain comprime son nerf sciatique, il ne sent l'engourdissement des parties desservies par ce nerf se produire qu'après que la compression a cessé. Donc, si la sciatique était une lésion du nerf ou du névrilème, il ne devrait jamais y avoir d'engourdissement tant que la maladie subsiste.

Enfin il est rare que, dans les sciatiques graves et prolongées, les muscles ne subissent pas une atrophie plus ou moins notable.

De ces faits, M. Inman conclut seulement que beaucoup de douleurs sciatiques proviennent de la contraction de muscles affaiblis ; que la débilité et l'atrophie musculaire sont alors la cause et non l'effet des souffrances.

(3) *Archives*, vol. II, p. 558. 1864.

quelque partialité, dit-il, qu'on y apporte, il est évident que la sciatique se distingue des autres névralgies par des caractères essentiels. Celui qui voudrait, en la prenant pour type, modeler sur son histoire l'histoire générale des névralgies serait entraîné à une nosographie inadmissible. »

En l'absence de toute notion anatomique pathologique, nous ne pouvons demander qu'aux symptômes les éléments de notre jugement, et plus on pénètre dans le détail des phénomènes observables, plus on saisit de divergences.

Voilà une névralgie qu'on aspire à soumettre aux lois qui gouvernent les autres affections névralgiques, considérant cette fusion comme le terme le plus avancé de la science et qui d'abord désobéit aux indications des médicaments.

Tandis qu'en vertu de raisons plausibles on considère la sciatique comme engendrée le plus souvent par des états diathésiques, elle résiste aux médicaments les plus efficaces. Rhumatismale, elle ne cède pas au traitement du rhumatisme. Goutteuse, elle persiste après la guérison supposée de la goutte. Dartreuse, elle n'est influencée par aucun dépuratif. En un mot, les médications générales essayées sans relâche semblent ne pas l'atteindre. L'opium n'endort pas la douleur, et cependant elle est surtout nocturne. Le sulfate de quinine y est sans utilité, et pourtant elle a, sinon des intermittences, au moins des rémittences évidentes.

Au point de vue des symptômes, ses écarts ne sont pas moindres. La névralgie du plexus brachial est presque la seule qui, comme elle, ne se compose pas d'accès de douleurs successifs, mais qui laisse dans les intervalles une sensation douloureuse, vague, indistincte, mais certaine.

Si la sciatique a les points douloureux, elle a, par une rare exception, cette hyperesthésie du tronc nerveux dont le malade rend si bien compte dans les formes chroniques et graves et dont je ne crois pas qu'on trouve ailleurs l'équivalent au même degré.

Ne vaudrait-il pas mieux, au lieu d'affirmer quand même les analogies, s'appliquer à l'étude des signes différentiels ? N'est-ce pas en avançant méthodiquement dans cette direction qu'on a chance d'arriver à une notion vraie de la maladie ? Ma conviction est ainsi faite et dans la comparaison des cas que j'ai actuellement sous les yeux, je ne veux qu'indiquer les expressions symptomatiques qui séparent la sciatique des autres névralgies pour lui donner un cachet tout spécial.

Et plus loin, le même professeur ajoute : « Comment se défendre lorsqu'on suit pas à pas la marche du mal de l'idée qu'il ne s'agit plus d'une douleur fonctionnelle, mais d'une altération du nerf lui-même? Comment ne pas s'associer à l'idée mère du travail de Cotugno sans s'associer aux aventures de son explication? En notant la continuité du symptôme on est conduit à admettre la continuité de la maladie, et l'on ne s'étonne plus avec les auteurs qui ont voulu assimiler la sciatique aux autres névralgies, que cette névralgie soit si imparfaitement intermittente. On hésite davantage à répéter avec eux que l'amaigrissement du membre est le simple résultat de l'immobilité, lorsque le malade est bien loin de garder le repos que s'impose un individu affecté de n'importe quelle arthrite chronique. Au lieu de se tenir satisfait de cette assertion inadmissible, on se demande s'il n'existe pas d'autres cas où la lésion d'un nerf sensitif détermine également l'atrophie sans qu'on puisse accuser l'insuffisance des mouvements. Plus on insiste sur la douleur du nerf lui-même, considérée indépendamment des élancements, plus on s'éloigne de la théorie trop aisément acceptée qui veut que l'affection d'un tronc nerveux n'ait sa traduction qu'à la périphérie, et que les points douloureux en soient la seule impression. »

En 1866, le docteur Louis Fleury (1) reproduit les idées qu'il avait émises sur les névralgies. Il les regarde comme des congestions sanguines. « Hypothèse qui, ajoute-t-il, sont bien près de devenir des vérités acceptées par tout le monde. »

En 1867, le docteur Garrod (2) dit, en parlant de sciatiques goutteuses : « Ces névralgies relèvent-elles directement de l'altération du sang par excès d'acide urique, ou sont-elles la conséquence d'un travail inflammatoire qui occuperait soit la gaîne du nerf, soit les enveloppes fibreuses de la moelle épinière? cela est impossible à décider, quant à présent. »

En 1868, le professeur Trousseau (3), après avoir signalé le

(1) *Loc. cit.*, p. 598.
(2) *Loc. cit.*, p. 582.
(3) *Clinique médicale*, t. II, p. 378. 1868.

point apophysaire épineux, ajoute : « Il semblerait résulter de ce fait, que le point d'origine de la névralgie est peut-être dans la moelle épinière elle-même, et que la douleur, occupant la périphérie, n'est que l'irradiation de la douleur spinale. Cependant, je consens que l'on peut admettre également que la lésion de l'extrémité du cordon nerveux ou de quelque partie de ce cordon, dans son trajet depuis la moelle jusqu'à la périphérie, transmet l'impression douloureuse que la pression des apophyses épineuses éveille si vivement. J'ajoute même que cette dernière opinion est la plus probable, puisque le plus souvent, ce sont des lésions périphériques évidentes qui sont le point de départ des névralgies (carie, nécroses, tumeurs, névrite). D'un autre côté, on ne peut nier que souvent, principalement dans les affections rhumatismales qui frappent la moelle épinière, le mal ne commence par le centre nerveux pour irradier vers la périphérie. »

Quoi qu'il en soit de toutes ces explications, la névralgie se révèle par les douleurs vives que cause la pression des apophyses correspondantes, au point d'origine ou d'émergence des nerfs malades.

Pour nous, la nature de la sciatique n'est pas unique. La conséquence toute naturelle à tirer de l'exposition des formes que nous avons admises est que c'est un ensemble de symptômes qui est très-souvent sous la dépendance d'un état plus général, constitutionnel, comme la goutte, le rhumatisme, la syphilis, la blennorrhagie, etc., et dont il partage la nature.

Il faut cependant se demander si le nerf sciatique ou ses origines ne sont pas, dans toutes les circonstances, dans un état anatomique particulier et spécial. Cette hypothèse est possible dans un grand nombre de cas où la sciatique est sûrement guérissable, et impossible dans ceux où elle est sous la dépendance d'une maladie fatalement mortelle, comme les cancers pelviens, ou sous la dépendance d'un état inflammatoire, comme dans les cas de Martinet où le nerf était infiltré de pus.

Il est peut-être possible de supposer que le sciatique et ses racines sont dans un état hyperémique, et alors, dans les cas où l'on observe l'atrophie, si l'on admet la théorie de Brown-Séquard, il faudrait penser que le tronc nerveux a ses vaisseaux congestionnés, tandis que les capillaires des muscles sont dans un état inverse. Le seul moyen de tout concilier, c'est d'admettre que les vaso-moteurs de tous les vaisseaux sont alternativement dans un état d'excitation et dans un état d'épuisement, d'où la congestion d'un côté et la contraction des capillaires de l'autre. Ce seraient là des phénomènes réflexes, dont il n'est pas impossible d'admettre ni de comprendre la succession.

CHAPITRE VI

TRAITEMENT

Pour être efficace, le traitement doit être basé sur une connaissance précise de la névralgie, de sa cause et de son point de départ. C'est ce que nous avons fait voir avec détail dans le diagnostic des formes.

Sauf certains cas bien indiqués, dans lesquels la sciatique est incurable, temporaire ou sous la dépendance d'une cause réflexe facile à détruire, toutes les méthodes thérapeutiques qui suivent s'appliquent à toutes les formes de sciatique que nous avons décrites, ou ont été appliquées de cette façon par ceux qui les ont préconisées.

La sciatique peut être incurable ; en ce cas, on se bornera à des palliatifs destinés surtout à procurer le sommeil, comme l'opium ou plutôt le bromure de potassium. On pourra même tenter quelques applications hydrothérapiques, mais cette fois sans promettre de guérison définitive.

Ou bien la sciatique est reconnue curable ; cette série doit être divisée en deux parts : dans la première, la sciatique est temporaire, comme dans les sciatiques par compression, momentanée, comme dans les premiers temps de la grossesse, dans ce cas il faut savoir attendre. Piorry conseille alors de faire coucher la malade tantôt sur le ventre, tantôt sur le côté opposé à celui de la sciatique, de façon enfin que la compression cesse de porter sur les plexus nerveux des lombes et du bassin du côté affecté. Il a même obtenu dans un cas la cessation des douleurs.

La compression peut être persistante, mais destructible. Sont dans ce cas les ganglions ou névromes douloureux, les tumeurs sur le trajet du nerf, faciles à enlever.

Ou bien encore elle est de nature réflexe, comme dans les cas de carie dentaire. Il suffit d'extraire la dent.

L'indication thérapeutique est la même : enlevez la cause et la sciatique disparaît.

Cependant lorsque la compression, comme dans l'accouchement, a été par trop immédiate, elle peut donner lieu à une névralgie vraie, ou à une névrite sciatique consécutive, et alors il faut la traiter.

Nous allons passer en revue toutes les méthodes, en indiquant celles qui s'appliquent plus spécialement à telle ou telle forme, et ce n'est que dans notre traitement hydrothérapique que nous reprendrons une par une toutes les différentes formes curables, et que nous indiquerons, avec des faits à l'appui, quels sont les éléments du traitement hydrothérapique qu'elles réclament d'une façon plus spéciale, et quels sont ceux qui ne peuvent pas être appliqués dans ces cas.

Les agents thérapeutiques sont ou administrés à l'intérieur, ou appliqués à la surface de la peau, d'où la division de *médication interne* et de *médication externe*.

MÉDICATION INTERNE.

Nous allons passer en revue par ordre alphabétique les médicaments qui ont été ou sont encore préconisés dans le traitement de la sciatique.

Ammoniaque et ses sels. — L'ammoniaque a été employée par C. Handfield Jones, mais toujours associée à d'autres médicaments.

L'acétate d'ammoniaque a été donné par Valleix à la dose de 2 grammes concurremment avec les vésicatoires.

Les *anthelminthiques* sont indiqués chaque fois qu'on peut supposer avoir affaire à une sciatique vermineuse. Le choix du médicament sera subordonné à l'espèce d'helminthes dont on supposera l'existence.

Les *antimoniaux* sont conseillés dans les cas de sciatique

syphilitique par Richerand, Graves, Romberg et Allaire, sous forme de vin antimonié à la dose de trente gouttes.

Arsenic. — Les préparations arsenicales ont été vantées par Graves, Jones et Romberg.

Parmi les toniques, dit Jones, j'incline à choisir de préférence l'arsenic, qui m'a rendu de grands services dans des cas qui n'auraient pas été guéris sans cela. Je suis partisan de la solution simple dans l'eau distillée.

« L'arsenic, dit Romberg, mérite d'être employé dans les cas de sciatiques invétérées. » Il conseille la liqueur de Fowler, en doses croissantes de quatre à dix gouttes.

Cahen, dans un article inséré en 1863, dans le *Journal de médecine pratique*, a fait remarquer que les névralgies sciatiques sont celles dans lesquelles l'effet de l'arsenic a été le moins prononcé.

En 1833-34, l'emploi du suc d'artichaut dans le rhumatisme et la sciatique, a donné lieu à deux articles dans le *Journal des connaissances médico-chirurgicales*. Nous ne sachons que personne l'ait employé depuis.

Belladone. — Nous en parlerons ainsi que de l'atropine en même temps que de l'opium.

Bismuth. — Le sous-nitrate de bismuth, d'après Mesnil, a paru être utile dans quelques sciatiques donnés à l'intérieur à la dose de 8 à 10 grammes.

Le même auteur parle aussi de son emploi comme topique extérieur.

Cresson. — L'eau de cresson bénit était employé par Rivière, pour déterminer une sudation.

Camphre. — Le docteur Hunt, dans un article inséré en 1844 (p. 73), dans le *Journal des con. méd.-chirur.*, raconte qu'il administrait le camphre associé à l'arsenic.

Déjà en 1808, dans une thèse de Paris, le docteur Chesc cite des cas où le camphre en frictions et en fumigations a réussi.

Cascarille. — Elle est donnée en infusion par Jones.

Colchique. — Romberg et Jones l'ont recommandée dans le traitement des sciatiques rhumatismales. Voici ce qu'en dit le professeur Roux (de Brignoles) dans un article du *Bulletin de thérapeutique* de 1845.

Après avoir rappelé que la sciatique est souvent une manifestation rhumatismale, il dit : On a considéré mal à propos comme empirique le traitement par le colchique d'automne. Ce médicament pris à l'intérieur agit sur les centres nerveux, sur la moelle épinière, et c'est ainsi que la maladie des rameaux nerveux est amendée ou guérie, la guérison est obtenue alors en agissant du centre à la circonférence; elle est ordinairement durable. M. Roux pense que l'activité purgative du colchique ne saurait avoir, dans aucun cas, les honneurs de la guérison. Cette substance imprime au système nerveux spinal une modification qui est due à la colchicine ; voici la préparation du docteur Roux : On fait macérer pendant 4 jours une partie de graines choisies de colchique dans 10 parties de vin de Malaga ou de tout autre bon vin blanc, et on filtre ensuite la liqueur. La dose est de 15 à 30 grammes, deux fois par jour. Il faut que le vin de colchique soit récemment préparé, cette préparation ne guérit pas toujours et peut quelquefois déterminer des symptômes d'empoisonnement.

Chloroforme. — Trousseau, pour calmer les douleurs, a conseillé le chloroforme en inhalation, il recommande d'aller jusqu'à la demi-ivresse. L'effet stupéfiant se continue pendant quelque temps, une heure environ. Le même effet est obtenu par les inhalations d'éther.

Le chloroforme comme application extérieure sur le membre malade, agit comme irritant et peut aller jusqu'à la vésication.

Quant à nous, nous proscrivons complétement le chloroforme, lorsque la sciatique est sous la dépendance d'un état nerveux général. Il n'a jamais déterminé que des phénomènes généraux sérieux, sans soulagement.

Poudre de Dower. — L'usage en est recommandé par Graves dans les sciatiques aiguës. Valleix la donne à la dose de 1 à 6 décigrammes.

Éthers. — L'éther ordinaire ou sulfurique, est employé en inhalation ou comme réfrigérant au moyen d'un pulvérisateur.

L'éther acétique a été vanté par Sédillot, et l'éther chlorique a été employé par Jones.

Fer. — Le fer est un des médicaments le plus fréquemment employé par Jones contre la sciatique. Le sous-carbonate de fer est aussi conseillé par Duparque, François du Temps, Piorry et Graves.

Gaïac.—La décoction de gaïac était conseillée par les anciens auteurs, entre autres par Hollerius, dans les cas de sciatique vénérienne.

Haschish. — Conseillé par Piorry dans les sciatiques très-douloureuses et très-rebelles.

Huile de croton. — Quelques médecins, dit Jones, ont trouvé que de petites doses répétées d'huile de croton étaient d'une grande efficacité, mais il ne m'est pas arrivé de l'expérimenter. On doit pourtant songer à ce médicament dans des cas réfractaires; j'incline, dit encore Jones, pour considérer l'action de l'huile de croton dans certains cas, comme celle d'un stimulant spécial du système nerveux.

Graves a employé l'huile de croton en frictions sur le membre atteint de sciatique.

Huile de foie de morue. — Voici ce qu'en dit Jones: comme moyen d'améliorer la nutrition générale et celle du nerf affecté, il sera bon de donner de l'huile de foie de morue dans tous les cas présentant de la débilité.

Mercure. — Il était employé par Cotugno (1). La base fondamentale du traitement de la sciatique vénérienne, dit ce grand médecin, a toujours consisté dans l'emploi du mercure. Il est donc avéré que le virus vénérien a attaqué le nerf sciatique toutes les fois que le corps infesté de cette maladie souffre d'une douleur sciatique rebelle à tous les remèdes puissants, il faut en venir à l'usage prudent du mercure. Le mercure doux, sept fois sublimé, m'a plusieurs fois donné de très-bons résultats; je l'ai donné aux malades le soir, à la dose quotidienne d'environ 10 grains avec parties égales de céruse et d'antimoine mêlés à du miel. Au bout d'un quart d'heure il faisait boire une décoction de bois de gaïac.

En l'espace d'une semaine ou deux, j'ai vu souvent cette sciatique nerveuse disparaître tout comme les autres douleurs vénériennes simples...... Ce résultat était obtenu tantôt par l'élimination de sueurs très-abondantes, tantôt aussi en rendant le ventre libre quelquefois par une crise du côté des urines.

(1) *Loc. cit.*, § 44.

S'il arrive que ces moyens ne réussissent pas et je les ai vus souvent inutiles, il me semble qu'il faut recourir au traitement mercuriel même. Cependant je l'ai tant de fois employé en vain que je n'ose pas le préconiser tout à fait comme efficace.

Les frictions de muriate de mercure suroxydé à la plante des pieds ont souvent réussi dans la pratique de Cirillo.

Voici sa formule :

> Mercure sublimat. corrosiv.... 3j.
> Axung. Borcin., N. E........ ℥j.
> 10 paquets chaque jour.

Valleix va même jusqu'à nier la sciatique vénérienne. Cependant en 1841, François du Temps écrivait que le mercure, à l'intérieur, a plusieurs fois réussi à Waton et à Sauvages dans des cas de ce genre, ce médicament était également regardé comme efficace par Marchesseaux, Degand, Romberg et Trousseau, qui le donnait de la façon suivante :

> Calomel........ 1 centigr.
> Sucre... 10 à 20 centigr.

Graves, sans rechercher la nature, a obtenu de bons résultats de la poudre suivante :

> Acétate de morphine...... 3 grains (0 gr. 18).
> Calomel.............. (6 grains).
> Poudre de James........ 12 grains (0,72).
> Pour huit doses. En prendre une toutes les trois heures.

Le docteur Hunt (*Journal des con. méd.-chir.*, 1844, p. 73) traita un cas de sciatique invétérée, avec succès, en donnant le phosphate de mercure à la dose de 5 centigrammes par jour, associé à l'opium et au tartre stibié.

Opium, Belladone et médicaments qui en dérivent. — C'est surtout depuis quelques années qu'on a beaucoup employé les principes actifs de ces deux médicaments, la morphine et l'atropine. On a préconisé tour à tour l'une ou l'autre substance, et maintenant des auteurs très-recommandables, MM. les docteurs Brown-Séquard et Noël Gueneau de Mussy, m'ont dit avoir obtenu des succès très-grands par l'administration du mélange de ces deux substances qu'on regarde toujours néanmoins comme antagonistes.

L'opium était employé surtout par Cotugno contre la sciatique.

Le principe de l'opium le plus employé est la morphine. Le sel dont on se sert est le chlorhydrate de morphine.

On l'emploie par la méthode endermique ou la méthode hypodermique.

1° *Méthode endermique.* — Elle a été surtout mise en honneur par Sandras et Trousseau (1) qui préférait le vésicatoire ammoniacal comme voie d'absorption. Voici ce qu'il dit :

« Le mode suivant lequel nous faisons la dénudation du derme n'est pas indifférent. Il s'en faut de beaucoup que l'on obtienne d'un vésicatoire cantharidé ce que l'on obtient d'un vésicatoire ammoniacal, et pour le vésicatoire ammoniacal lui-même, il s'en faut de beaucoup que l'on puisse compter son efficacité toujours et partout.

Lorsque l'on applique le vésicatoire avec les cantharides, il se fait dans la peau un travail morbide qui persiste probablement encore assez longtemps après que l'on a enlevé la matière épispastique, travail morbide qui met, dans une certaine mesure, obstacle à l'absorption. Il ne m'est pas bien aisé de vous dire le pourquoi, mais le fait clinique subsiste; et là même dose de sulfate de morphine, mise sur la peau privée de son épiderme par l'action des cantharides, produit un effet beaucoup moins actif que si le derme avait été dénudé par l'ammoniaque.

Nous avons bien minutieusement insisté, dans le *Traité de thérapeutique,* sur le mode d'application des vésicatoires ammoniacaux ainsi que sur le mode de pansement qu'il convient d'adopter. J'ai voulu moi-même, l'autre jour, chez une jeune femme couchée au n° 31, et qui était en même temps atteinte de péritonite chronique et de névralgies de la cinquième paire, j'ai voulu, dis-je, appliquer moi-même devant vous l'ammoniaque, d'abord pour vous montrer comment devait être fait un vésicatoire ammoniacal, ensuite pour vous rendre témoins de la rapidité de l'absorption des sels de mor-

(1) *Clinique médicale.*

phine, rapidité à laquelle on ne veut pas croire si l'on n'en a pas été témoin.

J'ai suivi le procédé le plus simple : j'ai rempli aux trois quarts un dé à coudre avec de la ouate bien sèche et bien tassée ; puis j'ai imbibé d'ammoniaque caustique un autre petit tampon de coton qui devait remplir le reste du dé. J'ai alors appliqué le dé sur la peau de la tempe et je l'y ai maintenu cinq minutes. Ce temps écoulé, j'ai enlevé mon petit appareil, et vous avez pu voir que la surface avec laquelle le coton imbibé d'alcali volatil avait été en contact, avait pris une teinte un peu plus pâle peut-être que le reste de la peau, tandis que tout autour il y avait une espèce de congestion fluxionnaire. En promenant le doigt sur la surface du petit cercle tracé par l'ouverture du dé, on voyait l'épiderme se mouvoir et se vider, preuve qu'il était détaché. Alors, en frottant un peu vivement, avec un morceau de linge, cet épiderme s'est complétement enlevé, et le derme a été mis à nu. J'ai pris 1 centigramme de sulfate de morphine, j'y ai ajouté une gouttelette d'eau pour en faire une bouillie demi-liquide, et j'ai étendu cette bouillie sur la portion de peau qui était dénudée. J'ai ensuite recouvert la petite plaie avec une rondelle de taffetas ciré que j'ai maintenue, en collant par dessus un morceau plus grand de taffetas d'Angleterre. Je vous dirai tout à l'heure pourquoi j'ai adopté ce mode de pansement.

Cependant, à l'instant même où j'étendais la bouillie sur la peau, je vous priais de tirer votre montre et de veiller au moment où quelques signes de narcotisme allaient se manifester. Je faisais asseoir la malade pour que ces signes fussent plus évidents. Une minute et demie ne s'était pas écoulée qu'elle sentait déjà des espèces de bouffées de chaleur qui lui montaient à la tête ; une demi-minute plus tard, elle se plaignait d'étourdissements ; enfin, trois minutes après le commencement du pansement, son malaise devenait tel qu'elle ne pouvait plus rester assise : elle se recoucha alors avec de la tendance au sommeil, et déjà, vous le lui avez entendu dire, sa douleur avait notablement diminué. Le lendemain, vous vous le rappelez, les phénomènes indiquant l'absorption des médicaments se manifestaient avec une rapidité plus grande encore ; mais le troisième jour, ils se faisaient longtemps attendre, et c'est à

peine si, dans la journée, on constatait leur existence ; et lorsque le lendemain nous pansions la petite plaie, nous avions
l'explication de cette apparente anomalie ; car, d'une part,
nous trouvions cette plaie presque cicatrisée, et, d'autre part,
la plus grande partie du sel de morphine restait encore à la
surface de la peau.

Vous m'avez vu, le second jour, appeler votre attention sur
un point assez important, qui pourtant fût passé inaperçu. En
enlevant les pièces de l'appareil, il semblait que la peau fût
libre ; cependant, je vous disais qu'il devait exister sur la plaie
une petite membrane fibrineuse, et, en frottant légèrement,
vous m'avez vu en effet enlever cette fausse membrane. Cette
pratique si simple doit rester dans votre mémoire, messieurs ;
car si vous mettiez de nouveau le sel narcotique sans enlever
la fausse membrane, l'absorption du médicament se ferait d'une
manière plus lente et moins complète. Vous avez vu tout de
suite les motifs qui m'avaient déterminé à faire le petit pansement du premier jour. En me contentant d'appliquer sur la
peau ce morceau de diachylon ou une rondelle enduite d'un
corps gras, une partie du sel de morphine se fût perdue dans
les pièces de l'appareil. Ensuite, la sécrétion fibrineuse de la
petite plaie, au lieu de se condenser en fausse membrane à la
surface du derme dénudé, s'infiltre dans les pièces du pansement
et, le soir ou le lendemain, quand on veut appliquer de nouveau
le sel narcotique, on trouve le derme irrité et beaucoup moins
apte à l'absorption qu'il ne l'est au moment où l'on enlève la
petite fausse membrane qui s'est formée en-dessous du taffetas
ciré.

Il est, messieurs, une petite circonstance que je ne veux pas
vous laisser oublier. Lorsque la morphine est appliquée sur la
plaie du vésicatoire ammoniacal, elle produit, ainsi que vous
l'avez vu, un effet stupéfiant qui commence à se faire sentir
deux ou trois minutes après l'application ; les phénomènes
propres à l'action de l'opium vont en augmentant pendant plusieurs heures avec une intensité qui varie singulièrement suivant l'âge, le sexe, suivant aussi certaines conditions tout à
fait inappréciables ; mais si, le premier jour, on a eu un effet
narcotique modéré, on est tenté d'augmenter la dose le lendemain, par ce motif que l'on suppose que l'économie, déjà ac-

coutumée à l'influence de l'opium, ressentira moins vivement cette influence la seconde fois. Or il arrive, et je vous appelle tous à le constater, d'abord, que l'action première au remède est sentie avec une rapidité plus grande encore que la veille, au point qu'il n'est pas rare de voir des femmes complétement étourdies une minute, une minute et demie après l'application du médicament ; ensuite, l'effet est incontestablement plus intense le second jour, lors même que la dose est restée la même. Cela tient à une condition très-facile à apprécier, mais que l'on n'apprécie pourtant que si l'on y met une certaine attention. Lorsque l'ammoniaque vient d'être appliquée, elle laisse sur le derme une vive irritation, qui, pendant près d'une heure, se traduit par une sécrétion très-abondante de sérosité. Cette sérosité coule sur la peau en dehors des pièces de l'appareil, et, si vous vous donnez la peine de faire ce que j'ai fait très-souvent, c'est-à-dire de la goûter, on voit qu'elle a une extrême amertume due à la morphine qu'elle tient en dissolution ; d'où il suit qu'une quantité variable de sel narcotique est entraînée dans les pièces de l'appareil, et, par conséquent, n'est pas absorbée ; tandis que le soir ou le lendemain, quand on a enlevé la fausse membrane, le derme ne sécrète plus de sérosité, la dose tout entière de sel reste en contact avec la surface de la plaie, et l'influence stupéfiante augmente nécessairement. D'où ce précepte, que, en général, il faut, au second pansement, pour obtenir le même effet, mettre une dose moindre de morphine.

En tout état de cause, messieurs, il faut n'appliquer, sur le derme dénudé par l'ammoniaque, que de faibles doses de sel narcotique ; nulle part l'absorption n'est aussi vive qu'à la surface de la peau privée de son épiderme, et bien souvent on s'expose à de graves accidents, lorsque, de prime abord, on met une dose un peu élevée. Ne commencez jamais, chez une femme, par plus de 1 centigramme ; par plus de 2 chez un homme ; réservez-vous d'augmenter les doses lorsque vous aurez appris à connaître la manière dont vos malades supportent l'action du médicament.

Le premier effet de l'application du sel de morphine est quelque chose qui tient presque du miracle ; quelques minutes parfois suffisent pour calmer des douleurs atroces. Il est rare que, dans une névralgie violente, on ne donne pas un grand calme. Mais entre ce calme, entre la cessation totale de la souffrance et la guérison, il y a un abîme, et il est rare que la douleur ne revienne pas plus ou moins vive, lorsque les effets stupéfiants du remède sont dissipés. Il importe donc de poursuivre le mal et de tenir l'économie sous l'influence du remède pendant un temps plus ou moins long. Il faut donc faire une nouvelle application le soir, la recommencer encore deux fois le lendemain. De cette manière, on peut, dans un grand nombre de cas, supprimer tout à fait la douleur pendant quelque temps.

Je vous ai dit que le troisième jour, la surface dénudée par l'ammoniaque n'absorbait plus; il faut donc faire une plaie nouvelle, et la faire de la même manière, dans un point voisin du premier, ou bien dans un autre point, si la vivacité d'une douleur persistante vous y invite. Il faut la faire en ayant toujours grand soin d'irriter la peau juste autant que la chose est nécessaire pour que l'épiderme commence à se détacher, jamais assez pour qu'il y ait une phlyctène très-saillante, car alors la brûlure de la peau a été jusqu'à l'escharification superficielle, et l'absorption sera plus difficile; d'autre part, il restera une cicatrice indélébile, ce qui est à considérer quand il s'agit du visage et des parties qui souvent sont exposées à la vue.

Ainsi on continue l'action des stupéfiants, huit, dix, quinze jours, tout autant que la chose est nécessaire pour faire perdre à l'économie une vicieuse habitude.

2° *Méthode hypodermique, ou méthode sous-cutanée.* — Inventée par Rynd, cette méthode a été propagée en Angleterre par Wood, et en France par les docteurs Béhier et Hérard.

Notre intention n'est pas, à propos de la sciatique, d'entrer dans tous les détails de cette méthode qui a déjà donné lieu à plusieurs ouvrages, mais seulement d'en donner les résultats.

Pour l'historique, le manuel opératoire, nous renvoyons à l'excellent travail du docteur Jousset (1).

Trousseau employait la solution de chlorhydrate de morphine au vingtième, de sorte qu'une goutte représentait un quart de centigramme.

J'ai moi-même employé très-souvent, pendant mon séjour à

(1) *De la méthode hypodermique et de la pratique des injections sous-cutanées.* (Thèse de Paris, 1865.)

Bicêtre, sous mon regretté maître le docteur Léger, le chlorhydrate de morphine en injections sous-cutanées dans les cas
de sciatique. La solution employée représentait 1 centigramme
pour 3 gouttes, et j'en ai retiré de bons résultats.

Il faut généralement plusieurs injections pour débarrasser le
malade de sa douleur. J'ai été plusieurs fois obligé de donner
ce sel à la dose de plusieurs centigrammes pour obtenir un
résultat, ce qui n'est pas toujours sans danger. Nous verrons
plus tard les résultats comparativement à l'atropine.

On a aussi obtenu des cas de guérison en injectant de l'acétate de morphine ou de la narcéine.

La belladone est employée par Jones et par Trousseau, qui
recommandait une pommade au glycérolé d'amidon avec un
quart d'extrait de belladone.

Mais c'est surtout le sulfate neutre d'atropine qui est
employé.

> Sulfate d'atropine........   25 centigr.
> Eau distillée........... 100 gram.

Trousseau a quelquefois vu cette fomentation utile contre
la sciatique.

Au bout d'une heure d'application, on remarquait quelquefois des troubles généraux.

M. le professeur Béhier a surtout employé le sulfate d'atropine en injections hypodermiques. Il en fit le sujet d'un mémoire à l'Académie de médecine, inséré dans le *Bulletin de
thérapeutique*, en 1859.

La solution employée était au 100e. Sur 18 sciatiques, 12 guérisons et 6 guérisons plus que probables, puisque les malades
ne sont pas venus accuser de récidive.

Le professeur Béhier pense que l'injection doit être faite au
point douloureux.

« Plusieurs fois, dit-il, j'ai tenté, pour vérifier l'opinion de
Hunter, de pratiquer des injections sur une région éloignée de
la douleur, sans avoir jamais observé aucun résultat réel de
ces tentatives. Dix gouttes de sulfate d'atropine dans le del-
toïde n'ont modifié en rien une névralgie fémorale et, pourtant,
les signes d'absorption ont été très-évidents. »

Pour nous, nous ne nous sentons nullement porté à traiter

la sciatique par le sulfate d'atropine. A cause des accidents qui peuvent se développer et dont on ne peut pas à l'avance mesurer toute l'étendue, surtout lorsque la sciatique se trouve chez des personnes très-impressionnables. Dans ces cas, on a recours à l'opium, surtout à la morphine, pour combattre l'intoxication atropique.

Le docteur Courty (1) s'est livré à des études comparatives sur la morphine et l'atropine. Il est arrivé aux conclusions suivantes :

1° Les injections locales sous-cutanées d'atropine et de morphine ont une action puissante et plus rapide que l'administration du même médicament par l'estomac, ou que leur absorption par la surface réticulaire du derme dénudé.

2° Le nombre de guérisons obtenues par l'atropine est plus considérable que le nombre de guérisons obtenues par la morphine.

3° Lorsque la névralgie n'est pas guérie par les injections, elle éprouve une modification locale immédiate qui apporte un grand soulagement aux malades.

Enfin, comme je l'ai dit plus haut, les professeurs Brown-Séquard et Noël Gueneau de Mussy emploient un mélange de chlorhydrate de morphine et de sulfate d'atropine contre la sciatique. Voici la formule du dernier de ces éminents praticiens (2):

Eau distillée. . . . .   10 gr.
Chorhydrate de morphine.   50 centigr.
Sulfate d'atropine. . . . . .   1 centigr.

Les injections sous-cutanées faites avec prudence sont un moyen très-commode et très-pratique, mais comme à beaucoup d'autres médications, je leur ferai le même reproche, celui de ne pas toujours guérir, de ne pas être sans danger, et surtout de ne s'adresser qu'à un des éléments morbides de la maladie, à l'élément douleur. Car je ne sache pas que ces médicaments soient susceptibles de faire disparaître l'atrophie d'un membre, ou même de guérir une douleur sciatique dépendant d'un état

(1) In *Thèse de Delbosc*. Paris, 1861.
(2) Communication orale.

général diathésique ou autre, et encore moins de modifier toute une constitution.

Sels de potassium. — L'iodure de potassium a été fréquemment employé contre la sciatique par Jones qui l'a donné dans presque tous les cas qu'il a publiés dans son livre, par Romberg qui fait remarquer la prompte rapidité de son action. Il le donne à la dose de 3 à 10 grains, trois fois par jour, dans une solution aqueuse.

Graves, sur le conseil du docteur Fergusson, s'est lui-même guéri d'une sciatique opiniâtre par l'emploi de ce médicament :

> Iodure de potassium........   4 gr.
> Eau.........................   1 litre.
>
> Diviser en quatre parties ; en prendre une par jour.

J'ai eu depuis, dit-il, de nombreuses occasions de constater l'efficacité de ce remède, et je vous le recommande de toutes mes forces contre la sciatique et le lumbago subaigu ou chronique.

Le *carbonate de potassium* a été aussi employé par Jones sans grand résultat.

Le *bromure de potassium* est surtout indiqué dans les cas de sciatique où l'élément nerveux domine, et lorsqu'il n'y a pas de sommeil on pourra en prendre depuis 40 centigr. jusqu'à 1 ou 2 grammes dans un quart de verre d'eau préalablement sucrée.

Le *cyanure de potassium* était employé de la façon suivante par le professeur Trousseau. Cette solution :

> Cyanure de potassium.....   1 gram.
> Eau......................   80 gram.

était employée en fomentation pendant une demi-heure à deux heures, trois fois dans les vingt-quatre heures.

Il s'ensuivait une rougeur vive avec une éruption vésiculeuse ou papuleuse.

Ou bien on en met 5 centigr. sur un vésicatoire ammoniacal. Cette application est très-douloureuse et toujours suivie d'eschares.

Purgatifs. — Lorsque la saignée n'a pas réussi, dit Cotugno (1), on a recours avec efficacité à deux auxiliaires : une forte évacuation alvine et des frictions sur la partie malade. Cette double médication s'emploie suivant des lois qui lui sont propres. Le ventre en effet doit être stimulé pour deux motifs : d'abord pour que les veines n'aspirent point par là quelque chose de nuisible qui, ensuite, reporté dans le sang, puisse augmenter la matière qui occasionne la sciatique, et pour que, par l'évacuation intestinale des humeurs, les forces vitales soient affaiblies et l'afflux sanguin vers la sciatique soit moins fort, car je suis convaincu qu'il existe une grande relation entre le ventre et les cuisses; tellement que j'ai vu pendant la constipation les cuisses s'alourdir et s'engourdir, tandis que lorsque le ventre était libre elles étaient aussitôt allégées et débarrassées ; j'ai vu un catarrheux dont l'engourdissement et la lourdeur des cuisses accompagnaient longtemps la constipation.

Vallesius, cité par Bonetus, conseille les purgatifs lorsque la sciatique est chronique. Riverius, lorsqu'il pensait que la sciatique était engendrée par la bile, donnait des purgatifs cholagogues, tantôt calmants, tantôt énergiques.

Le docteur Hancock, dans le *Bulletin de thérapeutique* (2), fait céder en peu de temps des sciatiques rebelles dues à une irritation du nerf produite dans le bassin, soit par une surcharge intestinale, soit par toute autre cause, au moyen des pilules suivantes :

Huile de croton................	1 goutte.
Pilules bleues et extrait de jusquiame. aa	20 centigr.
Extrait de coloquinte composé........	40 centigr.

Pour 4 pilules : 2 le soir en se couchant, et les 2 autres également le soir, quarante-huit heures après les deux premières.

Ces pilules produisent d'abondantes évacuations alvines.

La sciatique est en effet souvent entretenue par une constipation opiniâtre et invétérée. Ainsi Réveillé-Parise a-t-il pu raconter dans son mémoire (3) qu'un épicier avait la réputa-

____

(1) *Loc. cit.*, § 40.
(2) T. XLVI, p. 280.
(3) *Archives de méd.*, t. IX.

tion de guérir les sciatiques. Son secret consistait dans une poudre de muriate de soude et de jalap. C'est aussi à la constipation qu'est dû le succès de la médecine Leroy. Jones aussi dans certains cas a réussi en employant des purgatifs altérants.

Quinquina et médicaments qui en dérivent. — Le *quinquina* et la *cinchonine* ont été employés par Jones dans plusieurs cas avec un assez bon résultat.

Mais c'est surtout au *sulfate de quinine* que l'on a recours. Trousseau, même en dehors de l'intermittence, l'employait dans les cas où il pouvait soupçonner un état rhumatismal ou goutteux.

Il va sans dire que les préparations de quinquina sont spécialement indiquées dans les cas de sciatique paludéenne. Nous verrons plus tard que ce ne sont pas les seuls moyens qui soient à notre disposition.

Les *sudorifiques* étaient recommandés pour évacuer le principe morbifique. Tels sont la poudre de Plummer, le vin antimonié d'Huxam.

Le *silicate* et le *benzoate de soude* ont été encore trop peu employés pour pouvoir donner le résultat de cette médication.

Strychnine. — Ce médicament a été conseillé par le docteur Notta dans les cas d'atrophie musculaire. Mais, dès 1843, le docteur Rougier, dans le *Bulletin de thérapeutique*, l'avait employé de la façon suivante.

« Les douleurs disparues, dit-il, si la névralgie est ancienne ou s'il a fallu employer longtemps la morphine, il reste dans le membre une faiblesse quelquefois assez grande pour empêcher la progression. C'est ici que la strychnine sera utile pour combattre cet accident, et l'on trouvera même une pierre de touche pour savoir si la névralgie sciatique a été réellement guérie par la morphine et s'il n'y a plus de récidive à craindre. »

Dans la plupart des cas, peu de jours de l'emploi de la strychnine ont suffi pour réveiller la sensibilité du nerf sciatique, émoussée ou pervertie par une maladie longue et douloureuse, pour rendre au membre sa force normale et effacer soit localement, soit dans toute l'économie, jusqu'à la moindre trace de l'influence de l'opium. M. Bougier donne la strychnine par pilules d'un huitième de grain. Il commence par une pilule toutes les douze heures, puis il augmente progressivement suivant les effets produits jusqu'à 5 et 7 centigr. dans les vingt-quatre heures.

Le 2e ou le 3e jour, il y a des secousses dans le membre malade, bientôt se manifestent de véritables élancements douloureux qui suivent le trajet du tronc nerveux. Ces douleurs augmentent par l'usage du remède ; elles sont plus vives la nuit que le jour et elles arrivent au point de reproduire la douleur de la névralgie comme avant le traitement. Si la sciatique est guérie, la douleur produite par la strychnine s'affaiblit de jour en jour, et les secousses sont plutôt incommodes que douloureuses.

Si la sciatique n'est pas guérie, on a une véritable récidive, mais la saturation par l'opium est alors plus facile.

Chlorure de sodium. — En 1868, le docteur Bertin (de Gray) publia dans l'*Union médicale* plusieurs observations de sciatiques guéries par l'injection sous-cutanée d'une solution concentrée de chlorure de sodium. Ces faits sont encore trop peu nombreux pour que nous puissions juger cette médication.

Stramonium. — Ce médicament a été aussi administré avec avantage, comme on le voit, par des observations recueillies dans la *Bibliothèque thérapeutique*, par M. Bayle (t. II, p. 281).

Marcel (1) recommande l'extrait préparé des graines du datura stramonium à la dose d'un quart ou demi-grain trois fois par jour.

Fayt et Delfrayné ont recommandé les frictions avec la solution de *tartre stibié*.

Les *tisanes* sont sans importance, on les varie suivant le goût des malades : sureau, bourrache, tilleul, coquelicot. Données seules, elles n'ont jamais produit d'effet sur la maladie.

Rivérius faisait prendre 8 gouttes d'esprit de thériaque avec de l'eau de cresson bénit ; il en résultait une sudation abondante suivie de la disparition de la douleur.

Térébenthine (2). — D'après Martinet, l'usage de la térében-

(1) *Medical-chirurgical Transactions*, vol. 7, p. 550.
(2) Voyez, pour tous les détails, l'excellent traité de Martinet. Paris, 1829, 2e édit.

thine remonte à une assez haute antiquité. Galien, Michael Doringius s'en servaient sous forme d'emplâtre; Scultet l'employait avec succès contre la piqûre des nerfs. Bonnet parvint même à guérir une névralgie avec l'huile essentielle que cette substance contient. Mais ce fut Archibald qui, le premier, fixa l'attention des médecins sur ce médicament dans les cas de sciatique. Ayant fait part à Cheyne des avantages qu'il en obtenait, celui-ci le conseilla à Home qui plus tard publia, dans ses *Medical facts and experiments*, sept observations sur ce sujet. Depuis, Holst, Thilénius, Lentin en Allemagne, MM. Récamier, de Larroque, Dufaur, Husson en France et plusieurs autres praticiens y eurent successivement recours. Comme depuis Martinet on n'a rien dit de nouveau sur la térébenthine, nous présentons le résumé de son travail d'après Valleix.

D'après Martinet, il y aurait guérison dans les deux tiers des cas. D'après Valleix, 34 sur 53, un peu moins des deux tiers.

13 cas rebelles à l'action de la térébenthine.

Dans les cas de guérison complète, l'ancienneté de la sciatique n'a jamais dépassé dix-huit mois, et plusieurs fois, elle n'était que de huit ou quinze jours.

D'une manière générale, les cas observés par Martinet n'offraient, dans l'ancienneté et la violence de la maladie, rien qui pût rendre le traitement plus infructueux que dans ceux où la térébenthine n'a pas été mise en usage.

M. Martinet fait lui-même remarquer que les observations qu'on lui a communiquées sont toutes des succès, et il n'a pu publier les cas d'insuccès observés par *Deslandes*, *Bousquet*, *Jolly* et *Léveillé*.

D'après l'examen des faits, on peut dire que ce médicament a été trop vanté par les uns et trop déprécié par les autres.

On trouve en effet un nombre de cas assez considérable dans lesquels la térébenthine a eu les plus heureux effets, car fréquemment la guérison complète est survenue au bout de six à dix jours, et quelquefois moins chez des sujets affectés depuis plusieurs mois d'une sciatique pour laquelle on avait mis en usage les moyens les plus variés.

Ce sont des faits positifs qui peuvent faire croire à l'action efficace de ce médicament.

Une des préparations le plus souvent employées par M. Martinet est la suivante :

Looch térébenthiné :

Jaune d'œuf.................	n° 1.
Essence de térébenthine.....	3 iij (12 gram.).
Sirop de menthe.............	3 ij (64 gram.).
— de fleurs d'oranger....	3 ij (64 gram.).

F. s. a. un looch. Trois cuillerées par jour.

Martinet fait quelquefois ajouter 4 grammes de laudanum.

Le laudanum étant lui-même une anti-névralgique, on complique le traitement.

Le mélange suivant est exclusivement prescrit par Récamier.

Huile de térébenthine..........	8 gram.
Miel rosat....................	128 gram.

A prendre par cuillerées de cinq à six fois par jour.

Pour éviter l'action du médicament sur la muqueuse gastro-intestinale, M. Martinet donne l'opiat suivant :

Huile de térébenthine................	8 gram.
Gomme arabique en poudre..........	48 gram.
Sucre pulvérisé....................	16 gram.
Sirop de fleurs d'oranger............	31 gram.

F. s. a. un opiat : en prendre le tiers par jour, en trois fois, et entre deux pains à chanter.

On ne sait si le but demandé a été obtenu.

Là saveur et surtout l'odeur de la térébenthine excitent quelquefois chez les malades un dégoût invincible. Dans ces cas, Martinet conseille l'opiat suivant :

Huile de térébenthine.............	4 gram.
Magnésie calcinée,...............	3,3 gram.
Huile de menthe..................	7 gouttes.

F. s. a. un opiat, et conservez dans un pot d'étain.

A prendre dans du pain à chanter trois fois par jour par bols, de la grosseur d'une noisette.

Cette préparation est celle qui a occasionné le moins d'in-

convénients. On peut encore donner des pilules de térébenthine et de magnésie calcinée.

Enfin le liniment dont se sert M. Martinet pour les frictions
est composé ainsi qu'il suit :

Liniment térébenthiné :

Huile de camomille.................... 64 gram.
Essence de térébenthine.............. 32 gram.
Laudanum liquide de Sydenham.........,..... 4 gram.

Quelquefois l'huile de térébenthine détermine des troubles
plus ou moins marqués dans diverses fonctions, tels que :

Chaleur ou pesanteur d'estomac, inappétence, rapports
désagréables, ardeur à la gorge.

Vomissements, coliques ou dévoiement, chaleur générale
ou plus marquée dans le membre malade, sueurs avec ou
sans picotements. Augmentation des urines, strangurie ou
dysurie.

Ces accidents se présentent souvent plusieurs à la fois et sont
quelquefois si graves qu'on est obligé de suspendre le traitement.

Suivant Réveillé-Parise (1), ces accidents, dans certains cas,
peuvent encore devenir plus graves.

C'est là un inconvénient incontestable attaché à ce médicament et qui doit rendre plus réservé dans son administration

Quant à Jones, il pense que c'est surtout dans les conditions
où il n'y a pas de débilité marquée, d'indice de rhumatisme
récent ou de maladie organique, que la térébenthine est le plus
appropriée.

Trousseau conseille beaucoup l'usage des capsules de térébenthine et il insiste pour les faire prendre pendant les repas.

Les capsules de Schuly contiennent de 8 à 10 gouttes d'huile
essentielle. Trousseau donnait à deux des repas de 4 à 6 capsules, ce qui suppose chaque jour de 100 à 120 gouttes. Cette
dose, qui peut être doublée et triplée, suffit ordinairement.
Il faut en prendre huit jours de suite, suspendre cinq jours
et recommencer ainsi plusieurs semaines. D'après ce grand

(1) *Mémoire sur la sciatique ; Archives générales de médecine,* t. IX.

clinicien, cette médication échoue dans la moitié des cas.

Vin. — Cotugno raconte avoir retiré de bons résultats d'une potion au vin très-abondante.

La *valériane*, sous forme de teinture, a été préconisée par Jones.

Vomitifs. — Vallesius, cité par Bonetus, conseillait les vomitifs au début de la sciatique.

« Si les personnes atteintes de sciatique, dit Cotugno, ont des rots puants et pénibles, si la pression sur les hypochondres, surtout du côté droit, est douloureuse et produit un gargouillement, c'est que ces humeurs de mauvaise nature obstruent, comme l'on dit, la première partie du tube intestinal ; dans ce cas l'émétique est utile : si la maladie persiste, on peut renouveler le vomitif. »

Eaux minérales. — Le traitement de la sciatique par les eaux minérales sert de transition entre la médication interne et l'externe. Elles sont, en effet, données, la plupart à l'intérieur et à l'extérieur. Quant à l'application extérieure, nous n'en parlerons pas ici. Dans les faits connus et suivis de guérison, ces eaux ont toujours été données sous forme de douches. Nous en parlerons à l'article Hydrothérapie.

L'indication des eaux minérales à employer suivant la forme de sciatique a été très-bien faite par Sandras et Bourguignon dans leur *Traité des maladies nerveuses.* Dans le cas de sciatique goutteuse, on fera usage des eaux alcalines en boisson et en bain. Une cure aux thermes de Néris est indiquée si déjà il y a une complication de gravelle urique. Les eaux de Vichy, d'Ems, de Carlsbad, de Pougues, sont indiquées. Si la gravelle est phosphatique, on choisira de préférence les eaux stimulantes de Bourbonnes et de Wiesbaden.

Si la névralgie se manifeste chez des sujets affectés antérieurement de rhumatisme articulaire qui soient actuellement sous le coup de douleurs métastatiques se localisant tantôt sur les articulations, tantôt sur les muscles, on enverra les malades aux eaux sulfureuses d'Aix (en Savoie), de Bagnères-de-Luchon. Les eaux sulfureuses sont également recommandées par Pinel et Peyrude.

Si la sciatique est sous la dépendance d'un état nerveux général, et si des symptômes de chlorose, d'hystérie, de dyspepsie prédominent, on conseillera le séjour aux eaux de Spa, de Vichy et de Plombières.

Si la sciatique existe, chez des individus affectés antérieurement de syphilis, qui ont été incomplétement traités, ou dont la constitution s'est montrée rebelle aux mercuriaux et à l'iode, on conseillera les eaux de Bagnères-de-Luchon, de Loëche, de Wiesbaden, et même les eaux bromo-iodurées de Heilbrunn.

Si la sciatique est rhumatismale, Romberg conseille les eaux de Wiesbaden, de Teplitz, de Landek, de Warmbrunn, de Bade, de Gasteins et de Wilbade.

Le docteur Beau, dans ce cas, conseille Bourbon-l'Archambault et Aix.

Enfin Graves, dans quelques cas, pense que le changement de climat et les eaux minérales de Bath, de Buxton, de Harrowgate et de Turbridge rendent de grands services.

MÉDICATION EXTERNE.

Acupuncture. — Le docteur Dantu (de Vannes), dans son *Traité de l'acupuncture*, fait sous l'inspiration et d'après les idées de Jules Cloquet, a rapporté environ vingt-cinq cas de sciatiques guéries par ce procédé (Paris, 1826). Nous renvoyons à cet excellent traité pour tout ce qui concerne le manuel opératoire historique, les effets physiologiques produits par ce procédé.

Cloquet voulait qu'on évitât le tronc nerveux, tandis que Bonnet (de Lyon) conseille de le traverser avec l'aiguille.

Cette médication ancienne, pratiquée par les Chinois et les Japonais, a donné aussi de bons résultats entre les mains du docteur Bouchut.

Le docteur Jones dit, dans son livre, que le docteur Fuller parle hautement de l'acupuncture dans le traitement de la sciatique, bien qu'il ne soit pas convaincu que sa vertu dépende de l'évacuation du fluide épanché. D'après Trousseau, la durée de l'application peut varier de dix minutes à une heure.

L'acupuncture est un moyen que l'on peut essayer sans danger. Je crois qu'il serait bon, dans les cas d'atrophie, de paralysie et d'anesthésie, phénomènes morbides qu'on ne saurait guérir par trop de moyens.

Aimant. — L'application de plaques d'acier aimanté a procuré, d'après Thouret, un soulagement momentané. Employé aussi par Heurteloup, ce procédé est regardé par Roche et Samson comme pouvant augmenter la douleur.

Cathétérisme du tympan. — Cette manœuvre a été proposée au même titre que la cautérisation de l'oreille (1).

Cautères. — L'usage des cautères contre la sciatique remonte à la plus haute antiquité. Nous rapportons ici la méthode d'Albucasis.

Faites-vous deux espèces de verres de la forme de l'anneau que reçoit le verrou d'une porte, soit en cuivre, soit en fer, d'une hauteur d'environ deux fois la largeur du pouce ; introduisez-les l'un dans l'autre, de manière qu'ils soient séparés par l'intervalle d'un doigt ; qu'ils soient ouverts de part et d'autre et reliés entre eux.

Faites coucher le malade sur le côté sain, et appliquez l'instrument en appuyant fortement avec la main. Versez dans les interstices des cercles un liquide caustique légèrement chauffé, et laissez-le une heure jusqu'à ce que vous ayez brûlé la partie. Le malade, en effet, éprouvera un sentiment de cuisson comme si c'était du feu ; dès que la sensation s'affaiblira, retirez l'instrument, essuyez le caustique avec de l'eau douce et laissez le malade trois jours et pansez au beurre.

Si l'affection s'étend vers la cuisse ou la jambe, vous construirez pareillement un appareil pour contenir le liquide comme pour l'articulation coxo-fémorale.

Le caustique employé est un liquide trituré avec de la potasse et de la chaux vive.

On cautérise aussi avec de la thapsia, le miel et la chaux mélangés avec le savon.

On trouve dans Bonetus, que Sanctorius guérit une sciatique rebelle en appliquant un cautère au-dessus du genou du côté douloureux. Au bout de deux mois, la santé fut parfaite.

Si l'on soupçonne, dit Riverius, que la douleur soit produite par un catarrhe descendu du cerveau, il faut appliquer un caustique à l'occiput. Ce moyen a en effet guéri une vieille douleur sciatique, qu'aucun autre remède n'avait pu vaincre.

(1) *Bulletin de thérap.*, t. XL, p. 423.

Cotugno ne paraît pas avoir une grande confiance dans les caustiques, pour toutes les formes de la sciatique. Les caustiques (1), en effet, paraissent, comme ils l'étaient réellement, très-opportuns pour faire sortir la matière qui produit la sciatique. Cependant, l'ignorance de deux conditions : l'espèce de sciatique dans laquelle ils peuvent avoir uniquement de l'action, et surtout l'endroit où ils doivent être appliqués, a fait qu'ils ont été trouvés rarement utiles et plutôt par hasard, que lorsqu'on les a employés à dessein.

Les caustiques ne peuvent servir dans toute espèce de sciatique, car celle qui est arthritique est rebelle à presque tous les caustiques. Cependant, dans la sciatique nerveuse qui est susceptible d'être merveilleusement guérie par les caustiques, si ces derniers ne sont pas appliqués à l'endroit qu'il faut, ils sont encore inutiles.

Mais c'est Trousseau qui a le mieux appliqué les cautères à la cure de la sciatique. Voici son procédé :

« J'ai imaginé, il y a plus de trente ans, dans le traitement des névralgies profondes et de la sciatique, une médication qui m'a toujours donné des résultats plus complets que les méthodes endermiques et sous-cutanées.

» Je fais coucher le malade sur le ventre, je fais un pli à la fesse, perpendiculaire à l'axe du corps et répondant au point d'émergence du nerf sciatique. Je confie une des extrémités du pli à un aide, et moi-même, avec l'index et le pouce de la main gauche, je tiens l'autre extrémité. Alors, prenant un bistouri à lame droite, le talon dans la main droite, et de la lame dirigée en haut, comme pour couper de dedans en dehors, je traverse avec rapidité la base du pli. De cette manière la section de la peau est à peine douloureuse, elle a surtout l'avantage d'être nette et sans queue. Le tissu cellulaire est au fond de la plaie, je bourre celle-ci avec un bourdonnet de charpie, maintenu par un large morceau de sparadrap, de diachylon, et j'attends au lendemain.

» Cependant assez souvent cette simple opération suffit pour assurer, non-seulement un soulagement, mais une véritable guérison. Ces cas sont malheureusement rares. Le lendemain

(1) *Loc. cit.*, § 46.

et lès jours suivants, je panse de la manière suivante. Le pharmacien a préparé des pois médicamenteux ainsi qu'il suit :

> Extrait de belladone ou de datura stramonium..... 2 gram.
> Extrait d'opium............................. 2 gram.
> Poudre de gaïac finement tamisée.............. 4 gram.
> Mucilage de gomme adragant, q. s. pour faire une masse pilulaire.
> Divisez en vingt bols que l'on fera sécher à l'étuve.

» Chaque pois contient 10 centigrammes d'extrait d'opium et autant d'extrait de stramoine ou belladone.

» J'en fais mettre dans la plaie au moins deux, quelquefois trois, et je la maintiens avec une pièce de sparadrap ou de diachylon, au-dessous de laquelle, lorsque je le puis, je fais placer une petite plaque de plomb très-flexible ou plusieurs feuilles d'étain réunies. Il est convenable de mettre dans la plaie, en même temps que les bols médicamenteux, un pois à manger bien sec, qui pendant la journée se gonfle considérablement, et maintient toujours la plaie parfaitement béante.

» Un pansement en vingt-quatre heures ; guérison plus rapide en faisant deux pansements, sauf à mettre chaque fois une moins grande quantité de pois. On continue tant que durent les souffrances. Quand elles ont disparu, un seul pois médicamenteux, un pois à manger, et lorsque, depuis huit ou dix jours, le mal, est parfaitement dissipé, on panse comme un simple cautère avec des pois non médicamenteux.

» Après bien des tentatives diverses, je dois déclarer ici que le mode de traitement que je viens de vous indiquer, est celui qui m'a le mieux réussi dans la névralgie sciatique.

» Il y a là une double action, celle des stupéfiants, celle des exutoires.

» L'emploi simultané du cautère profond et des stupéfiants répond aux indications mieux que l'une ou l'autre des médications isolément appliquées.

» Facilité de remettre des pois si la douleur reparaissait.

» *Cautérisation par le fer rouge.* C'est peut-être la médication la plus anciennement employée contre la sciatique. »

Albucasis, qui mourut en l'an 500 de l'hégire (1106-1107), l'appliquait de cette manière (1) :

(1) *La chirurgie d'Albucasis*, trad. du Dr Leclerc. Paris, 1861, p. 41.

On cautérisera trois fois à la hauteur de la capsule articulaire avec un cautère de forme olivaire, en disposant triangulairement les trois cicatrisations. La distance entre chaque cautérisation sera de l'épaisseur d'un doigt. Cautérisation au point de l'articulation, ce qui fait quatre.

Si la maladie s'étend à la cuisse et à la jambe, il faut cautériser deux fois à la cuisse sur le trajet douloureux indiqué par le malade, et une fois dans une étendue de quatre doigts, au-dessus du tendon d'Achille et un peu en dehors ; on se servira du cautère cultellaire, et la profondeur de la cautérisation sera de l'épaisseur de la peau seulement.

Si le malade accuse que la douleur s'étend jusque vers les orteils, il faut cautériser suivant le trajet qu'il indiquera avec un cautère à pointe, trois, quatre fois, et plus, s'il est nécessaire. Si le malade accuse une douleur au-dessus du genou, près de la jambe, il faut y appliquer une fois le cautère cultellaire.

Éviter la lésion des nerfs et des articulations. Si les deux côtés sont affectés, il faut les cautériser l'un et l'autre de la même manière.

Quelques médecins ont recommandé le procédé suivant pour l'articulation coxo-fémorale :

Faites une sorte de verre en fer du diamètre d'une demi-*palme* et de l'épaisseur d'un noyau de *datte* ou un peu moins, insérez dedans un autre verre et même dans celui-ci un troisième, en les espaçant par un intervalle de la largeur du pouce. Ces verres seront ouverts aux deux extrémités. Donnez-leur en hauteur l'épaisseur du pouce ou le double, et rattachez-les par un manche en fer.

Chauffez jusqu'au rouge, jusqu'à projection d'étincelles, appliquez sur l'articulation ; vous pratiquerez aussi d'une seule fois trois impressions circulaires.

Puis pansez.

L'auteur de ce livre n'a que rarement employé ce procédé. Cependant c'est une excellente médication pour qui peut la supporter.

Cette méthode de cautérisation ne s'est pas conservée à notre époque, car Marchesseaux dit avoir vu très-souvent nos Arabes de l'Algérie se servir pour cette opération d'une lame de couteau chauffée au rouge, et appliquée légèrement un très-grand nombre de fois sur toute la région affectée.

Tulpius, cité par Bonetus, raconte qu'un jeune homme, accablé par des douleurs sciatiques, autorisa le chirurgien à ne pas se contenter de brûler la peau de la cuisse, mais à entamer avec le fer rouge même la chair jusqu'à l'os ; désireux qu'il était de faire sortir la matière recélée par les enveloppes de l'os. Le malade supporta avec un remarquable courage le fer rouge promené sur la cuisse, non pas en courant mais lentement et à plusieurs reprises ; cette médication barbare le délivra complétement de son mal par la formation d'une ulcération profonde qu'il conserva longtemps, sans doute, jusqu'à ce que l'écoulement complet de la matière l'eût mis à l'abri de toute récidive.

Paul d'Égine, à ce que rapporte Cotugno, qui avait une grande confiance dans la cautérisation comme moyen curatif de la sciatique, indique surtout, parmi les lieux d'élection pour faire la cautérisation, le point situé au-dessus de la malléole externe. Cette cautérisation qui, peut-être par hasard, a été quelquefois trouvée utile, paraissait avoir pour raison qu'elle s'appliquait à la partie inférieure et sous-cutanée du nerf sciatique qui descend près de la malléole externe. D'après Jean Zecchius, qui loua beaucoup ce genre de traitement, il fallait appliquer le cautère un peu au-dessous du genou à la partie externe du côté malade. Cotugno explique le succès de cette cautérisation parce qu'elle était appliquée sur la partie sous-cutanée du nerf à la tête du péroné, et ainsi ouvrait les gaînes sciatiques dans un endroit opportun.

Cotugno, à propos de l'application du fer rouge, parle de la grande réputation d'un moine empirique chez les Maratiens, en Lucanie, qui guérissait promptement la sciatique en touchant avec le fer rouge l'endroit du côté de la jambe situé à quatre travers de doigts au-dessus de la malléole externe. Je vis clairement, dit-il, que la raison de ce traitement dépendait de la cautérisation de l'endroit où le nerf sciatique passe sous la peau.

Plus loin, il compare les effets du fer rouge et du vésicatoire en ces termes : « J'ai parfois, dit-il, obtenu du vésicatoire des effets tellement heureux que j'ai pensé que, d'une part, il n'était pas permis d'employer la médication du feu qui est si cruelle ; de l'autre, j'ai jugé que l'effet du vésicatoire était plus efficace et plus sûr que l'action du feu. En effet, bien que l'action du feu soit plus active et plus prompte au point de pouvoir appeler à la surface de la cautérisation la matière enfermée dans les gaînes du nerf sciatique, comme cependant le feu forme une eschare sur la partie qu'il atteint, il resterait un obstacle à l'issue de la matière ; de plus, si l'humeur visqueuse doit s'évacuer comme dans la sciatique invétérée, la peau brûlée par le feu et crispée ne pourrait être aussi apte à cette exécution, de sorte que le feu paraît plutôt être utile à la sciatique récente qu'à la sciatique invétérée. Si le feu est utile à la sciatique récente que l'application d'un vésicatoire guérit facilement, je ne vois pas pourquoi on choisirait le feu. Il est aussi à craindre que le feu employé par une main inexpérimentée et imprudente, en ulcérant la peau, n'attaque le nerf placé au-dessous et ne le brûle. Il ne faut pas se dissimuler que, s'il y a un endroit où la cautérisation soit très-douloureuse, c'est certainement dans les endroits où le nerf sciatique est sous-cutané. Mais plus elle a été douloureuse, plus elle m'a paru fructueuse. »

En 1838, Jobert (1) vint régulariser et expliquer l'action du fer rouge.

La cautérisation transcurrente a bien des fois triomphé de ces névralgies que rien n'avait pu vaincre, et, si la guérison n'a pas toujours été complète, il en est résulté du moins un soulagement durable. Cet agent est un excellent auxiliaire, plus effrayant que douloureux.

Le fer rouge agit en déplaçant la douleur on ne sait comment, et en la détruisant complétement lorsqu'il s'agit d'une névralgie idiopathique et non de celles qui ont leur source dans la compression des nerfs par une tumeur.

Il ne faut pas craindre que le cautère laisse de traces de son action énergique et des cicatrices difformes, car, quand il n'est appliqué que superficiellement et avec légèreté, il ne faut plus en attendre les mêmes résultats.

Pour faire comprendre l'action du fer rouge, il suffit de

(1) *Études sur le système nerveux.* Paris, 1838, t. II, p. 648.

tracer en quelques lignes les phénomènes qu'il produit par son application. Le fer rouge produit une douleur vive mais instantanée, puisqu'elle cesse au moment où il n'agit plus ; ce qui le rend encore moins redoutable, c'est que certains malades disent avoir ressenti seulement des démangeaisons, et quelquefois même une sensation agréable.

En parcourant la surface de la peau, le cautère alors y dessine bientôt des lignes noires qui indiquent les traces du feu et la carbonisation de l'épiderme; quelquefois, la cuticule s'est collée au fer, et toute une surface brûlée est dépourvue de cette membrane organique. C'est ce qui arrive quand le fer est peu chaud ou quand il s'éteint sur les tissus vivants ; quoi qu'il en soit, l'épiderme tombe, et souvent la cicatrice est terminée avant sa chute.

Le plus ordinairement, cette membrane se détache seule ou avec une portion de peau frappée de mort, et laisse une surface rouge recouverte d'une fausse membrane.

L'organe brûlé développe une grande quantité de chaleur ; il se tuméfie, il rougit, et si le malade se meut, les mouvements deviennent douloureux ; de telle sorte que le soulagement ne peut être apprécié qu'après la diminution du gonflement. Les douleurs de la brûlure seules existent, pendant que celles qui sont dues à la maladie disparaissent complétement.

A la suite de l'ustion, les cataplasmes laudanisés calment les douleurs, mais nous ne nous servons de ce moyen que quand l'inflammation est trop violente, car les compresses d'eau froide souvent renouvelées suffisent le plus ordinairement; la cicatrisation des ulcérations s'opère par l'application de linges enduits de cérat.

Quand le cautère a parcouru légèrement la surface de la peau, il laisse à peine des traces de son action. Il n'en est pas de même lorsqu'il a sillonné lentement le derme et qu'il y a joint une certaine pression, puisqu'alors une cicatrice fibreuse et solide remplace la perte de substance.

Le feu agit comme perturbateur ; aussi les douleurs s'évanouissent-elles instantanément, pour ne plus reparaître.

Valleix regarde la cautérisation transcurrente comme un bon moyen qu'il faut réserver.

La cautérisation disséminée sur les divers points douloureux, lui paraît devoir être essayée, et l'on a tout lieu d'en attendre les mêmes résultats que de la cautérisation transcurrente. Outre qu'on diminuerait notablement, par ce procédé, l'étendue de la brûlure, on se réserverait pour plus tard des points sur lesquels on pourrait, au besoin, appliquer le même moyen avec tous les éléments de succès.

Le professeur Monneret traitait les sciatiques par la cautérisation transcurrente. Un de ses élèves, le docteur Mène, publia, en 1859, une thèse où il exposa la pratique de notre ancien maître.

Elle doit être très-légère et ne pas effleurer la peau, de manière à ne pas entamer le derme.

Presque toujours, Monneret pratique trois ou quatre cautérisations, s'étendant depuis la hanche jusqu'au côté externe du jarret ; — si la jambe est douloureuse, il en pratique autant depuis la tête du péroné jusqu'à la malléole externe. A son niveau, il cautérise légèrement en avant et en arrière, suivant le trajet de la douleur.

Au pied, il se contente de deux ou trois raies : les points douloureux ne disparaissent pas si la cautérisation a été trop éloignée.

Examinée immédiatement après la cautérisation, la brûlure offre un très-léger relief brunâtre avec un liséré blanc de chaque côté, et un fond rouge s'étendant à la distance d'environ 1 centimètre. La douleur qu'elle occasionne n'est pas très-vive. Elle n'augmente pas par les mouvements du membre, n'est guère sensible que pendant les premières heures qui suivent l'opération. Au bout de cinq ou six jours, l'épiderme brûlé tombe sans suppuration, laissant une surface rouge, unie, sans cicatrice, et à la longue, la peau reprend son aspect normal.

Amélioration le jour même, ou diminution graduelle les jours suivants.

Dans les névralgies anciennes et rebelles, il faut quelquefois aller jusqu'à sept cautérisations.

Guérison après la deuxième cautérisation.

Monneret fait prendre à ses malades un bain simple ou un bain sulfureux immédiatement après la cautérisation. Ces bains sont continués tous les deux jours.

LAGRELETTE.   11

Le docteur Descot, dans les cas de névralgie plantaire, appliquait aussi le cautère actuel à la plante du pied.

Le docteur Notta conseille également ce procédé dans le cas d'anesthésie, suite de sciatique ; suivant lui, la cautérisation agirait en ramenant la sensibilité des parties sensibles vers la partie anesthésiée, phénomène qui se reproduit, comme nous l'avons rapporté plus haut, par la piqûre d'une aiguille ; seulement avec le fer rouge, l'effet est persistant.

D'une façon générale, on peut dire que la cautérisation au fer rouge a donné de bons résultats. Elle est aussi préconisée dans la sciatique par le docteur Brown-Séquard ; suivant lui, elle doit être faite dans une très-longue étendue et souvent répétée.

Cautérisation du dos du pied par le fer rouge. — « Ce traitement, dit le docteur Payan dans le *Bulletin de thérapeutique* de 1848, p. 260, après avoir été usité parmi les Arabes, comme l'attestait Franciscus Carbus en 1776, après avoir été préconisé plus tard par Petrini de Pesaro, et enfin par Klein en 1824, était tombé dans un tel oubli qu'aucun auteur contemporain ne le mentionnait. »

C'est surtout Robert qui, en 1848, attira de nouveau l'attention des praticiens sur ce moyen puissant dans les cas de névralgie sciatique rebelle aux méthodes ordinaires de traitement. Ce moyen consiste à pratiquer avec le fer rouge une cautérisation énergique entre le quatrième et le cinquième os métatarsien. Ce chirurgien rapporta à cette époque plusieurs faits à l'appui de cette méthode.

Voici ce que nous trouvons encore à ce sujet dans la thèse soutenue en 1815 par le docteur Lespagnol.

Aétius rapporte qu'Anthillus assure avoir guéri des sciatiques portées au dernier degré et qui avaient résisté à tous les remèdes, en faisant une inustion profonde à la partie inférieure du gros orteil de l'extrémité affectée avec du *crottin* chauffé jusqu'à être ardent. Barthez, qui fait cette citation, nous apprend aussi que M. Petrini a guéri cette maladie, dans les cas où l'application des vésicatoires avait manqué de succès, en cautérisant avec un instrument tranchant et rougi au feu, un peu au-dessous des deux gros orteils du pied de l'extrémité affectée.

Cautérisation de l'oreille. — Cette méthode, d'après nos

recherches, paraît avoir été employée chez tous les peuples dès la plus haute antiquité.

Nous trouvons dans un article du *Journal de médecine et de chirurgie pratiques* (1850, p. 290), que la cautérisation de l'oreille a été pratiquée avec avantage dans la sciatique chez les Japonais, les Persans et les Sarrazins.

Voici ce que nous apprend Bonetus (1682) (1) :

« J'ai vu, dit Vallesius (*Epid.*, 6 lib., p. 21), cité par cet auteur, certains empiriques, dans le traitement de toutes les sciatiques, brûler avec le cautère cette partie interne de l'oreille où un repli du cartilage forme une espèce de petite tumeur, et plusieurs d'entre eux en obtenir des succès ; la raison en est que, dans beaucoup de sciatiques, il s'écoule de la tête une matière qui se trouve interceptée par la cautérisation de l'oreille. »

M. Ruys (*Journal de médecine et de chirurgie pratiques*, 1851, p. 100) nous apprend, dans les *Archives belges*, que la cautérisation de l'oreille est d'usage traditionnel dans les campagnes flamandes.

La femme d'un bourgmestre lui montra un instrument qu'elle employait depuis vingt ans sur les gens de sa maison pour des odontalgies ou des névralgies faciales.

Cet instrument était composé d'une canule métallique servant de conducteur, et d'un mandrin en fer destiné à cautériser. Elle tenait ce secret du maréchal-ferrant du village, et lui-même en avait hérité de ses aïeux.

Zacutus Lusitanus brûlait la peau derrière les oreilles.

M. le docteur Duchenne, de Boulogne, a rapporté dans l'*Union médicale* (1850) que cette opération avait été décrite dans la *Pyrotechnie chirurgicale* de Percy, ouvrage couronné par l'Académie de médecine en 1789.

Ce fut grâce à une lettre du docteur Luciana, de Bastia, lettre insérée dans le *Journal des connaissances médico-chirurgicales* de mai 1850, que cette méthode revit le jour.

Les maréchaux de Corse guérissent la sciatique en cautérisant avec un fer rouge sur un point de l'oreille externe (à l'hélix, à son entrée dans la conque), du côté correspondant à la partie affectée.

(1) Traduction de M. Léon Billet.

On applique sur l'hélix un morceau de fer plat qui a tout au plus un millimètre d'épaisseur ; sur le morceau de fer se trouve une ouverture par laquelle on introduit un fer rougi dont la pointe tranchante s'adapte parfaitement à cette ouverture et cautérise le tissu de l'hélix, jusqu'à ce qu'elle trouve un obstacle dans un point d'arrêt situé à un demi-centimètre. C'est donc une méthode très-rapide. On la fait suivre d'un pansement simple ; il suffit même d'appliquer sur l'eschare un peu de cérat, de beurre frais ou d'huile battue avec de l'eau.

Un autre procédé plus simple consiste à toucher simplement avec un morceau de fer rougi quelconque l'endroit indiqué plus haut. (Moyen des maréchaux.)

La guérison a lieu alors en huit jours, quelquefois instantanément. Il est rare qu'elle échoue. (Six observations guéries par les maréchaux, données par le docteur Luciana.)

A Saint-Louis, Malgaigne a eu des insuccès. Quand il réussit, c'est le plus rapide et le plus merveilleux moyen.

La cautérisation est parfaitement inoffensive, à peine douloureuse, tant elle est prompte.

Valleix (*Union médicale*, novembre 1850), qui a réuni la plupart des faits, conclut que cette cautérisation est le plus souvent impuissante contre les névralgies anciennes et rebelles. Il a constaté que beaucoup de malades traités par ce moyen voyaient promptement leurs douleurs reparaître. Aussi le rejette-t-il.

Duchenne dit : « La cautérisation auriculaire agit simplement et vulgairement en vertu de la douleur perturbatrice qu'elle produit, comme le fait la cautérisation transcurrente pratiquée sur le trajet du nerf par la méthode de Valleix, ou la cautérisation de la face dorsale du pied par la méthode de Robert, ou enfin tout autre agent assez excitant pour déterminer une sensation très-vive et instantanée dans un point quelconque de la surface du corps. »

D'après Malgaigne, le cautère doit être appliqué sur l'hélix du côté correspondant à la sciatique, près de son entrée dans la conque. La partie est rapidement touchée dans une étendue de 6 à 8 millimètres avec un fer rouge ayant 1 millimètre d'épaisseur.

L'appréciation de ce moyen a été faite par Brown-Séquard

dans une leçon faite à l'ouverture des leçons médicales, à l'université de Harvard, le 7 novembre 1866.

Signalant une erreur qui consiste à nier des faits, parce que nous ne pouvons les expliquer, il dit :

« Je me rappelle le rire bruyant qui courut parmi le monde médical en France, quand on annonça que, depuis des siècles, la sciatique avait été traitée, dans l'île de Corse, par la cautérisation de l'hélix de l'oreille. Mais un homme de courage et d'un esprit indépendant, le professeur Malgaigne, reconnut comme un fait positif, que l'application du fer chauffé au rouge blanc à l'hélix de l'oreille guérissait quelquefois la sciatique. » La guérison, suivant le professeur Brown-Séquard, a lieu par action réflexe.

Finco (*Gazette de Lombardie*, 1860, nos 37, 39, 41) rapporte avoir traité 48 cas de sciatique par la cautérisation de l'oreille ; dans 30 cas, l'opération réussit complétement ; dans 10 elle réussit en partie et elle échoua dans 8. L'insuccès est attribué par Finco à diverses complications. Dans presque tous les cas, un vigoureux traitement antiphlogistique fut employé avant la cautérisation et dans quelques-uns, il fut aidé à son effet par une onction mercurielle ou de belladone. Il n'eut à répéter l'opération que dans 3 cas.

Je crois qu'on peut toujours tenter ce procédé, si l'on n'en avait pas d'autres à sa disposition.

« On a vu, dit le docteur Th. Anger (1), des névralgies abdominales ou lombaires guéries par la cautérisation du col de l'utérus. Ce qui semblerait indiquer, si les faits sont bien observés, que la douleur produite par la cautérisation n'a pas besoin d'être ressentie, car on connaît l'insensibilité de ce dernier organe. »

CAUTÉRISATION PAR LES ACIDES.

Acide sulfurique. — Voici la méthode de Legroux, qui lui a donné de bons résultats dans des sciatiques rebelles :

On pratique la cautérisation à l'aide d'un pinceau de charpie bien ébarbé, de la grosseur de l'extrémité d'une olive, et

(1) *De la cautérisation.* Agrégat., 1865, p. 133.

très-peu chargé d'acide. On trace sur la peau des lignes plus ou moins étendues sur le trajet de la douleur, à l'aide de ce pinceau, qui dépose une couche très-mince de liquide. Il suffit, dit M. Legroux, que l'épiderme soit légèrement humecté pour avoir une cautérisation superficielle. Si dans quelques points cette ligne paraît trop humide, on l'absterge. Une ligne unique peut être tracée sur le trajet du nerf sciatique, si la douleur occupe toute sa continuité. La cautérisation est interrompue d'espace en espace, si la douleur elle-même a des intersections. Des lignes latérales sont faites sur les points douloureux signalés par les malades. On applique des cardes d'ouate sur les parties cautérisées. La cautérisation ainsi pratiquée n'intéresse que la superficie du derme; elle est suivie pendant une heure ou deux d'une douleur cuisante; il se forme une eschare superficielle jaunâtre, qui devient brunâtre ensuite. Cette eschare se détache dans l'espace de deux ou trois septénaires au plus, et laisse après elle une ligne cicatricielle rouge et saillante qui blanchit et s'affaisse à la longue.

M. Legroux considère comme importante la précaution de laisser la cicatrice se former sous la croûte qui sert de moyen d'union, en se rétractant entre les deux bords de la plaie faite par le caustique. L'application de corps gras ou humides sur cette plaie ramollirait et détacherait la croûte; il s'ensuivrait un écartement des bords de la plaie, de la suppuration et une prolongation inutile du travail de la cicatrisation. Pour ces cautérisations, comme pour la pustule vaccinale, la cicatrisation à sec et croûteuse est beaucoup plus prompte que la cicatrisation consécutive au ramollissement de la croûte, dont le détachement prématuré laisse après lui des plaies profondes et difficiles à guérir.

Calorique. —Dans un cas de névralgie plantaire, Richerand chauffa fortement la plante des pieds en les approchant d'un brasier ardent, et en y retenant le malade jusqu'à ce que la chaleur lui devînt insupportable; les douleurs furent à un tel point allégées par ce dernier moyen répété plusieurs fois, que le malade put dès lors marcher et se livrer à ses occupations.

Les bains de sable, dit Tehy, et de marc de raisin sont recommandés par Aétius et Paul d'Égine depuis la plus haute antiquité contre la sciatique. Roche et Samson disent, en effet,

avoir obtenu de bons résultats des bains de sable chaud. Pouteau, au dire de Marchesseaux, employait contre la sciatique
les douches de cailloux chauds.

C'est toujours le même principe qui a amené à la pratique
suivante : on applique, dit Allaire, un pain chaud sortant du
four sur le membre atteint de névralgie.

Tous ces procédés peuvent être employés dans des contrées
dépourvues d'autres secours, mais demandent à être surveillés.
Nous croyons qu'on pourrait leur adjoindre une application
froide consécutive.

Collodion morphiné. — En 1865, le docteur Caminiti (*Journal
de méd. et de chir. prat.*, t. XXXVI, p. 126) a conseillé contre
la sciatique le collodion suivant :

> Collodion élastique............   30 gram.
> Hydrochlorate de morphine.....   1 gram.

Lorsque le collodion tombe, la douleur a quelquefois
disparu.

Compression. — François du Temps raconte que M. Vaidy,
médecin de l'hôpital de Lille, a cité dans le *Journal complémen-
taire des sciences médicales*, un exemple de sciatique guérie en
six jours par une compression du membre malade depuis les
orteils jusqu'à la hanche, à l'aide d'un bandage roulé.

Le docteur Basedow (1) recommande, comme le moyen d'a-
paisement le plus sûr contre les douleurs sciatiques qui restent
assez fréquemment même après des accouchements faciles,
l'enveloppement de la jambe depuis les orteils jusqu'au-dessus du genou, et de recommencer l'application de la bande
aussi souvent que la douleur revient.

Nous acceptons complétement ce moyen pour toutes les sciatiques et nous conseillerons de l'essayer le soir quand les
malades se mettent au lit.

Emplâtres. — Ils ont été employés de toute antiquité. Galien
employait des emplâtres composés de térébenthine et de
soufre.

Ces emplâtres sont nombreux. Tehy signale entre autres :
Les emplâtres de Mynsicht ;

(1) *Wochenschrift für die ges. Heilkunde*, Jahrgand 1838, p. 636.

Les emplâtres de Barbeth ;

Les emplâtres de Ph. Daniac.

Culotte du bourreau de Lyon. — Le bourreau de Lyon avait autrefois la réputation de guérir les sciatiques ; il enveloppait tout le membre inférieur dans un immense emplâtre de poix de Bourgogne, et l'éruption eczémateuse qui ne tardait pas à se manifester sur toute la peau, depuis la hanche jusqu'au bout du pied, agissait avec une puissance que des médications moins énergiques n'avaient pu atteindre.

Électricité. — Cotugno, il y a plus d'un siècle, en vantait déjà les bons effets. Cl. Varatus, dit-il, rapporte un cas de sciatique nerveuse, datant de neuf mois, complétement guérie par l'électricité ; ce moyen, dit-il, réussit en provoquant dans les muscles qui entourent le nerf sciatique une palpitation qui chasse l'humeur interceptée.

Deux procédés de faradisation, disait Delbosc en 1861, sont en présence :

L'un, celui de M. Becquerel, par lequel on agit profondément ;

L'autre, celui de M. Duchenne, par lequel on agit superficiellement.

Becquerel se sert d'un appareil continu ou d'un appareil d'induction.

Le pôle positif est appliqué à l'endroit du nerf le plus rapproché de l'axe cérébro-spinal, et on promène l'autre sur les branches du nerf qui sont douloureuses.

Le commencement du passage du courant est douloureux et accompagné de contractions fibrillaires, puis les douleurs diminuent ainsi que les contractions, la partie finit par s'engourdir et devenir insensible. Dès lors la douleur névralgique cesse complétement, tantôt pour un certain temps, tantôt pour ne plus reparaître.

Il faut de deux à huit séances de six à huit minutes chacune, Becquerel insiste beaucoup sur le courant direct.

Le docteur Duchenne, dans la troisième édition de son livre, *Sur l'électrisation localisée*, a résumé ses idées sur le traitement de la sciatique par l'électricité (p. 952, 1861).

Cette médication repose sur ce principe : une douleur vive et instantanée produite artificiellement sur un point quelconque de l'enveloppe cutanée peut modifier profondément et même guérir les névralgies.

On arrive à ce résultat par la faradisation cutanée. Il est très-peu de névralgies sciatiques qui n'éprouvent l'influence immédiate de l'excitation électro-cutanée, quel que soit le point du corps où on la pratique. Mais il faut que l'impression soit vive et subite. Chez les sujets peu irritables, le courant le plus intense reste souvent sans action, il faut alors le porter sur un organe doué d'une grande sensibilité. C'est ainsi qu'ayant placé le rhéophore sur la racine de l'hélix de plusieurs malades sans pouvoir produire une vive sensation, j'ai vu la sciatique disparaître immédiatement par la faradisation de la cloison sous-nasale.

Il faut avoir affaire à une sciatique prenant sa source dans un trouble purement dynamique. Sur les autres, la faradisation ne fait absolument rien.

Il n'existe aucune région de la peau dont l'excitation jouisse du privilége exclusif de modifier la névralgie sciatique. Cependant, en général, il vaut mieux agir *loco dolenti*. Il faut avoir soin d'opérer à sec, c'est-à-dire de dessécher préalablement la peau avec une poudre absorbante : car si l'excitation électrique pénètre profondément, la névralgie peut s'aggraver au lieu de se calmer. C'est l'opinion opposée à celle de Magendie.

Voici ce qu'on observe pendant la fustigation électrique pratiquée à sec dans la sciatique. Les papilles nerveuses se soulèvent, puis rougissent dans le point excité, et si l'épiderme est fin, la peau se couvre de larges plaques érythémateuses. Ce qui peut durer d'une heure à vingt-quatre heures. Habituellement l'opération ne peut être supportée au delà de quelques minutes. A l'instant où la fustigation est suspendue, toute sensation cesse et le sujet cherche en vain à provoquer la douleur sciatique par des mouvements de toute espèce. Quelquefois la douleur est seulement calmée ou déplacée.

Il est infiniment rare d'obtenir la guérison radicale de la névralgie sciatique en une seule séance. L'effet anesthésique de la douleur perturbatrice, quelle que soit la méthode employée, n'est donc généralement que temporaire.

La douleur reparaît après huit ou dix heures, mais est modifiée; on voit revenir le sommeil perdu depuis longtemps, et la marche devient plus facile. Quand la fustigation électrique n'est pas renouvelée, la douleur revient bientôt aussi intense qu'auparavant. Il faut l'appliquer quatre, six ou huit fois, et à des intervalles très-rapprochés. La névralgie sciatique ainsi pourchassée disparaît définitivement.

L'électricité, dit Delbosc en 1861, peut remplir dans le traitement de la sciatique deux indications.

Dans le cas ordinaire, cet agent porte son action sur l'élément douleur.

Dans le cas d'atrophie ou de semi-paralysie, l'électricité réveille la contractilité musculaire et la nutrition languissante.

Suivant Allaire (thèse 1853), elle agirait surtout dans les sciatiques traumatiques.

Voici ce que dit Jones sur l'électricité : « Le docteur Althaus a trouvé que la faradisation du nerf affecté produisait de bons effets dans la sciatique. J'ai peine à croire, dit Jones, que ce soit le cas; mais il est nécessaire, en employant le courant interrompu, d'avoir soin :

» 1° Que le malade ne soit pas dans un état inflammatoire;

» 2° Que la force du courant ne soit pas très-considérable. Je suis convaincu que la douleur peut être aggravée si l'on néglige ces deux points. »

Thorri rapporte dix cas de sciatique (*Gaz. méd. italienne de Toscane*, 1857, n° 42-43) guéris par l'emploi de courants continus faibles, entretenus sans interruption pendant deux jours. Le pôle positif appliqué à la jambe, le négatif à la cuisse, l'épiderme ayant été enlevé à ces deux points et une éponge imprégnée de solution saline placée en contact avec la peau. D'après ce que nous pouvons voir, la douleur causée par ce procédé a été assez grande, et nous ne sommes pas surpris de lire que la peau en contact avec le pôle zinc est toujours gangrenée et exige toujours quelque temps pour se guérir.

Sandras donne encore les conseils suivants : « Si la douleur est aiguë, il faut un courant électrique hyposthénisant (éponge et pinceau). L'électricité est élevée à son maximum au point de provoquer une douleur intolérable. Si la douleur est faible avec atrophie ou paralysie, il faut agir sur la motilité en employant les éponges. »

Les détails dans lesquels nous sommes entré nous dispensent de porter un jugement sur cette médication, qui peut être employée comme adjuvant de l'hydrothérapie dans les cas d'atrophie et de paralysie.

Électropuncture. — **M.** Sarlandière, dit Allaire, combina l'acupuncture à l'électricité.

Magendie obtint des succès avec cette méthode; mais, dit Delbosc, elle est très-douloureuse et l'on n'est pas toujours maître, même avec de faibles courants, de modérer à volonté la contracture musculaire. Il ne faut pas faire durer l'application plus de vingt minutes, sans quoi il pourrait survenir une violente inflammation sur le trajet du nerf.

M. Becquerel croyait que par ce moyen on hyposthénisait facilement le nerf douloureux.

Il peut être utile dans les cas d'atrophie et de paralysie, dans la sciatique.

Flagellation. — Cotugno faisait frapper avec un fouet de cuir la plante du pied correspondant au côté malade, dans les cas d'atrophie, et il a remarqué que cette méthode lui avait donné de bons résultats.

Chapuis nous apprend aussi qu'au rapport de Suétone, l'empereur Auguste fut guéri d'une sciatique nerveuse par la flagellation.

Frictions. — Les frictions sèches, d'après Bailly et Tournilhac-Béringier, ont pu guérir des sciatiques récentes.

Les frictions étaient regardées par Cotugno comme un excellent moyen. Voici ce qu'il dit à ce sujet :

« Souvent, cependant, ces remèdes (purgatifs, lavements) diminuent la maladie, et ne la font pas entièrement disparaître, surtout lorsque la sciatique commence à vieillir. Alors donc, comme peut-être les embouchures des veines absorbantes, ouvertes dans les gaînes du nerf sciatique, commencent à s'obstruer par l'humeur âcre qui s'y dépose, on doit exciter, et en quelque sorte, aider leur force absorbante. C'est ce que produisent très-bien les frictions. Instruit par l'expérience, je donnerai un enseignement utile dans leur emploi. Puisque, pour être avantageuse dans cette phase de la sciatique, la friction doit faire en sorte que l'humeur stagnante enfermée dans les gaînes du nerf sciatique s'insinue, au moyen de la pression, dans les ouvertures des veines, qui peut-être ne sont pas encore entièrement des ouvertures, et qu'elle quitte peu à peu les gaînes qu'elle avait jusqu'alors occupées dans une paresseuse immobilité, on doit tout à fait faire en sorte que cette friction chasse les vieilles humeurs et n'en attire point de nouvelles. Aussi doit-on employer la friction de façon qu'elle ne produise pas d'autre excitation qu'une légère pression, ce qui est certainement très-difficile. Cependant j'obtiens que cette condition soit remplie presque toutes les fois que j'ordonne de caresser doucement la partie malade, en suivant le trajet de la douleur avec la main nue, non enveloppée d'étoffe, ni armée d'aucun autre stimulant. Pour que le frottement des mains et des chairs ne produise point de chaleur et n'attire pas beaucoup de sang au siége de la douleur, j'ordonne de répandre sur cet endroit de l'huile en abondance et de l'en frotter. La friction doit être pratiquée particulièrement le matin, pendant un quart d'heure, mais à différentes reprises. Par ce moyen, j'ai souvent vu les douleurs de la sciatique s'évanouir peu à peu complétement. J'emploie l'huile d'olives ou le suif liquide, quand le malade, sain d'esprit, pense que c'est un remède efficace et éminemment supérieur pour amener la santé. Pour ceux qui mesurent l'espoir de la guérison à l'apparence des remèdes, je prescris le beurre de cacao ou l'huile de renard récemment préparée, ou de vipère, ou bien encore, et c'est ce qui arrive le plus rarement, la graisse humaine.

» En effet, pourvu que les malades se fassent une friction onctueuse, l'espèce d'huile m'est indifférente. Plus la quantité d'huile répandue est grande, moins la friction produit d'effet sur les chairs enflammées. J'emploie aussi toujours l'huile froide, car la chaude rend la douleur plus aiguë. C'est ce dont je me suis assuré par un si grand nombre d'observations, que je m'étonne beaucoup que les anciens aient pu vanter, comme avantageux dans la sciatique, un si grand nombre de topiques et d'onguents chauds. Parmi eux, je citerai Aurélianus. »

Depuis, on a préconisé une foule de médicaments employés en frictions.

On les emploie sous forme de baumes, de liniments, etc. Les substances les plus importantes qui les composent sont les suivantes : la vératrine, la jusquiame, l'aconit, l'arnica, la

pommade d'Autenrieth, le stramonium, la teinture de cantharides, etc., etc.

Incisions sous-cutanées. — Le docteur Ribieri a publié dans
le *Journ. des conn. méd.-chir.* (mars 1847) un cas de sciatique
guérie par quatre incisions dans lesquelles il était allé raser le
périoste à 3 et 5 lignes de la tête du péroné.

Ligatures. — Cazenave, cité par François du Temps, a proposé comme moyen de guérison la ligature des membres abdominaux.

Lavements. — Ils étaient souvent employés contre la sciatique par les anciens auteurs, quelquefois ils renfermaient un
grand nombre de substances, comme on va le voir. Voici ce
qu'on trouve dans Bonetus à ce sujet :

« Le ventre ne doit pas être relâché par des lavements excitants au point d'amener le sang; cela n'a paru amener rien de
bon dans la sciatique. *Crato cons.* 245 *apud Scholtz.* Les lavements détersifs servent beaucoup à cause des rapports qui existent entre le rectum et le périoste, les nerfs, les veines et les
ligaments de l'articulation sacro-iliaque. Pour mon compte, j'ai
guéri en très-peu de temps une douleur sciatique avec un lavement ainsi composé : mauves, bismoles avec racine de nastort,
ou de cresson alénois, ou de cresson d'hiver, parties égales;
ajoutez farine de graine de lin et fenouil, une once (32 gram.)
de chaque; semences de séséli et de rue sauvage, de chaque
une once et demie (48 grammes); fleurs de camomille, petite
centaurée, schœchas, aneth, parties égales de chaque; agaric,
nard sauvage, une once et demie (48 grammes) de chaque.
Faire une décoction d'environ seize onces (500 grammes); dis-
soudre une once de térébenthine (32 grammes); huile de rue
et d'aneth, trois onces (96 grammes) de chaque; vin de mauves,
deux onces (64 grammes); mêler et donner le lavement; ajoutez la médecine bénite (*hiera benedicta*) l. c., si le ventre est
resserré. » (*Rondeletius Pract.*. lib. 3, cap. 82) (1).

« J'ai éprouvé, dit aussi Cotugno, que les lavements étaient
d'une grande utilité. On donnera d'abord un lavement purgatif
le soir, et même s'il est possible, avant le jour. On le prépare
utilement avec une décoction de mauve et de miel ou d'un

_____

(1) Traduction de M. Billet.

peu de manne. J'ai toujours vu les lavements ainsi composés alléger merveilleusement les douleurs sciatiques; s'ils ne suffisent pas, on aura recours à des lavements un peu plus irritants, mais il faut agir avec précaution ; trop irritants, ils sont nuisibles. J'ai pour habitude d'employer de la vieille saumure d'olives suffisamment affaiblie par une décoction de mauve ou de millepertuis. Les lavements émollients sont d'un emploi plus utile le soir : car en évacuant les excréments, ils rendent chez une personne atteinte de sciatique la force absorbante des intestins très-grande au moment du sommeil, inoffensive jusqu'à un certain point en les débarrassant des matières viciées. Ils réchauffent ainsi les intestins et procurent à ceux qui sont malades je ne sais quel rafraîchissement sensible par lequel la crise imminente ou commencée à ce moment se calme habituellement. Je veux que l'injection du lavement précède, s'il est possible, de l'espace d'une heure l'époque de la crise. J'ai aussi déjà constaté l'utilité d'un lavement donné et rejeté au moment même de l'accès. Or, les lavements irritants qui sont utiles en stimulant les humeurs et en les dérivant sur les intestins, comme je les ai toujours vus rendre le pouls plus fréquent, augmenter la chaleur et l'agitation du malade, j'ai l'habitude de les prescrire dans la matinée. Je crois, en effet, que ces lavements, donnés le soir , pourraient irriter les douleurs sciatiques pendant la nuit. »

On voit par là que Cotugno connaissait très-bien les sciatiques par compression des fesces, et qu'il devait ainsi arriver rapidement à leur guérison.

Promenades et marche. — « Cælius Aurelianus , dit Cotugno, veut que le mouvement convienne aux personnes atteintes de sciatique, mais d'abord sur un lit portatif, ensuite sur un fauteuil ou un siége. Et à Themison , il a paru nécessaire que les malades fissent de l'équitation. L'un et l'autre recommandent avec raison la promenade en litière plutôt que la promenade à pied. Cette dernière appelle le sang dans la partie affectée ; mais la promenade en litière , par l'ébranlement qu'elle produit, pousse doucement les humeurs qui stationnent dans le nerf sciatique et les fait pénétrer dans l'ouverture des veines absorbantes. Elle présente assurément les avantages de la friction en évitant la pression. »

Ces conseils, donnés par Cotugno, furent élevés, en 1848, dans un article du *Bulletin de thérap.* (p. 520), jusqu'à la hauteur d'une méthode pour les sciatiques chroniques rebelles. Voici ce qui a lieu : Beaucoup de malades, tourmentés par des douleurs à marche chronique, sont convaincus que le mouvement exerce sur ces douleurs une influence favorable et poussent même l'exercice de la marche jusqu'à la fatigue en en retirant de bons résultats. Quand un malade dans ces conditions prend la résolution de se servir de ses membres et l'exécute, le premier effet est une augmentation de douleur. Ce premier obstacle surmonté et à mesure que la marche se prolonge, que la fatigue se produit, la sensibilité semble s'amoindrir, la douleur diminue et disparaît ; ce n'est pas un jour, mais jusqu'à la guérison qu'il faut continuer cet exercice.

Scudamore connaissait déjà cet effet et se l'était appliqué à lui-même avec succès. D'après l'auteur de l'article, l'exercice agit ici en imprimant un plus haut degré d'activité à toutes les fonctions de l'organisme et surtout en ramenant la circulation capillaire et portant la vie dans des tissus depuis longtemps condamnés au repos.

Moxa. — Employé par Hippocrate, le moxa a été surtout préconisé par Pouteau, Bourdier, Peyrude. On l'appliquait au-dessous du muscle grand fessier ou à la partie supérieure ou externe de la jambe. Il est rejeté par presque tous les auteurs. Voici l'appréciation qu'en donne Valleix :

Le traitement par le moxa varie entre quinze et vingt et un jours ; son effet ne fut jamais immédiat. Dans certains cas, il agit de la même manière que le vésicatoire et le cautère actuel ; seulement il a été plus douloureux que le premier et son action a été beaucoup moins rapide que celle du second. On ne devra avoir recours à lui que dans le cas d'inefficacité du vésicatoire et de refus absolu de la part du malade de se soumettre à la cautérisation par le fer rouge (1).

Poudre à canon. — Le docteur Agasson (2) raconte un moyen

---

(1) Chassaignac se sert cependant quelquefois du moxa fait à l'aide d'un morceau de camphre qu'il fait brûler sur la peau de la plante du pied ; et conseille de n'y avoir recours que dans le cas d'inefficacité du vésicatoire, et de refus absolu des malades de se soumettre à la cautérisation par le fer rouge.

(2) **Thèse de Paris, 1842.**

de traitement très-étrange. «On met, dit-il, de la poudre à canon sur le trajet du nerf et ensuite on y met le feu. » Un peu plus loin, il parle aussi de la fustigation avec les orties.

Réveilleur. — Il consiste en une espèce de tige terminée par une multitude de petites pointes d'acier qui ne peuvent pénétrer à plus d'un millimètre. A cette tige est fixé un ressort à boudin qui permet de les pousser contre la peau avec une extrême vivacité et une grande violence. Il en résulte une acupuncture multiple et superficielle. La peau est alors enduite d'huile essentielle de moutarde dissoute dans un peu d'huile d'olives et bientôt il survient localement une vive irritation cutanée, plus profonde, plus douloureuse que celle qui est ordinairement produite par la moutarde. D'après Trousseau, ce traitement n'est pas inutile.

Révulsifs légers. — Malgaigne a souvent réussi au moyen du sinapisme appliqué sur les principaux points douloureux dans les cas de sciatique récente et peu violente. Mais dans les cas de longue durée et d'intensité considérable, l'amélioration, quand elle a lieu, n'a été que passagère. On peut, en surveillant son action, employer le papier *rigolo.*

Willis et d'autres médecins se sont servis d'un cataplasme fait avec

Farine de moutarde............	250 gram.
Poivre blanc.................	15 gram.
Gingembre...................	15 gram.
Oxymel simple...............	q. s.

Luton et le docteur Marrote ont vanté l'action d'une solution concentrée de nitrate d'argent appliquée à l'extérieur.

En 1863, M. Bouchut a aussi préconisé l'emploi de la teinture d'iode jusqu'à l'exfoliation de l'épiderme (*Journ. de méd. et chir.*, t. XXXIV, p. 303). On peut mitiger cette teinture avec de l'iodure de potassium.

Séton. — Spigel l'appliqua le premier contre la sciatique. — « Les sétons s'appliquent, dit Glandorpius, à trois endroits de la jambe, à la partie interne, externe ou postérieure. Spigel avait pour habitude de passer dans cette dernière région un petit drain, et il en tirait de bons résultats parce que la veine poplitée se trouve sur ce point même. J'ai éprouvé, dit Riveruis, sur moi-même, que le séton placé à la jambe, à la naissance des muscles gastro-cnémiens, allége les douleurs sciatiques avec un rare succès. Il est très-connu qu'un homme qui a souffert une seule fois de douleurs sciatiques n'en est pas si facilement délivré, qu'il puisse se promettre d'être, par la suite, à l'abri du retour de ces douleurs. Cependant, je puis attester, sur mon honneur, de m'être préservé moi-même d'une rechute après un bain pris dans la campagne de Rome, à Ulmanum, en employant le séton de Talfingus ; il y a de cela neuf ans, et mon mal n'a point reparu, et, si je dois vivre encore, peut-être mettra-t-il plus de temps encore à reparaître. — J'avais employé sans résultat tous les autres moyens de guérison. »

Malgré cette affirmation de Scultet, ce moyen n'est pas employé.

Soufre en application extérieure. — Il est surtout employé par le docteur O'Connor. La partie douloureuse est couverte de soufre en poudre. On applique ensuite une bande de flanelle neuve que l'on serre modérément, et par-dessus tout on étend une feuille d'ouate. La même application est laissée cinq à six jours ; on la renouvelle alors si les douleurs persistent.

Ce remède rend des services, mais n'est pas infaillible.

Saignées. — Les saignées sont, ou générales, ou locales. Ces dernières se font par les ventouses scarifiées ou par les sangsues.

Presque tous les médecins anciens traitaient la sciatique par la saignée. Cette thérapeutique était en rapport avec les idées qu'ils se faisaient de la maladie qui nous occupe, en voici le résumé :

Bonetus, en 1682, suivant les idées de Zecchius et de Riverius, recommande pour le traitement de la névralgie sciatique la saignée de la veine poplitée, ou, de préférence, de la malléolaire externe ; il prétend que par la saignée de cette dernière, on est surpris de voir disparaître, presque en l'espace d'une heure, la douleur sciatique même la plus invétérée. La saignée des veines du fondement par l'application de sangsues est aussi, dit-il, d'une admirable efficacité, car il y a anastomose par les veines de cette partie avec celles de la cuisse.

D'après le même auteur, certains médecins, au rapport de

Vallesius, blâment cette saignée de la poplitée, parce que Hippocrate dans le sixième livre *des Epidémies*, sect. 5, préconise la saignée des veines de derrière les oreilles. Bonetus, en véritable humoriste, attribue les douleurs sciatiques, *non pas tant à un refroidissement qu'à l'abondance d'un sang trop épais et trop chaud qui s'efforce de sortir*, il ne voit par conséquent de guérison que dans la sortie de ce sang vicié.

Zacutus, cité par Bonetus, prétend avoir guéri d'une sciatique un homme à qui il avait fait appliquer des sangsues à l'anus, car, dit-il, *l'afflux sanguin qui se portait vers les hanches fut dérivé vers le fondement ; on sait que l'écoulement des hémorrhoïdes préserve des douleurs coxales ; et de même qu'en provoquant les menstrues on guérit cette maladie, de même leur suppression peut l'amener.*

Riverius, cité encore par Bonetus, conseillait la saignée du bras du côté malade comme moyen curatif de la sciatique. Il faut ensuite aller jusqu'à Cotugno pour rencontrer un auteur qui ait parlé d'une manière explicite du traitement de cette maladie par la saignée.

« Au début, dit ce grand médecin, quand la sciatique est
» trop cruelle et sans intermittence, une émission sanguine a
» toujours été d'une merveilleuse utilité en allégeant la mala-
» die quand même elle ne l'a pas éteinte, surtout lorsque la
» sciatique est due à la suppression d'un flux hémorrhoïdal ou
» utérin habituel. »

Cotugno veut que le praticien fixe un endroit pour faire la saignée ; car, dit-il, si la sciatique est due à la suppression d'un flux hémorrhoïdal, une application de sangsues autour de l'anus amène un soulagement.

Il admet aussi qu'il existe une grande solidarité entre le siége des hémorrhoïdes et les jambes : « J'ai vu, dit-il, souvent les nerfs sciatiques devenir douloureux quand un flux hémorrhoïdal ou utérin était pour se produire ; avec l'écoulement s'évanouissaient les douleurs. Conformément à cette idée, Cotugno combat la sciatique chez les femmes en provoquant les règles par la saignée du pied.

Il est de l'avis de Zecchius en approuvant la saignée de la poplitée ou de la malléolaire externe du côté affecté ; il dit en avoir retiré plusieurs fois de bons résultats.

Uffroi, au rapport d'Hoffmann, soutirait à ses malades, sans distinction, 10 kilogr. de sang en deux jours.

La saignée générale est bannie pour ainsi dire de la thérapeutique de la sciatique; ceux qui, il y a quelques années, la pratiquaient, ne le faisaient que sur des sujets pléthoriques.

Les sangsues sont encore conseillées par Romberg dans les cas de sciatique consécutive à un accouchement. Autrefois, on les appliquait à l'anus pour rappeler les règles ou des hémorrhoïdes.

Les ventouses scarifiées ont survécu, ainsi que les sangsues appliquées aux points douloureux.

L'application de ventouses à la partie supérieure de la cuisse, au point d'émergence, est très-utile.

Il est bon, ajoute-t-il, d'employer ici un petit scarificateur et des verres de très-petite dimension, afin de pouvoir suivre le trajet du nerf. En Allemagne, on se sert de ventouses si petites qu'on peut en placer dix ou douze les unes à côté des autres sur la région de la cuisse où le nerf est le plus superficiel.

Les ventouses scarifiées sont encore regardées comme un très-bon moyen par le professeur Fournier contre la sciatique blennorrhagique. D'une façon générale nous proscrivons toute saignée soit générale, soit locale, persuadés que, dans beaucoup de cas, elle ne fait qu'exaspérer la douleur, surtout lorsque la sciatique dépend d'un état général.

Section et résection du nerf sciatique. — D'après François du Temps, cette opération aurait été faite par Galois, Nuck, Pouteau et Antoine Petit.

D'après Coussays, elle aurait été faite pour la première fois par Maréchal.

Delpech détruisait le nerf par le cautère actuel; suivant Pouteau, il est à propos que le feu ne surprenne pas tout à coup la partie qu'on brûle; en s'insinuant peu à peu, il détermine une irritation graduelle.

En 1839, un cas de section dans une sciatique fut publié par la *Gazette des hôpitaux*. L'opération fut faite par le docteur Malagodi.

Il y a eu disparition de la douleur, mais il y eut une paralysie de la jambe et du pied, et il y resta ensuite un fourmillement et une sensibilité obtuse à la face interne de la jambe. La cicatrisation ne fut complète qu'au cinquième mois; de graves accidents se développèrent après l'opération.

C'est un moyen qu'on ne doit jamais employer, à moins que l'intensité des douleurs et d'autres accidents ne compromettent la vie du malade.

Voici quel a été le procédé de M. Malagodi (Vidal, *Traité de pathologie externe*) :

Le malade est couché sur le ventre, incision de deux pouces commençant à quatre travers de doigt au-dessus du jarret, et se dirigeant en haut, en suivant le milieu du membre. La peau et l'aponévrose incisées, on est dans l'intervalle des muscles fléchisseurs ; les séparer avec les doigts et le manche du scalpel. Le nerf est à découvert ; l'éloigner des vaisseaux, passer l'index au-dessous de lui, faire fléchir la pointe pour amener plus facilement le membre à l'extérieur. On excise environ 18 lignes.

Quant à la section transversale du nerf sur la face dorsale de la seconde phalange, dans les cas de névralgie des doigts et du pied, cela se voit très-rarement, et même si ces cas se présentaient, il faudrait essayer les incisions sous-cutanées.

Hooker, cité par Jones, rapporte un cas (*Lancet*, 1er octobre 1859) dans lequel la division du nerf poplité a été employée et avec succès pour une forte névralgie de la jambe.

Jobert, de Lamballe (*Union médicale*, 1859, n° 77), a aussi divisé le nerf sciatique et le crural dans un cas très-grave. Il y eut un grand soulagement, mais le malade mourut de pyohémie.

Ces résultats ne seraient guère encourageants; outre la paralysie consécutive dont on doit prévenir le malade, il peut arriver que, malgré la résection du nerf, la douleur persiste encore après l'opération, comme dans un cas que m'a signalé le docteur Sorel (1). Cette possibilité doit faire à tout jamais rejeter cette opération.

Vésicatoires. — Nous ne nous occupons pas dans ce passage du vésicatoire ammoniacal. Trousseau a expliqué plus haut son emploi de la manière la plus satisfaisante.

L'emplâtre vésicant a été employé par Scultet et Riverius

(1) Communication orale.

contre la sciatique ; mais c'est bien à Cotugno, comme tous les
auteurs l'ont dit, que revient l'honneur de sa judicieuse application. Nous allons le laisser expliquer lui-même comment il
a été amené à l'employer et de quelle façon il l'appliquait :

« L'infidélité ou la rare utilité des remèdes, dans le traitement de la sciatique nerveuse postérieure confirmée, a donné
lieu à cette opinion répandue dans le vulgaire que les personnes
atteintes de la sciatique sont en proie à une maladie incurable.
Comme j'ai rencontré très-fréquemment des cas de sciatique,
voici l'opinion que je me suis formée : Une vapeur, imprégnée de
matière âcre, venant en excès dans les gaînes du nerf sciatique
les distend, et en produit l'hydropisie. Mais cette hydropisie,
si elle ne cède ni à la saignée, ni aux purgatifs, ni aux lavements, ni aux frictions, a dû déjà avoir bouché les orifices des
veines absorbantes venant de la cavité des gaînes ; s'ils étaient
ouverts, ces orifices, ils ne pourraient que pomper, attirer de
l'endroit sur lequel ils s'ouvrent toute l'humeur qui s'y rend,
surtout tandis que le corps est vidé par des évacuations ou que
l'humeur même qui s'arrête est mise en mouvement par des
frictions.

» Quel est donc le mode de traitement plus avantageux qui
reste dans cette maladie difficile ? Est-ce celui que nous em-
ployons, lorsque dans l'hydropisie de la poitrine ou de l'abdomen, ou d'une autre partie du corps, après l'occlusion de ces
mêmes veines absorbantes, tous les autres remèdes n'ont servi
à rien ? Mais ce serait la ponction de l'hydropisie, ponction par
laquelle la collection de liquide trouverait une voie d'écoulement ouverte, sans le secours des veines. Qui donc proposerait
de perforer un nerf ? Les nerfs, en effet, sont ensevelis dans un
tissu qu'il faudrait traverser. Qui donc, en perforant, conduira
l'instrument de façon que son trajet, que je pense plutôt
plein de danger, ne soit pas nuisible, et de façon à atteindre
le nerf cherché ? Qui s'y prendrait de façon à perforer les
gaînes du nerf, en respectant les fibres nerveuses ? Qui peut
promettre une libre issue à une humeur visqueuse s'élançant
par une ouverture étroite et resserrée de toutes parts ?

» L'homme qui porte son attention sur tout cela, s'il n'est
pas éclairé par les lumières de l'anatomie, déclarera-t-il facilement aussi ce que des médecins très-distingués ont avoué

d'ailleurs, à savoir que la sciatique nerveuse postérieure confirmée ne peut être guérie d'aucune façon ? Car, quelle folie ce
serait que d'établir un traitement plus dangereux que la maladie
elle-même ? Mais, à l'aide de l'anatomie, nous avons vu et
essayé d'une autre façon. En effet, la perforation des gaînes du
nerf sciatique, qui restait comme le seul traitement tout à fait
efficace de la sciatique confirmée, peut être obtenue par une
facile opération : car l'obstacle que les muscles protecteurs
des nerfs offrent habituellement manque en beaucoup d'endroits du nerf sciatique, dont on doit perforer les gaînes. J'ai
démontré à dessein auparavant que, au niveau de la tête du
péroné, au bas du tibia et au dos du pied, la partie même du
nerf sciatique douloureuse dans la sciatique nerveuse postérieure est privée de couche musculaire, et uniquement recouverte par les téguments. Dans ces endroits, en respectant les
muscles, et en pénétrant uniquement dans la peau, on peut
perforer les gaînes du nerf sciatique. Dès que j'eus songé à cela,
je me posai une autre question importante : Pour quel motif
peut-on, en toute sûreté, perforer dans ces endroits sous-cutanés les gaînes du nerf sciatique ? Car, si l'on fait une ponction,
doit-on craindre de traverser avec les gaînes les filaments nerveux, et, en provoquant des convulsions, de perdre une partie
du corps que l'on essaye de délivrer des douleurs ; si l'on fait
une incision, la même crainte existe ; en outre, le liquide qui
remplit les gaînes est visqueux, de sorte que, si l'on veut le faire
sortir, il ne suffit pas que les gaînes soient ouvertes, mais
l'humeur qui est renfermée doit être appelée librement à
l'ouverture, et y être, pour ainsi dire, attirée entièrement.

» Ayant bien médité tout cela, j'ai pensé qu'il ne fallait pas pratiquer l'ouverture des gaînes avec un instrument, mais plutôt
avec un caustique vésicant. Tous les succès que je pouvais es-
pérer dans cette opération paraissaient devoir résulter de cette
méthode ; car, si l'on devait ouvrir les gaînes, pour faire sortir
le liquide qu'elles renfermaient, le vésicatoire certainement,
en ulcérant la peau, pouvait les ouvrir, ou tirer de ces gaînes,
comme si elles étaient ouvertes, l'humeur qui y était renfermée. En effet, l'ulcération de la peau produite par le vésicatoire, si elle n'atteignait pas les gaînes placées au-dessous,
produisait une issue immédiate à l'humeur qui y était renfermée;

si elle persistait sous la peau en respectant les gaînes, comme les cellules de la peau communiquent avec les cellules des gaînes, si quelque force attire le liquide vers les cellules de la peau, il est évacué des gaînes. Les ulcérations produites par les vésicatoires possèdent cette force d'attraction; c'est ce qui m'a été prouvé par un grand nombre d'exemples. Je n'ai vu, en effet, aucune douleur, née dans les endroits sous-cutanés, et produite par une couche de matière visqueuse et âcre, que l'application d'un vésicatoire sur le point douloureux n'ait guérie entièrement. La quantité d'exemples que je pourrais citer et qui me reviennent en mémoire est telle que, si j'en passais en revue quelques-uns, je paraîtrais fastidieux. Mais ces exemples font voir que l'humeur sort des tissus sous-jacents, attirée par l'ulcération de la peau (1).

Cotugno, poursuivant sa théorie, s'exprime ainsi, plus loin, sur la manière d'appliquer le vésicatoire et sur les points d'élection:

« De nombreux cas de sciatiques se présentent chez nous. Nous essayâmes donc d'abord l'action du vésicatoire appliqué à la tête du péroné, de façon à comprendre toute la partie du nerf qui est sous-cutanée à cet endroit. En effet, puisque dans la sciatique nerveuse postérieure, la douleur sévit surtout de la hanche au péroné, il me semblait qu'il en fallait conclure qu'une grande quantité de matière âcre occupait aussi les gaînes du nerf depuis la hanche jusqu'au péroné; que si j'entreprenais d'évacuer cette matière à l'aide d'un vésicatoire appliqué en bas du tibia et au dos du pied, il était à craindre que la longueur du trajet ou l'étroitesse des gaînes nerveuses à cet endroit, ne fût un obstacle à la descente de la matière et à son évacuation. D'abord, donc, chez un homme de quarante ans, tourmenté depuis plus de quatre mois déjà d'une sciatique nerveuse, j'ordonnai d'appliquer un vésicatoire à la tête du péroné, de la manière suivante :

» Je fis étendre de la pâte vésicante préparée de la manière ordinaire en une couche longue de six travers de doigt et large de quatre. Cette application se fit en travers de la tête du péroné, de telle sorte que le milieu de l'emplâtre occupait

(1) Traduction de M. Billet.

toute la tête du péroné, et la dépassait au-dessus et au-dessous
mais surtout en bas; d'un côté et de l'autre, les extrémités de
l'emplâtre allaient l'une en montant vers le jarret, l'autre en
descendant vers le tibia. Le vésicatoire fut maintenu par un
bandage. Au bout de près de quatre heures, une sensation de
chaleur très-douloureuse commença à se faire sentir à la place
du vésicatoire, dont l'action parut affaiblir la douleur de la
hanche. Il était douteux si c'était dû au vésicatoire commençant
à attirer la matière qui occupait le nerf, ou si la douleur plus
vive du vésicatoire masquait la douleur sciatique moins intense.
Au bout de quatorze heures, le vésicatoire avait fait naître une
très-grosse ampoule. Le vésicatoire fut levé, l'ampoule incisée.
Il s'en écoula près de quatre onces d'une sérosité très-jaune.
L'ulcération fut alors traitée par la méthode ordinaire, pansée
au beurre frais; elle persista neuf jours. Ce fut un très-beau
résultat d'avoir obtenu que, dès le premier jour où la sérosité
de l'ampoule s'était vivement écoulée, le malade pût se tenir
mieux sur sa jambe et passer la nuit suivante plus commodé-
ment; et, comme il achevait de se guérir en gardant le lit,
à notre grande joie, il avoua, au bout de trois jours, qu'il ne
ressentait plus de douleurs dans la région du sacrum et du
grand trochanter, mais qu'il s'apercevait que le siége supérieur
de la douleur avait quitté son point de départ, et descendait
insensiblement vers l'ulcération du vésicatoire. Le septième
jour, la douleur s'y arrêta et la cuisse fut entièrement débarrassée. Cette descente de la douleur me paraissait prouver ou-
vertement que l'hydropisie des gaînes du nerf sciatique s'était
peu à peu vidée par l'ulcération due au vésicatoire, de sorte
que, par ce moyen, la matière âcre d'en haut descendait sur
l'ulcération elle-même, et quittait peu à peu les parties supérieures du nerf exemptes d'irritation, jusqu'à ce que, attirée au
dehors, la douleur s'évanouît entièrement. Or, le neuvième
jour, la douleur, qui s'étendait du péroné au dos du pied,
s'était aussi presque évanouie, pendant le temps que l'ulcération s'était elle-même cicatrisée. Ceci me fit penser que par
suite de la situation de la cuisse parallèle à l'horizon, l'humeur qui occupait les gaînes du nerf était descendue également vers l'ulcération, d'abord de la hanche vers le péroné, puis
du péroné vers le pied, et avait été vidée par cette seule voie.

Depuis ce moment, le malade fut constamment exempt de sa
vieille douleur sciatique.»

J'ai tenu à rapporter, dans tous ses détails, cette observation,
parce que, outre son importance historique, elle précise le lieu
d'élection de Cotugno, pour l'application du vésicatoire. Plusieurs autres observations citées par cet auteur viennent à l'appui de son opinion sur le traitement de la sciatique par ce
moyen. Outre la tête du péroné comme lieu d'élection, Cotugno
avait encore choisi deux autres points lorsque le traitement
n'était pas satisfaisant par l'application du vésicatoire sur
la tête du péroné; c'était en bas, à la face externe du tibia,
à quatre travers de doigt au-dessus de la malléole externe; et
enfin, à la face dorsale du pied.

«Je n'ai jamais vu, dit Cotugno en terminant, que les malades
que j'ai guéris par le vésicatoire aient eu une rechute de
sciatique. »

J. Franck dit avoir mis en usage avec succès le vésicatoire tel
qu'il était appliqué par Cotugno. Mais, pas plus que Cotugno,
il n'a remarqué qu'il agissait sur des foyers de douleur, et il
n'a eu en vue que d'évacuer l'humeur morbifique.

D'après Valleix, le vésicatoire doit être mis, non pas
sur tel ou tel point où la sérosité a pu s'amasser dans la
gaîne du nerf, mais sur tous les points qui sont des foyers
de douleur, sur l'épine iliaque postérieure et supérieure,
au sommet de l'échancrure sciatique, derrière le grand trochanter, etc., etc.

On sera guidé dans cette application et par les indications
du malade et par la palpation exercée d'après les principes que
j'ai établis.

Dans les cas où un point douloureux exceptionnel se mon-
trerait avec quelque intensité, on devra agir sur lui comme
sur un point ordinaire.

Quant au nombre à appliquer à la fois, c'est à l'observateur
à l'apprécier d'après l'intensité de la maladie et d'après le
nombre des points douloureux eux-mêmes.

5 centimètres de diamètre m'ont paru une grandeur suffisante
pour les emplâtres vésicants.

Quelques praticiens emploient un vésicatoire très-allongé et très-mince, de manière à couvrir une partie notable du membre, toute la hauteur de la cuisse, par exemple.

Cette pratique se rapproche de celle que je conseille, en ce qu'elle soumet à l'action vésicante plusieurs points à la fois. Mais, suivant Valleix, toute la partie du vésicatoire qui ne porte pas sur les foyers de douleur est inutile et prive même le médecin d'une assez grande étendue sur laquelle il pourrait agir plus tard si la douleur s'étendait à une plus grande partie du trajet du nerf.

Cotugno et Valleix ne se servaient que de vésicatoires volants, car les épispastiques causent les douleurs les plus vives et aggravent quelquefois la maladie.

En 1843 fut inséré dans le *Bulletin de thérapeutique*, t. **XXV**, un article pour démontrer l'utilité de l'application de vésicatoire à la plante du pied du membre atteint de sciatique.

Trousseau ne paraît pas partager l'enthousiasme de Valleix sur l'efficacité du vésicatoire volant. « En vérité, je crois, dit-il, que cette médication n'a dû sa faveur qu'à la facilité extrême de son emploi, car je ne puis ici accepter les éloges exagérés dont elle est l'objet depuis un siècle. »

Ventouses sèches. — « Si la sciatique, dit Cotugno, est due à la suppression des règles, il faut appliquer quarante ventouses sèches à la face interne des cuisses. » On a aussi signalé le bon effet de la ventouse à succion (1).

Balnéation. — Les bains n'ont jamais constitué à eux seuls une médication. Les bains de mer très-peu prolongés, consistant plutôt en une immersion, peuvent se rapprocher de l'hydrothérapie. Les bains ordinaires ne sont généralement pas rangés parmi les éléments de cette médication, étant donnés tièdes sans être suivis d'applications froides.

Bonetus (1682) rapporte la guérison d'une sciatique après un bain pris dans une fontaine.

P. Salius prescrivait contre la sciatique des bains d'eau rendue émolliente par la cuisson de têtes et de pieds de porcs, par de la mauve, de l'althée, etc.

---

(1) *Bulletin de thérapeutique*, t. **XII**, p. 130.

Rousset (1) conseillait les bains généraux, à moins que les malades ne soient trop âgés ou trop faibles.

Chupein (2) recommandait de donner les bains généraux, tièdes si la douleur s'exaspère par la chaleur du lit, plus chauds si le froid donne une impression douloureuse.

Mesnil recommande également les bains tièdes chez les individus d'un tempérament nerveux, d'une grande irritabilité, d'une susceptibilité extrême.

Piorry recommande les bains à une température élevée et les bains sulfureux.

Degand dit que les bains de mer ont donné quelques guérisons. Ils agissent par la soustraction brusque du calorique et par la réaction qui la suit.

« Les bains, dit Valleix, ont été souvent prescrits, mais jamais on ne les a employés seuls. Les effets comme adjuvants étaient tantôt bons, tantôt mauvais. Généralement, il y a un léger soulagement pendant le temps même du bain. »

M. le docteur Noël Gueneau de Mussy (3) nous a dit retirer de bons résultats du bain suivant :

Arséniate de soude................ 2 à 10 gram.

quelquefois il ajoute :

Sous-carbonate de potasse.......... 6 à 8 gram.

Pratiques extra-médicales. — Comme si la liste des médicaments n'était pas encore assez longue, on a eu recours, pour tâcher de guérir la sciatique, à des moyens surnaturels, aux pèlerinages, par exemple. Bailly et Tournilhac-Béringier pensent que, dans ces cas, l'amélioration obtenue était due aux distractions et à la fatigue de la route. En effet, certains médecins ont élevé la guérison de la sciatique par la marche jusqu'à la hauteur d'une méthode.

Voici ce que Cotugno rapporte au sujet du traitement de la sciatique par la musique (4) :

(1) Thèse de Paris, 1804.
(2) Thèse de Paris, 1819.
(3) Communication orale.
(4) *Loc. cit.*, § 41.

« La réputation du traitement de la sciatique par le chant est très-ancienne, puisque l'on cite Pythagore comme en ayant vanté l'utilité dans cette maladie. »

Cependant d'autres attribuent ce traitement, avec raison peut-être, à Hismène le Thébain, qui, au dire de Boen, dans ses écrits sur la musique, fit presque disparaître par le chant toutes les douleurs chez plusieurs malades tourmentés par la sciatique. Je pense que cet Hismène a désigné Philistion lorsqu'il a rapporté qu'un joueur de flûte a chanté utilement les endroits douloureux dans la sciatique.

Bien que Soranus ait jugé que ce remède était de la jactance de la part d'un esprit sain, je ne veux point cependant le rejeter comme sans valeur, car nous voyons les chairs des cuisses principalement sautiller au bruit d'un son cadencé avec art et entrer en danse pour ainsi dire en palpitant, comme l'a remarqué jadis Philistion. Cette douce palpitation, excitée par le son, peut ressembler à la palpitation que la promenade en litière excite dans les chairs, et être également avantageuse.

Tissot, au dire de Masson (1), rapporte une observation citée par C. Gesner, d'un Italien souffrant de la sciatique depuis un an, qu'une musique dansante anima et qui, ayant dansé tout le jour pendant une semaine, se trouva parfaitement guéri (t. IV, p. 420).

Nous rapprochons de ces moyens le fait rapporté dans le *Bulletin de thérapeutique* de 1850, d'une sciatique récente enlevée subitement par une émotion morale.

Nous venons de passer en revue tous les traitements usités contre la sciatique, nous leur faisons à tous le même reproche : c'est de ne pas toujours guérir. Nous avons déjà fait remarquer, à propos de chacun d'eux, leurs autres inconvénients. Existet-il une médication qui guérisse sûrement toute sciatique curable? Nous croyons pouvoir l'affirmer. Cette médication, c'est l'hydrothérapie.

Nous allons, dans le chapitre suivant, exposer cette médication et en donner les résultats.

(1) Thèse de Paris, 1847.

CHAPITRE VII

TRAITEMENT DE LA SCIATIQUE PAR L'HYDROTHÉRAPIE

L'hydrothérapie se fait avec l'eau simple sous toutes ses formes, l'eau de mer ou avec les eaux minérales.

Ces dernières n'agissent, suivant nous, en réalité, que par leur température et la percussion qui leur est communiquée.

Le docteur Delmas partage à peu près la même opinion, qu'il développe de la façon suivante : « Ces merveilleux agents thérapeutiques de la nature, dit-il, dans un mémoire lu à la Société d'hydrologie, ont été souvent employés dans la sciatique. Mais, et c'est une distinction importante à faire, ces agents doivent alors toute leur efficacité d'action aux appareils balnéo-thérapiques qui les distribuent. Car si l'absorption des eaux minérales est encore loin d'être démontrée lorsqu'on en use sous forme de bain, à plus forte raison cette absorption ne peut-elle avoir lieu lorsqu'on administre les eaux sous forme de douche. Car dans ce dernier cas le liquide ne fait que passer sur le corps, et son contact avec l'enveloppe cutanée est de bien moindre durée. En outre, n'oublions pas que ce mode d'administration, la douche, provoque une décomposition très-rapide des principes minéraux. Du reste, en faisant ces observations, notre intention n'est nullement de refuser aux eaux minérales leur efficacité dans la maladie qui nous occupe, mais bien d'établir leur base réelle d'action. Nous regrettons que le temps et l'espace ne nous permettent de plus longs développements sur ce sujet. Il nous serait facile, en effet, de démontrer combien la minéralisation joue un rôle insignifiant dans l'usage extérieur des eaux, lorsqu'on n'en use pas, bien entendu, à titre de topique destiné à modifier les affections du derme. Nous ne voulons qu'une seule preuve, c'est leur efficacité dans toutes les affections procédant du système nerveux, quelle que soit leur composition chimique.

J'ajoute que, dans toutes les observations de sciatiques guéries par les eaux minérales, ces dernières ont toujours été au moins un certain temps administrées sous forme de douches.

HISTORIQUE.

L'hydrothérapie a été employée depuis très-longtemps pour combattre les sciatiques. C'était en général contre les sciatiques rebelles à tous les autres traitements.

Nous allons énumérer ici tous les auteurs qui ont successivement employé l'hydrothérapie, ou qui l'ont signalée comme pouvant guérir cette maladie.

Plusieurs ont employé des moyens que nous avons l'habitude de ranger parmi les éléments hydrothérapeutiques sans leur donner ce nom. Ils faisaient de l'hydrothérapie sans le savoir, tout en attribuant quelquefois, suivant nous, du moins, la guérison à des médicaments qu'ils employaient simultanément, et qui, expérimentés par d'autres, sont regardés comme ne donnant aucun résultat.

Tel est le cas de Damocrate, cité par Galien.

Galien naquit vers l'an 131 de notre ère, par conséquent ce médecin était pour le moins son contemporain.

Voici ce que nous trouvons à ce sujet dans ce dernier auteur (1) :

ISCHIADICORUM CURA A DAMOCRATE CONSCRIPTA EX HERIDE.

Hanc erutam larga satis cape copia,
Æstate, nam tunc optima, et fortissima est,
Adhuc recens, siccata fit sed debilior.
Tusam hinc probè (nam difficulter tunditur),
Pauca, subactamque excipies axungia,
Crurique toti, et maxime coxendici,
Adhibebis, et ligabis, et sines duas
Horas mulieribus, viris sed quatuor.
Hinc balneo inductos, nec ullo ex unguine
Nec smegmate ullo pinguiore collines,
Sudore sed modico exiliente, in solium
Merges, jubens perferre, nam mordacitas
Ingens, caloris sensus atque exoritur.
Verum hinc rigatos leniter producito.

(1) *De compositione pharmacorum, liber decimus*, chap. VI, p. 718, t III. Lugduni, 1550.

Illati enim quamvis manibus sint plurium

Exibit attamen suis pedibus valens

Quicumque consilium hoc bonum susceperit.

Ad multum oleum miscebis hinc vinum modicum,

Et concuties, et illines lotos eo.

Ac mox madore terso et pinguidine,

Totum teges crus mollibus tu velleribus,

Jubens obire assueta vitæ munia,

Quæcumque vult, et non gravatim suscipit.

Hoc auxilium certum, atque constano integri est,

Et nullo alio adjiciendo ei simul indigum.

Quare dolore ablato adora radiculam,

Cujus beneficio tibi sanitas data est.

Quod si tamen inde affectionis vestigium

Quoddam supersit, post repetes hoc præsidium,

Diebus ut multum decem bis præteritis.

Dans les vers que je viens de çiter, Damocrate donne la description de l'herbe, il en donne ensuite l'emploi de cette façon :

« Prenez une assez grande quantité de cette herbe (λεπίδιομ.) (*Heridem*), arrachée pendant l'été, car elle est alors très-bonne et très-puissante, étant encore nouvelle ; en séchant elle perd de sa force; ensuite broyez-la soigneusement (car elle se coupe difficilement), et mêlez avec un peu d'axonge ; faites usage de ce mélange pour toute la jambe et surtout pour la hanche, fixez-le sur ces parties en l'y laissant deux heures pour les femmes, quatre pour les hommes. Vous conduisez ensuite les malades dans la salle des bains, vous les frottez en n'employant aucun onguent ni topique gras, et dès qu'un peu de sueur viendra à sortir, vous les plongerez dans le bain, en leur ordonnant d'y rester, car il se produit une douleur mordante, et une sensation de chaleur. Mais ensuite, après les avoir arrosés, faites-les marcher doucement. En effet, bien qu'ayant été apportés sur les bras de plusieurs personnes, tous ceux qui suivront ce bon conseil s'en retourneront cependant bien portants et sur leurs jambes. Ensuite vous mêlerez un peu de vin à beaucoup d'huile, et après en avoir lavé les malades, vous les masserez et les frotterez peu de temps après ; ayant essuyé la moiteur et la graisse, vous couvrirez la jambe tout entière avec de molles toisons, en ordonnant au malade de vaquer comme d'habitude aux affaires qu'il voudra, et dont il s'acquittera sans peine ; cette médication est sûre et tout à fait constante, et il n'est pas besoin d'y ajouter aucune autre en même temps. Aussi, honorez cette racine qui enlève les douleurs, et grâce à laquelle la santé vous est rendue. Si cependant après cela il reste encore quelque trace de l'affection, répétez ce traitement, au bout de vingt jours au plus.

(Traduction de M. Billet.)

On verra plus tard dans la suite de ce travail que la médication regardée comme la plus sûre consiste dans la sudation suivie d'une application froide. Damocrate ne faisait pas autre chose; il faisait d'abord suer le malade, puis le plongeait dans un bain. C'est plutôt à cette pratique qu'à l'herbe à laquelle il donne tant de louanges qu'il est possible de rattacher la guérison.

En 1772, la douche d'eaux thermales, les bains de vapeur, sont conseillés dans un article du nouveau *Dictionnaire universel et raisonné de médecine, chirurgie et art vétérinaire*.

En 1775, dans un livre signé par les trois Bordeu (1), nous trouvons deux cas de sciatiques guéries, l'une par les eaux de Cauterets, l'autre par les eaux de Baréges données sous forme de boissons, de bains et de douches.

En 1776, Lieutaud conseille les bains de vapeur et les douches d'eau thermale.

En 1804, Rousset (2) dit que les bains de vapeur agissent comme des rubéfiants.

En 1810, Pinel (3) dit avoir vu les douleurs sciatiques calmées par l'eau glacée, et il indique parmi les moyens de traitement les bains d'eau fraîche et les eaux salines ou sulfureuses. Or, nous verrons plus tard que les applications de glace et la piscine sont rangées parmi les éléments du traitement hydrothérapique.

En 1812, voici ce que rapporte Coussays (4) : L'eau froide, dit-il, appliquée sur le siége de la douleur, a procuré parfois un soulagement momentané. Employée dans chaque accès, elle les rend plus supportables. Fouquet, qui la conseille, a obtenu le même résultat de l'usage de la glace. Ces deux moyens, surtout le dernier, agissent comme remède stupéfiant.

En 1814, Tournilhac-Béringier (5) recommande les bains froids au même titre que les calmants et les narcotiques.

En 1817, Peyrude (1) fait les recommandations suivantes :

(1) *Recherches sur les maladies chroniques*, p. 175. Paris, 1775.
(2) Thèse de Paris, 1804.
(3) *Nosographie philosophique*, t. III, p. 160.
(4) Thèse de Paris, 1812.
(5) Thèse de Paris, 1814.

Quand on est déterminé à faire usage des bains et des douches, il faut préférer les eaux thermales sulfureuses. La douche doit être dirigée sur le trajet du nerf fémoro-poplité, les plus grandes précautions doivent être prises pour ménager les sueurs qu'elles déterminent, et l'on doit choisir une saison favorable.

La même année, Masson (2) dit que dans les cas de susceptibilité trop exaltée, les bains froids administrés avec précaution sont spécialement indiqués.

En 1819, Chupein (3) dit que si la maladie est liée à une suppression d'évacuation sanguine, on doit la rappeler, et il ajoute que les bains de vapeur dirigés vers le lieu où l'on veut faire affluer le sang remplissent cette indication.

La même année, Mesnil (4) fait observer que les bains froids agissent en fortifiant la peau et en diminuant la susceptibilité des nerfs. Il recommande également les bains de vapeur, les eaux thermales sulfureuses comme capables de faire fonctionner la peau.

En 1824, Rapou, dans son excellent *Traité de la méthode fumigatoire*, publia trois observations de sciatique guéries par les douches et les bains de vapeur. Il est le premier à donner les règles qui doivent présider à ce traitement et à en indiquer d'une façon judicieuse les effets physiologiques.

En 1825, Téhy (5) mentionne simplement comme agents thérapeutiques les eaux minérales, thermales, sulfureuses et les douches.

En 1834, Jolly, dans son article du *Dictionnaire* en 15 volumes, annonce que les douches sulfureuses, les fumigations aromatiques et de vapeur de cinnabre sont rangées parmi les stimulants directs et comptent un certain succès.

En 1835, Gonthier Saint-Martin (6) fait observer que les bains généraux sont remplacés avec avantage par l'emploi des douches et des bains de vapeur.

(1) Thèse de Paris, 1817.
(2) Thèse de Paris.
(3) Thèse de Paris, 1819.
(4) Thèse de Paris, 1819.
(5) Thèse de Paris, 1825.
(6) Thèse de Paris, 1835.

En 1839, Duchesne (1) signale l'emploi des bains froids, des affusions, des douches et des bains de vapeur contre la sciatique.

En 1840, le docteur Rigel, dans son *Manuel d'hydrosudopathie*, indique l'usage combiné des bains de siége et des bains de pieds pour déplacer l'humeur arthritique, cause de la sciatique.

La même année, le docteur Robert (2) conseille les douches sulfureuses à la fin du traitement.

En 1841, François du Temps (3) dit que les bains de vapeur et les douches d'eaux thermales sulfureuses ont été quelquefois employées avec succès.

La même année, le docteur Bonnetty (4) publia, dans le *Journal de médecine et de chirurgie pratiques*, un cas de sciatique guérie par les douches d'eau froide.

Si Valleix, la même année, avait lu les auteurs que nous venons de citer plus haut, il n'aurait pas, de parti pris, déclaré que jamais de guérison n'a pu être obtenue à l'aide des bains de vapeurs employés seuls.

En 1842, Lambert, dans son *Traité des bains russes et orientaux*, signale l'impuissance des remèdes ordinaires et l'efficacité de sa méthode dans ces cas désespérés. « Les nombreuses guérisons obtenues, ajoute-t-il, nous font concevoir l'espérance de triompher de toutes les sciatiques, par cette médication assez longtemps continuée ; car si l'on peut objecter quelques insuccès, ce n'est que dans des cas très-chroniques, où le malade a manqué de persévérance. » Il rapporte ensuite, à l'appui de cette opinion, quatre guérisons de sciatiques.

En 1843, Scoutetten, dans son livre sur l'hydrothérapie, signale aussi la guérison de sciatiques rebelles par cette médication.

En 1844, le docteur Magnin, dans son livre sur les eaux thermales de Bourbonnes-les-Bains, rapporte trois cas de guérison

---

(1) Thèse de Paris, 1839.
(2) *Traité théorique et pratique du rhumatisme et de la goutte*. Paris, 1840.
(3) Thèse de Paris, 1841.
(4) *Journal de médecine et de chirurgie pratiques*, 1841, p. 305, art. 20.

de sciatique obtenue par les bains et les douches de cette station.

En 1847, le docteur Andrieux (de Brioude), dans ses lettres sur l'hydrothérapie, rapporte un cas de sciatique aiguë guérie très-rapidement par l'eau froide.

En 1848, Marchesseaux (1) ne fait que signaler les bains de vapeur, les douches aqueuses, comme ne produisant en général qu'un bien-être passager.

La même année, le docteur Gillebert (2) publie un cas de guérison par l'hydrothérapie très-intéressant.

En 1850, Piorry (3) vante l'emploi de la glace pilée pendant les accès, et ajoute que des considérations analogues sont applicables aux douches d'eau chaude et d'eau froide, aux douches de vapeur simples et aromatiques.

En 1850, le docteur Fleury fait paraître dans la *Gazette médicale* un mémoire sur les douches froides et la sudation appliquées au traitement des névralgies et des rhumatismes musculaires.

Pour la première fois on trouve indiqué le traitement rationnel de la sciatique.

En 1853, Allaire annonce qu'une nouvelle méthode, qui a donné de véritables succès, vient d'apparaître. C'est l'hydrothérapie.

« Le docteur Fleury, dit-il, a pensé qu'une révulsion énergique sur une surface très-large de la peau exercerait une action analogue à celles des vésicatoires volants et de la cautérisation transcurrente, et il y a recours dans plusieurs cas. »

Quand on a affaire à une névralgie ancienne, et que le malade a une névropathie générale, les douches froides, aidées de la sudation, sont, suivant l'expérience de Fleury, un moyen héroïque qui modifie parfaitement l'état général des sujets.

Il ne faut donc pas, conclut Allaire, négliger cette médication ; mais avant de tirer des conclusions nettes, ajoutons que de nouveaux faits viennent s'ajouter au très-petit nombre que nous avons.

En 1855, le docteur Vidard publie, dans ses *Études pratiques sur l'hydrothérapie*, plusieurs faits de sciatiques guéries par un traitement combiné.

(1) Thèse de Paris, 1848.
(2) *Journal des conn. méd.-chir.*, 1848, t. I, p. 294.
(3) Traité de médecine pratique.

En 1856, le docteur Louis Fleury publie son *Traité d'hy-drothérapie*, qui renferme des observations de guérison de sciatique les plus concluantes.

La même année, Degand pense qu'on ne devra pas négliger l'hydrothérapie dans les cas de sciatiques rebelles à tous les autres moyens, mais que cette médication a cependant besoin de faits plus nombreux pour pouvoir être jugée.

À la même époque parut, dans le *Journal des connaissances médico-chirurgicales*, un fait de sciatique rebelle guérie par les frictions d'eau froide. (Extrait du *Moniteur des hôpitaux*.)

En 1857, le docteur Baldou, dans son *Traité d'hydrothérapie*, publie plusieurs observations de guérisons de sciatiques par les compresses et le maillot.

La même année, le docteur Collin, dans ses *Études pratiques sur l'hydrothérapie*, rapporte encore trois cas de sciatique guérie par cette médication.

« Dans notre temps d'hydrothérapie, dit Romberg à la même époque, il est nécessaire de se mettre en garde contre l'abus et même contre l'usage du froid contre la sciatique. J'ai observé, dans plusieurs cas, une augmentation considérable et durable des douleurs, par suite des enveloppements mouillés froids. » Et pourtant à la fin de son article, il conseille l'usage des douches contre la parésie.

En 1858, le docteur Tartivel publie dans le journal le *Progrès* un cas de sciatique datant de trente-neuf ans, heureusement modifiée par l'hydrothérapie.

La même année, le docteur Chautard (de Vendôme) publie également des cas de sciatiques radicalement guéries par notre médication.

En 1859, le docteur Tartivel publie encore dans le *Progrès* un nouveau cas de guérison.

La même année, le docteur Mène dit n'avoir vu que trois fois employer les douches froides, et trois fois elles amenèrent le jour suivant un redoublement dans les douleurs.

Si ce médecin avait pu suivre pendant quelque temps une clinique hydrothérapique médicalement dirigée, il aurait vu que cette exaspération n'est généralement que momentanée quand elle survient, et d'ailleurs le traitement des sciatiques par l'hydrothérapie ne consiste pas simplement, comme nous allons bientôt le montrer, en une douche froide.

Il rapporte, en outre, ce qui est aussi de l'hydrothérapie, que le traitement par la glace est pratiqué journellement avec succès par le docteur Gruby.

Le docteur Fayt dit qu'on pourrait employer l'hydrothérapie chez les malades qui, reculant devant le fer rouge plus effrayant pourtant que dangereux, auraient une préférence marquée pour cette *thérapeutique inoffensive*. Toutefois, avant de tirer de cette pratique des conclusions bien précises, il est sage d'attendre que de nouvelles observations viennent s'ajouter au peu que nous possédons.

J'espère que le présent travail répondra à ce désir exprimé il y a dix ans.

La même année encore, le docteur Bosc (1), dans une excellente thèse, indique les travaux de Rapou, Lambert et Fleury, et conseille de ne pas abandonner l'hydrothérapie, si la douleur semble augmenter dès les premières douches.

« L'hydrothérapie, dit Delbosc (2) en 1861, compte à elle seule sa part de succès ; son influence sur la cure de la sciatique n'est donc pas douteuse, et l'on devrait y avoir recours lorsque l'on a épuisé les autres traitements. Si l'hydrothérapie guérit lorsque les autres traitements ont échoué, à plus forte raison devra-t-elle guérir si on l'emploie tout d'abord. Cette conclusion nous paraît plus logique que la précédente.

En 1862, le docteur Delmas lut à la Société d'hydrologie de Paris un mémoire (3) sur l'emploi de l'hydrothérapie dans la névralgie sciatique. C'est le premier travail qui s'occupe exclusivement du traitement hydrothérapique dans la sciatique. Quinze nouveaux faits de guérison y sont rapportés.

En 1862 également, le docteur Bouland, dans un article du *Journ. de méd. et chir. prat.*, rapporte avoir guéri huit c* ; de sciatique rhumatismale par l'hydrothérapie combinée.

Voici ce que disent la même année Sandras et Bourguignon du traitement hydrothérapique de la sciatique dans leur *Traité des affections nerveuses :*

« Nous en tenant au fait brut de la névralgie produite par

(1) Thèse de Paris, 1859.
(2) Thèse de Paris, 1861.
(3) Nous remercions M. le docteur Lebret de l'obligeance qu'il a mise à nous communiquer le manuscrit du docteur Delmas.

l'action d'un refroidissement prolongé, nous pouvons jusqu'à
un certain point comprendre l'utilité des agents capables d'exciter de vives modifications dans les fonctions de la peau et de
réagir sur le système nerveux morbidement affecté. Et quels
agents pourraient avoir une action plus énergique que l'eau
mise un court instant en contact avec le tégument externe
sous toutes les formes et à toutes les températures? Quel traitement peut être plus physiologique, plus rationnel que celui
qui s'adresse spécialement à l'appareil dont les fonctions per-
verties ont été la cause première de la maladie. »

De nombreux exemples de sciatiques guéries par cette méthode prouvent qu'elle est un des plus sûrs moyens de guérir
radicalement.

L'hydrothérapie, en même temps qu'elle remédie à l'affection
locale, améliore la santé générale, aide à la reconstitution du
sujet et le met ainsi à l'abri de nouvelles récidives...

Le traitement hydrothérapique triomphe surtout des névralgies sciatiques rhumatismales, et nul doute qu'il compterait
des guérisons aussi nombreuses que variées, si l'on y sou-
mettait les malades, non pas après avoir essayé de tout, mais
au début de la maladie.

En 1863, le docteur Jaccoud, en offrant au monde médical
la traduction de la Clinique de Graves, nous fait connaître ses
idées à ce sujet : « Le remède populaire, le bain chaud, dit-il,
est un excellent adjuvant du traitement par les ventouses, surtout s'il est précédé d'une douche très-chaude. Un jet d'eau
chaude lancé avec force sur les lombes, les fesses et les cuisses,
semble agir non-seulement par la température, mais encore par
la percussion mécanique.

La même année, le docteur Delmas signale trois sciatiques
guéries par l'hydrothérapie dans son deuxième compte rendu.
Le troisième renferme l'analyse des observations publiées
dans son mémoire à la Société d'hydrologie.

En 1864, le docteur Artigue publie deux cas de sciatiques
guéries à Amélie-les-Bains.

En 1865, le docteur Tourtou (1), dans une thèse sur l'hydrothérapie, publie un cas de sciatique guérie par cette médication.

_____

(1) Thèse de Paris, 1865, p. 38.

La même année on trouve dans la *Gazette des hôpitaux* un cas de sciatique guéri par l'application des douches filiformes.

En 1866, le docteur Bottentuit (1) publia deux cas de sciatique guéris par l'hydriatrie.

La même année, le docteur Louis Fleury, dans la troisième édition de son *Traité d'hydrothérapie,* reproduit les cas de guérison de la précédente édition et en ajoute quelques nouveaux.

En 1867, le docteur Delmas, dans son quatrième compte rendu, rend compte du résultat de toute sa pratique. Le fait capital et que je ferai ressortir en temps et lieu, c'est qu'aucun insuccès n'a été constaté.

Enfin, en 1868, le docteur Lefèvre, dans son livre sur la sudation provoquée par la vapeur d'eau, rapporte un cas de sciatique goutteuse guérie par son procédé.

Telle est la liste aussi exacte que possible des auteurs qui ont employé l'hydrothérapie ou qui en ont parlé comme agent thérapeutique contre la sciatique.

ÉLÉMENTS HYDROTHÉRAPEUTIQUES EMPLOYÉS CONTRE LES SCIATIQUES.

Le traitement hydrothérapique fournit les éléments d'une médication complexe ; en d'autres termes, on peut combattre dans la sciatique d'abord l'élément douleur et très-souvent en même temps la cause générale qui l'a déterminé. C'est pourquoi on emploie divers éléments du traitement hydrothérapique, et cela dans la même journée. Par exemple, dans les sciatiques de nature anémique ou liées à un état nerveux, on attaque d'abord l'élément douleur par une douche écossaise, une sudation à étuve sèche suivie d'une application froide. Puis le soir, on donne une douche tonique pour combattre l'anémie ou l'état nerveux. Puis enfin le traitement hydrothérapique s'attaque avec énergie aux troubles de la nutrition d'un membre qui a été le siége d'une longue sciatique. Si dans les éléments hydrothérapiques il en est plusieurs qui peuvent être employés pour combattre la douleur, de même aussi il faut modifier les applications hydrothérapiques ou employer

(1) *Hygiène et thérapeutique au point de vue de l'hydrothérapie, de l'eau de mer et des eaux minérales.* Paris, 1866, p. 317.

tel ou tel modificateur suivant que l'on a à combattre, comme
état général, le rhumatisme ou l'anémie, la goutte ou le nervosisme, etc. Nous faisons tout de suite remarquer l'importance
de bien préciser le modificateur à employer, car de là dépend
le succès de la cure. La douche tonique réussit dans le nervosisme, dans l'anémie ; mais s'il faut que la douche soit tonique,
il faut surtout qu'elle soit calmante. Il faut bien l'action du
froid, mais il faut en retirer toute sa vertu sédative. C'est dans
ces cas qu'on emploie souvent la piscine ou bien une douche
dont la percussion est pour ainsi dire nulle ou très-atténuée.
Nous en tirons application lorsqu'il s'agit de donner la douche
froide après la douche chaude, la sudation, ou le bain de
vapeur, etc. En effet, dans ces cas, comme nous le verrons
dans quelques faits, si la douche froide était trop forte, elle
pourrait réveiller la douleur.

La douleur étant ce qui frappe le plus le malade et surtout
ce qui lui rend une sciatique pénible, c'est elle qu'il faut
d'abord attaquer. Voyons les ressources que nous offre l'hydrothérapie pour la faire rapidement disparaître; nous verrons
ensuite les éléments dont elle dispose pour combattre les autres
phénomènes morbides de cette maladie.

Les divers modificateurs employés pour combattre l'élément
douleur dans la sciatique sont fournis :

1° Par la sudation suivie d'une application froide.

2° Par la douche écossaise.

3° Par les douches froides toniques.

4° Par les applications froides.

5° Douches *filiformes* (1).

Sudation. — La sudation est produite par des générateurs de
vapeur sèche, de *vapeur humide* et par les *emmaillottements*.

Le générateur de vapeur sèche porte le nom d'*étuve sèche*.

Voici la description du procédé [opératoire d'après le docteur Fleury (2) : « Le malade, entièrement nu, est placé sur

---

(1) Je vais passer rapidement en revue comment nous sont fournis ces divers éléments du traitement hydrothérapique, quels sont les procédés d'application, renvoyant pour les détails aux traités spéciaux d'hydrothérapie.
Nous indiquerons dans le cours de cette description les procédés auxquels
nous donnons la préférence, préférence basée sur les faits et la pratique
journalière.

(2) Fleury, *loc. cit.*, p. 95.

une chaise dite *chaise à sudation* dont le siége est élevé de
65 centimètres au-dessus du sol ; les pieds reposent sur un escabeau adhérent à la chaise ; entre les pieds de devant est placé
une planche destinée à préserver les mollets d'une trop grande
chaleur. Cette planche, le siége et l'escabeau sont percés de trous
de 1 centimètre de diamètre destinés à donner passage au
calorique ; sur le siége est passé un drap plié en plusieurs doubles, de façon à ne déborder dans aucun sens ; il est destiné à
préserver les fesses.

 » Le malade étant assis, la chaise est entourée d'arrière en
avant par une grande couverture de laine que plusieurs arcs
de bois ou de jonc maintiennent écartée du malade, de telle
sorte qu'il se trouve enfermé dans une atmosphère close d'une
étendue déterminée par les dimensions de la chaise et des arcs
qui l'entourent.

 » La couverture est fixée supérieurement autour du cou du
malade par une forte épingle ; inférieurement les deux bouts
sont ramenés en avant et fixés également par une épingle.

 » Une seconde couverture est disposée de la même manière,
d'avant en arrière, et recouverte à son tour par un large manteau imperméable attaché autour du cou.

 » Une lampe à alcool, munie de quatre becs, est alors placée
sur le sol au milieu de l'espace circonscrit par les quatre pieds
de la chaise et l'opération commence. On place alors sur la
tête du malade une serviette légère et imbibée d'eau fraîche.
On fait boire au malade environ la valeur d'un verre d'eau
pendant la durée de l'opération. Le pouvoir calorique de la
lampe peut être diminué ou augmenté à volonté, soit en élevant
on en abaissant les mèches, soit en allumant ou en éteignant
un ou plusieurs becs, au moyen d'un éteignoir qu'on laisse en
place, afin que les mèches ne se rallument pas spontanément.

 » Lorsqu'on veut mettre fin à l'opération, l'on enlève le
manteau imperméable, la première couverture et les épingles
de la deuxième ; le malade se lève en croisant sur sa poitrine
la couverture que l'infirmier soulève par derrière, et fait passer par-dessus le dossier et les arcs de la chaise. Ainsi enveloppé, le malade se dirige vers la piscine ou vers la douche,
suivant que l'opération doit se terminer par une immersion ou
par une douche générale en pluie et en jet ou en nappe. La

durée de l'application froide ne doit guère dépasser deux minutes.

» Le malade qui sort de l'étuve doit se plonger dans le bassin ou se placer sous la douche, résolûment, sans hésitation ; il doit supporter le contact de l'eau froide pendant le temps voulu, sans chercher à s'y soustraire. Il est donc prudent de n'avoir recours à ce procédé qu'après avoir familiarisé le malade avec l'eau froide. »

L'étuve sèche peut être employée de deux façons, suivant que la douleur de la sciatique est suraiguë ou simplement aiguë ou modérée.

Dans le premier cas, il importe que la température développée par la lampe ne soit pas très-élevée, parce que le malade éprouve très-rapidement une chaleur très-incommode, une espèce de cuisson qui oblige à arrêter l'opération sans aucun bénéfice pour lui.

Dans les sciatiques à douleurs suraiguës il est plus convenable d'employer l'étuve sèche, avec une température d'abord modérée, qu'on est toujours maître d'augmenter en allumant plusieurs becs ou en mettant deux lampes si cela est nécessaire. Le malade s'habitue ainsi peu à peu à la chaleur, la sueur arrive, et, lorsqu'elle est apparue partout, on fait suivre immédiatement d'une application froide, courte et très-peu percutante. Si l'on prolongeait le froid, la sensation du froid trop prolongée pourrait réveiller ou augmenter la douleur ; il en serait de même si l'on percutait trop fortement. Il ne faut pas encore trop prolonger l'étuve sèche appliquée de cette façon, on pourrait provoquer des vomissements. Généralement nous donnons l'application froide aussitôt que la sueur est abondante et générale ; douze, quinze, vingt minutes au plus nous ont paru suffisantes pour arriver à ce résultat.

Dans les sciatiques où la douleur est modérée, subaiguë, comme dans certaines formes de sciatiques rhumatismales, on peut employer sans inconvénient l'étuve sèche comme *agent révulsif*. Alors, dans ces cas, on peut sans aucune crainte chauffer très-fortement, et faire suivre de la douche au moment où la position devient insupportable. Si l'on continue plus longtemps à chauffer, comme l'on ne donne pas d'eau froide à l'intérieur et qu'on ne met pas de compresse froide sur la tête, le pouls devient rapide, de 100 à 150 par minute, la respiration est suspirieuse, les temporales battent violemment et la syncope ne tarde pas à arriver.

Tous ces accidents se manifesteraient avec une plus grande rapidité dans les sciatiques greffées sur des sujets nervosiques, anémiques, etc. Le nervosisme, l'anémie, la grande débilité, sont donc des contre-indications à l'étuve sèche employée comme *agent révulsif* et nécessitent l'emploi d'autres éléments du traitement hydrothérapique pour calmer la douleur sciatique qui n'est, dans ce cas, qu'un de leurs nombreux symptômes et des moins importants.

L'étuve sèche produit quelquefois une fatigue trop grande, bien que donnée une fois par jour; dans ces cas, on revient à la douche écossaise matin et soir, et l'on remarque que cet affaissement produit par l'étuve a pour ainsi dire abattu le mal, et de là date une amélioration sensible.

Les générateurs de vapeur humide sont les *bains de vapeur*, les *douches de vapeur* et les *fumigations*.

Dans tous les auteurs que nous avons consultés à cet égard, nous avons cherché en vain, même dans l'excellent traité de Rapou (1), la différence qui pouvait exister entre un bain de vapeur d'une part et une *fumigation* de l'autre. N'en ayant pas trouvé, nous croyons le moment venu d'établir une différence entre ces deux termes, et de donner à chacun d'eux une signification bien déterminée.

En conséquence, nous appellerons donc bain de vapeur toute application méthodique de vapeur d'eau simple, qu'elle soit faite sur le corps tout entier ou partiellement.

Au contraire, le mot de *fumigation* implique toujours l'idée d'une application médicamenteuse, que le médicament se serve de la vapeur d'eau pour véhicule ou qu'il soit appliqué sous forme de vapeur sèche.

C'est dire qu'il y a des fumigations de vapeur humide et des fumigations de vapeur sèche. Si nous n'avons pas parlé de ces dernières à l'article de l'étuve sèche, c'est qu'elles sont rarement employées, procurent rarement aussi des sudations, et ne sont pas suivies, ce qui est pour nous une condition essentielle, d'application froide.

(1) Rapou, *De la méthode fumigatoire.*

Les bains de vapeur sont souvent dans les auteurs désignés sous le nom de bains russes, de bains égyptiens, turcs, etc. Après avoir recherché le véritable mode d'application de ces bains dans les pays dont ils portent le nom, nous nous sommes assuré qu'ils n'avaient que le plaisir pour but, et qu'ils ne sauraient être rangés, scientifiquement, dans les moyens hygiéniques, et encore moins dans les éléments hydrothérapiques que la thérapeutique met à notre disposition pour calmer les douleurs.

Ces faits bien établis, passons à la description des générateurs de vapeur humide.

Bains de vapeur. — Les bains de vapeur sont administrés de deux façons. Ils sont ou généraux ou partiels.

Les bains de vapeur généraux sont composés : 1° d'une salle qui sert d'étuve, salle de dimension variable et dont la disposition en gradins est le plus convenable si l'on veut y recevoir plusieurs personnes à la fois ; 2° d'un générateur qui conduit directement la vapeur d'eau dans cette étuve.

Le malade est couché sur un lit de canne, recouvert d'un linge de coton, sous lequel est longitudinalement disposé le réservoir de vapeur. Le malade est ainsi placé dans un courant perpétuel de vapeur et la reçoit sur toutes les parties du corps à la fois.

Une soupape au plafond laisse échapper l'excédant de vapeur. Un thermomètre placé dans l'étuve et visible au dehors permet de ne pas dépasser la température désirée. Cette température est de 36 à 75 degrés ; la moyenne est de 45 à 55 degrés.

Au bout d'une demi-heure, on cesse et l'on fait suivre d'une application froide.

Comme on le voit, c'est un moyen peu expéditif dans lequel le malade respire la vapeur d'eau, que la muqueuse pulmonaire ne peut supporter à un très-haut degré.

De 27 à 38 degrés, la peau s'amollit, se gonfle, et une légère transpiration s'établit sur tout le corps, le pouls plus accéléré, la respiration plus fréquente (1). Il y a de la propension au sommeil et un sentiment de bien-être indicible. A ce degré, la vapeur humide simple agit comme calmante (2).

(1) Rapou, *loc. cit.*
(2) Nous renvoyons aux traités spéciaux pour la description détaillée des

De 33 à 40 degrés, les phénomènes s'exagèrent. La turgescence est générale, les muscles perdent leur énergie, les battements sont forts, la respiration difficile, une sueur abondante coule de toutes parts, et une soif plus ou moins vive se manifeste. Ces bains sont excitants et affaiblissants s'ils sont d'une trop longue durée.

Les bains généraux de vapeur, dans le cas spécial qui nous occupe, sont peu employés et remplacés avec succès par les bains de vapeur partiels.

Les bains de vapeur partiels portent le nom de bains de vapeur par encaissement.

Ils consistent à être plongé dans la vapeur que contient une sorte de boîte où elle pénètre de différentes manières et dans laquelle on est enfermé en totalité, la face exceptée, jusqu'au cou ou jusqu'au milieu du corps. On peut même n'y plonger qu'un seul membre. On reste ainsi pendant un temps déterminé à l'action de la vapeur dont la température est réglée par un thermomètre, et l'on fait toujours suivre d'une application *froide.*

Ici le malade respire l'air atmosphérique, la température peut être plus élevée que dans les bains de vapeur généraux.

La vapeur doit parvenir dans la boîte avec facilité, se répandre également dans tous ses points, y être parfaitement maintenue. Il faut pouvoir facilement graduer la température.

Les effets et la manière d'agir des bains de vapeur partiels, dans lesquels la face seule est isolée, sont les mêmes que dans l'étuve sèche, mais ils persistent moins.

Dans le bain à mi-corps, même à une haute température, il est rare que la tête s'embarrasse, la respiration n'est jamais troublée. La sueur est générale, on la voit d'ailleurs perler sur la face des malades dans l'étuve sèche, ce qui indique souvent que le moment est venu de les soumettre à l'application froide. Lorsqu'un seul membre est encaissé, les effets sont purement locaux.

Des douches de vapeurs. — Elles (1) consistent à diriger une

étuves, des producteurs de la vapeur, des appareils d'encaissement, et nous conseillons surtout la lecture de l'ouvrage de Rapou, *De la méthode fumigatoire,* Paris, 1824.

(1) Rapou, *loc. cit.*

colonne de vapeur à la faveur d'un tuyau duquel elle s'élance avec beaucoup de vitesse et une sorte de percussion, sur une partie quelconque du corps ; cette colonne est déterminée par le calibre du siphon qu'on fixe au bout du tuyau auquel on peut substituer une pomme d'arrosoir de différentes formes. Suivant Rapou, c'est un moyen thérapeutique énergique.

Le malade étant assis sur un siége commode ou couché sur un lit de cannes, on ouvre le robinet et on laisse tomber du siphon l'eau de condensation qui déterminerait une sensation de brûlure très-désagréable pour le malade.

On dirige le siphon contre, et à une certaine distance de la partie que l'on veut doucher en promenant la douche qui, trop longtemps fixée sur le même point, pourrait exciter trop fortement. On prolonge plus ou moins la douche qu'on peut donner dans toutes les directions possibles, et qu'on suspend de temps en temps si on le juge convenable.

On augmente l'action de la douche en rapprochant le siphon de la partie malade, ou en recouvrant celle-ci d'un morceau de flanelle ou autre étoffe de laine. Ce qui permet à la vapeur de rester plus longtemps en contact avec la peau, d'agir avec plus d'énergie et sur une plus grande surface. C'est dans ces cas que l'on peut employer une pomme d'arrosoir au lieu du siphon.

Lorsqu'on se propose d'exciter fortement une partie très-limitée, comme un point persistant de la sciatique par exemple, on concentre alors la chaleur au moyen d'un conduit ou sorte d'entonnoir dont on présente le pavillon au jet de vapeur et le bout du tuyau à quelque distance de la peau.

Il rapproche la vapeur qui tend à diverger, accélère sa marche et augmente la température qui devient suffisante pour cautériser la peau sans de vives douleurs cependant; une ou deux minutes suffisent.

La douche peut être donnée par aspersion sur tout le corps, mais d'une façon très-rapide. La durée est en raison de l'étendue que l'on veut doucher, et de l'effet qu'on veut produire, en général de quinze à quarante minutes, et l'on fait suivre d'application froide.

La douche de vapeur lente peut produire trois effets différents, la *rubéfaction*, la *vésication et l'escharification*.

Le premier effet est le seul qui doive être, d'après nous, obtenu dans la sciatique, dans ce cas l'irritabilité de la peau est légèrement augmentée, et cependant le malade éprouve constamment une diminution ou une cessation complète de la douleur pendant son application. La sueur vient plus vite que dans les bains de vapeur.

Ces effets doivent être rapprochés, jusqu'à un certain point, de ceux qui sont produits par la douche écossaise, et nous verrons plus tard que l'application si facile de cette dernière la rend de beaucoup préférable à la douche de vapeur.

Le docteur Lefebvre (1) fait remarquer que tous les appareils destinés aux applications de vapeur humide projetaient autour du malade de la vapeur *insuffisamment chauffée, mal divisée, mal distribuée*, d'où résultait une répartition inégale de la chaleur et une condensation considérable.

Son appareil a résolu le problème du bain dont la vapeur ne se condense pas, c'est-à-dire dont la vapeur s'accumule comme un gaz sans mouiller le lit, avec la possibilité de produire en même temps sa tension et sa température.

Pour la description de cet appareil, nous renvoyons à son livre et nous souhaitons de toutes nos forces qu'il accomplisse bientôt la promesse qu'il y a faite de résoudre le même problème de la vapeur qui ne se condense pas pour les étuves des établissements publics.

Des fumigations. — Les fumigations sont *humides* ou *sèches*.

Les *fumigations humides* ne sont autre chose que des applications de vapeur humide chargées de certains principes médicamenteux; elles s'administrent par les mêmes procédés, les mêmes appareils que la vapeur. Comme pour nous, dans les fumigations humides, c'est surtout le calorique qui a un effet prédominant, et que nous les faisons également suivre d'applications froides, nous ne ferons qu'énumérer brièvement les substances médicamenteuses dont on charge la vapeur d'eau.

Les substances végétales sont surtout aromatiques et sont tirées de la famille des *labiées*, des *ombellifères*, des *crucifères* et des *composées* des solanées qui dégagent alors leurs principes volatils.

(1) Docteur Lefebvre, *De la sudation.* Paris, 1868.

Le règne animal fournit le musc, le castoréum, l'ambre gris.

Les *fumigations sèches* sont surtout tirées des substances minérales. Mais comme elles sortent pour ainsi dire du traitement hydrothérapique, nous renvoyons le lecteur désireux de les connaître en détail, au traité de Rapou, qui paraît leur avoir accordé une grande part de ses faveurs.

Des emmaillottements. — Un autre procédé beaucoup moins rapide que les précédents, et surtout employé en Allemagne, peut également déterminer la sudation chez le malade. Il consiste dans les emmaillottements.

Les emmaillottements ou enveloppements sont *secs* ou *humides*.

L'emmaillottement sec se fait de la manière suivante, d'après Scoutetten (1) :

Le malade, complétement nu ou seulement recouvert de sa chemise, est enveloppé dans une couverture de laine très-épaisse, les jambes étendues et les bras appliqués le long du corps.

Schedel (2) ajoute que les parties douloureuses, comme dans le cas de sciatique qui nous occupe, sont rapidement recouvertes de compresses dont l'eau a été bien exprimée, ce qui se fait en partie pour diminuer les douleurs, qui deviennent ordinairement très-vives au moment de l'apparition des sueurs, et en partie pour exciter sur ces mêmes points une transpiration plus copieuse, et alors on procède à l'enveloppement. C'est un véritable maillot qui embrasse le malade et l'enferme hermétiquement. Les jambes et les cuisses sont entourées séparément, et l'on relève sur les pieds l'extrémité inférieure de la couverture. Supérieurement, cet enveloppement doit aller jusqu'au cou, qu'il entoure exactement sans le serrer. La tête reste nue, complétement libre et légèrement soulevée. Une seconde couverture, souvent une troisième, sont placées comme la première, si ce n'est qu'elles n'enveloppent plus isolément les jambes.

Le malade ainsi couvert reste immobile ; l'expérience a

---

(1) Scoutetten, *De l'eau.* Paris, 1843.
(2) Schedel, *De l'hydrothérapie.* Paris, 1845.

cependant démontré que des mouvements légers favorisent l'apparition de la sueur; il essayera donc de se frotter le corps en glissant les mains le long du tronc et les jambes l'une contre l'autre.

Il est rare que la sueur mette moins d'une heure à se montrer. En hiver, on augmente les couvertures et l'on ajoute un édredon.

La sueur apparaît d'abord à la poitrine; alors on ouvre la fenêtre, afin que le malade respire un air frais et pur, et on lui donne à boire, de quart d'heure en quart d'heure, un demi-verre d'eau froide. La sueur alors est très-abondante. Cela peut se prolonger pendant plusieurs heures, et l'on fait quelquefois deux enveloppements par jour.

Au commencement de la sueur, la face s'injecte, le pouls bat 100 pulsations à la minute.

Si le cerveau se congestionne, on lave la face avec de l'eau fraîche, et l'on met des compresses humides sur le front. Si le calme ne se rétablit pas, on cesse l'application. Quelquefois des malades s'endorment.

Dès que la durée prescrite est écoulée, on fait suivre d'application froide.

Emmaillottement humide (1). — On place sur un lit ordinaire deux ou trois couvertures de laine, qui ne montent que jusqu'à la hauteur de l'oreiller; elles sont recouvertes d'un drap de lit, préalablement mouillé, tordu énergiquement. Ce drap ne descend que jusqu'aux pieds; l'excédant est reporté vers la tête. Cette précaution est prise pour ne pas accumuler trop d'humidité vers les pieds, qui habituellement se réchauffent plus difficilement que les autres parties.

Pour isoler la tête du drap mouillé, on place sous elle un oreiller ou simplement un autre drap sec, plié en plusieurs doubles.

Le malade, complétement nu, est posé sur le drap mouillé; on lui enveloppe séparément les jambes et les cuisses, et le drap est croisé sur la poitrine, en portant les angles vers le dos. Les couvertures de laine sont repliées ensuite, et de la même manière que dans l'enveloppement sec. L'impression du froid

(1) Scoutetten, *loc. cit.*

LAGRELETTE.   14

passe rapidement : elle dure rarement au delà de huit à dix
minutes. La chaleur transforme bientôt le drap en une large
fomentation, qui assouplit la peau et la prépare favorablement
à laisser échapper la sueur ; une heure suffit généralement pour
sécher totalement le drap ; peu de temps après, la sueur commence. On ouvre la fenêtre, le malade boit de l'eau fraîche.
Enfin il sort du maillot pour se précipiter dans le bain froid.

De la douche écossaise. — Le moyen sans contredit le plus
simple, de l'application la plus facile pour calmer la douleur
sciatique, consiste dans la douche écossaise.

C'est une douche mobile en arrosoir mue par un robinet à
trois courants, en communication avec un tuyau d'eau chaude
et d'eau froide, de telle façon que l'on peut obtenir de l'eau à
toute température et passer instantanément d'une température
très-élevée à une température très-basse.

Le malade, complétement nu, se place en face de la tribune
où se tient le médecin, de façon à lui présenter la face postéro·
externe du membre malade.

On commence par chauffer le membre avec de l'eau tempérée, et le robinet est disposé de telle façon que l'on augmente
progressivement et petit à petit la température de l'eau, que
l'on projette en la promenant doucement sur toutes les parties
douloureuses. On arrive ainsi graduellement à une température très-élevée, que le doigt plongé dans le jet peut à peine
supporter.

On chauffe ainsi pendant un certain temps, de cinq à dix
minutes, le membre douloureux jusqu'à ce que le malade ne
puisse supporter une température plus élevée ; alors on fait
arriver immédiatement l'eau froide que l'on promène sur la
partie malade, et l'on termine par une douche générale froide
de quelques secondes.

Les effets éprouvés par le malade sont très-curieux et faciles
à observer. L'effet local est l'hypérémie de toute la partie
douchée et souvent des parties avoisinantes ; mais cette hypérémie est beaucoup plus marquée après l'application de l'eau
froide. La peau est alors d'un rouge cerise.

L'effet éprouvé par le malade pour la douleur est quelquefois merveilleux. A mesure que l'on chauffe le membre la douleur diminue pour disparaître quelquefois complétement pen-

dant l'application de la première douche ; le membre est beaucoup plus souple, et il nous est arrivé de voir des malades que l'on avait descendus dans la douche, en remonter et gagner le cabinet où ils s'étaient déshabillés.

L'absence de cette douleur se prolonge quelque temps après la douche, surtout si le malade peut marcher et entretenir la réaction.

D'une façon générale on peut commencer le traitement hydrothérapique par l'application d'une ou deux douches écossaises dans la sciatique, et les continuer si l'étuve sèche était contre-indiquée par un état congestif de l'utérus chez les femmes sujettes aux engorgements des organes du bassin.

Pour nous, c'est un des plus puissants moyens que nous offre l'hydrothérapie pour calmer la douleur de la sciatique. Il est bien au-dessus de la douche de vapeur, d'abord comme résultat, ensuite comme facilité et précision d'application, et il n'en offre pas les dangers.

Parmi les modificateurs employés dans le traitement hydrothérapique pour calmer l'élément douleur de la sciatique, nous avons placé les douches froides toniques qui, dans quelques cas, ont suffi pour calmer la douleur et reconstituer l'individu tout à la fois. On les emploie dans les cas de sciatique, où la douleur n'est pour ainsi dire qu'un phénomène secondaire. Nous allons en parler dans la description des applications froides qui, suivant nous, doivent toujours suivre l'usage des modificateurs de la douleur dans la sciatique.

Applications froides. — Ces applications nous sont fournies par la douche tonique,

La douche en arrosoir mobile et en lames,

La piscine,

Le drap mouillé.

La douche tonique se compose de la douche verticale en pluie, et de la douche en jet promenée sur tout le corps et spécialement sur le membre malade, s'il y a atrophie musculaire.

La douche en larmes, que l'on produit à volonté et au degré que l'on veut, en écrasant le jet avec le doigt. La douche en arrosoir mobile est employée dans les cas où la douche ne doit donner qu'une impression froide, sans aucune percussion.

La piscine suit généralement la sudation dans l'étuve sèche, dans les cas de sciatique liée à un état nerveux général qui détermine une agitation et une insomnie nocturnes, et l'on arrive ainsi à calmer la susceptibilité nerveuse du malade. Elle est encore employée après les emmaillottements secs ou humides.

Le drap mouillé trouvera son application dans les cas de sciatique très-douloureuse, où l'on aura donné un bain de vapeur partiel avec l'appareil du docteur Lefebvre, dans le lit du malade.

On fera suivre avec succès ce bain de vapeur d'une application de drap mouillé. Le malade entièrement nu, au sortir du bain de vapeur, sera enveloppé immédiatement dans le drap mouillé avec lequel on frictionne le malade pendant une minute environ.

Toutes les applications froides sont suivies d'une friction avec une toile brute et sèche pendant une minute ou deux. Après cela le malade boit un verre d'eau pour pousser à la réaction et se promène ; si la douleur ou l'impossibilité de la marche l'en empêchent, on insisterait sur la friction et le malade achèverait sa réaction dans son lit.

Comme on a pu le voir dans l'historique, certains auteurs ont eu recours à des applications froides plus simples et avec succès.

Ce sont des frictions d'eau froide faites avec des éponges. C'est un bon moyen qu'il faut surveiller et n'abandonner à des mains mercenaires qu'en sa présence.

Beaucoup de médecins ont dit aussi avoir retiré de bons effets de l'application de la glace sur les points doulou-reux.

Elle peut être appliquée dans des vessies animales ou de caoutchouc.

Mais ce qui pour nous remplit surtout l'indication, c'est l'application d'un sac à glace de Chapman, qui produit trois avantages : 1° il produit le froid comme la glace, à cause de la minceur de ses parois ; 2° comme la glace n'est pas en commu-nication avec l'air extérieur, son application peut durer long-temps, car c'est le seul calorique du membre, ou à peu près, qui fond la glace ; 3° il a le grand agrément, pour le ma-lade, de donner la sensation froide sans le mouiller, et de ne pas l'exposer à un refroidissement ultérieur qui serait certainement nuisible.

Enfin dans certains cas, la douche dite filiforme, qui n'est autre chose qu'un pulvérisateur à haute pression, est employée pour débarrasser le malade de sa douleur. Elle est d'un usage bien moins répandu que les éléments hydrothérapiques qui précèdent.

Tels sont les divers éléments hydrothérapiques propres à combattre la douleur dans la sciatique. Chacun d'eux a donné des résultats heureux. Mais il est des cas où quelques-uns de ces moyens ont réussi alors que d'autres avaient échoué. C'est souvent par l'alternance ou la combinaison de ces procédés, suivant la forme de la sciatique à laquelle on a affaire, que l'on parvient à se rendre maître de la douleur.

Il importe donc de savoir, en présence d'un cas donné, quel est l'élément qu'il faut appliquer de préférence. Pour bien indiquer le modificateur qu'il faut employer, il est indispensable de prendre pour base les faits observés. Il sera très-facile, je pense, de déduire les conséquences pratiques dont je veux parler, c'est-à-dire le choix du moyen, lorsque nous aurons exposé, avec des faits à l'appui, le traitement hydrothérapique des différentes formes de sciatiques.

Cela s'applique, bien entendu, à l'élément douleur dans la sciatique, mais nous avons montré que cette maladie est caractérisée par d'autres phénomènes morbides très-importants, et auxquels s'attaque avec le plus grand succès l'hydrothérapie.

Ces autres phénomènes sont l'anesthésie, la paralysie, l'atrophie et les autres troubles de nutrition.

Ces troubles seront combattus par quelques-uns des éléments que nous venons de décrire plus haut.

S'il restait un léger engourdissement du membre, ou quelquefois une espèce d'anesthésie, une série de douches écossaises ramèneraient le membre à l'état normal.

Si la sciatique avait encore déterminé une atrophie du membre, ou même une paralysie, il sera bon de faire continuer le traitement pendant un certain temps après la disparition de la douleur, jusqu'à ce que le volume du membre soit redevenu égal à celui de son congénère. Dans ce cas, on emploiera avec succès une douche plus excitante, c'est-à-dire plus percutante, et localisée surtout sur le membre malade.

Si la peau fonctionnait mal dans le membre malade, une étuve sèche, légèrement chauffée pour pousser à la sudation, répétée un certain temps, pourrait ramener cette fonction.

S'il y avait une hypersécrétion, comme nous avons observé un cas, c'est surtout en soignant l'état général qu'on arrive à modifier cet état pathologique.

Tels sont les divers moyens que nous offre l'hydrothérapie pour combattre les éléments morbides de la sciatique.

Mais si l'on veut obtenir une guérison complète, et surtout éviter les rechutes, il faut s'adresser à la constitution du sujet, qui peut avoir provoqué ou laissé produire la sciatique ; il est indispensable de modifier cette constitution.

Si la sciatique est greffée sur une constitution anémique, il sera bon d'employer, concurremment avec le moyen destiné à combattre la douleur, les applications froides toniques. Si maintenant on veut prévenir les rechutes, il sera nécessaire, la douleur ayant disparu, ou étant sensiblement amendée, d'employer les applications froides, telle que la douche légèrement percutante, pour aguerrir le malade à l'impression du froid, si par exemple on a affaire à un rhumatisant. Nous reviendrons d'ailleurs sur ces conseils à chaque forme de sciatique qui est dominée par l'état général.

TRAITEMENT HYDROTHÉRAPIQUE DES DIFFÉRENTES FORMES DE SCIATIQUE.

Sciatique traumatique. — Dans ce cas nous conseillons, à l'exemple du docteur Delmas, de donner l'étuve sèche suivie d'une application froide, On pourrait néanmoins commencer le traitement par une douche écossaise pendant les premiers jours, surtout si l'on était obligé de porter le malade. On verra, par les détails de l'observation suivante, que cette forme ne paraît pas être plus rebelle que les formes bénignes ordinaires.

OBSERVATION I.

Névralgie sciatique, traumatique, subaiguë, à droite, datant de six semaines.
— Deux semaines de traitement. — Guérison.

M. D..., conducteur de voiture de son état, est âgé de cinquante et un ans, fort, sanguin. Il fut adressé par M. le docteur Rey. Ce praticien lui remit une consultation qui portait le diagnostic suivant :

« Rupture d'un fascicule musculaire provenant d'un effort violent exécuté pour charger une malle ; comme conséquence, névropathie sciatique à droite. »

M. Rey avait conseillé, concurremment avec l'hydrothérapie, un liniment composé de chloroforme, d'éther et de laudanum, et un vésicatoire volant saupoudré de morphine. Désirant nous fixer sur la puissance de la méthode dans ce genre spécial de névralgie, nous l'employâmes d'abord seule, sauf, si nous ne parvenions pas à notre but, à lui faire suivre l'ordonnance du docteur Rey.

Nous prescrivons, 8 novembre 1860 : Sudation sèche à 70 degrés pendant 15 minutes ; douche en poussière et en jet sur tout le corps pendant une minute. Le mieux est sensible dès le premier jour ; et, le lendemain, M. D... vient à l'établissement à pied, ne s'aidant que d'une canne ; la veille, il avait été obligé de prendre l'omnibus.

Les jours suivants, même prescription. L'amélioration fait de nouveaux progrès. Au bout de quinze jours, il se trouve aussi bien que possible ; il ne reste plus dans son membre qu'un peu de faiblesse aussitôt qu'il marche plus d'une heure sans s'arrêter.

Nous ferons une simple observation sur ce cas, c'est que la nature même de la cause faisait que l'hydrothérapie n'a pu s'adresser qu'à l'effet, c'est-à-dire à la douleur sciatique. Il n'existait que deux points douloureux ; l'un au niveau de la base du sacrum (siége probable de la rupture musculaire), et l'autre au rebord inférieur du grand fessier. Cependant la douleur avait envahi le nerf dans tout son trajet.

L'affection datait de la semaine. Nous avons revu ce malade il y a un mois, et la guérison ne s'est pas démentie (1).

Sciatiques par compression. — On pourra dans tous les cas tenter tous les moyens que nous avons décrits comme s'adressant à l'élément douleur, et surtout recourir à l'emmaillotement partiel du membre une demi-heure avant les accès et surtout le soir.

Si la compression intra-pelvienne et temporaire est due à la compression des fèces, nous ne connaissons pas de moyen plus

(1) Extrait des *Archives de la Société d'hydrologie* (Mémoire de Delmas, 20 mars 1862).

énergique et d'une application plus facile que la douche ascen·
dante. Aucun irrigateur ne peut avoir la force de cette douche.
Une canule de gomme élastique étant introduite dans le rectum
assez profondément, on la met en communication avec l'aju-
tage. L'intestin, rapidement distendu, réagit au bout de peu de
temps, et le malade va à la garderobe. Tout est disposé de
façon que le malade accomplit cette fonction sans bouger de
place.

L'évacuation étant faite, la névralgie doit disparaître. Si quelques points douloureux persistaient, on en viendrait facilement
à bout par quelques douches écossaises.

SCIATIQUES RHUMATISMALES. — 1° *État aigu.* — On peut employer différents procédés. On pourra donner l'étuve sèche en
n'élevant pas trop tout d'abord la température. Elle peut suffire
pour obtenir la cessation de la douleur. Le fait suivant en est
un exemple frappant.

OBSERVATION II.

Sciatique rhumatismale très-douloureuse. — Guérison en dix jours.

Madame D..., âgée de trente-cinq ans, diathèse rhumatismale, sciatique très-douloureuse, point ischiatique poplité, malléolaire unilatérale, impossibilité de marcher, sudation active sèche, eau froide après,
guérison en dix jours. Elle continue le traitement pour consolider la
guérison, on emploie la douche froide tonique ; le matin et le soir la
friction avec le drap mouillé. Elle sort dans un état satisfaisant (1).

L'exemple suivant montre qu'on peut employer les fumigations sèches combinées avec des douches de vapeur et la flagellation. Ce cas est remarquable par l'hypersécrétion sudorale
sur le membre malade.

OBSERVATION III.

Sciatique droite rhumatismale aiguë.

M. Caille, pompier à Trévoux, d'un tempérament bilieux et d'une
très·forte constitution, forcé, par sa profession, à descendre dans des
puits ou citernes, dans lesquels il reste quelquefois très-longtemps
exposé à l'humidité froide, ou le corps plongé en partie dans l'eau

(1) Observation communiquée par le docteur Beni-Barde.

glacée, éprouvait, outre de vives douleurs dans les différentes régions du tronc et des membres supérieurs, une véritable névralgie dans toute l'étendue du nerf sciatique du côté droit. La cuisse était constamment mouillée d'une sueur froide, quoique la peau fût sèche et très-chaude dans le reste de son étendue, et la douleur excessive qu'il ressentait, excepté pendant la station, était singulièrement augmentée par la moindre pression. Je lui fis administrer quelques bains de vapeurs humides sédatives, pendant l'action desquels il semblait souffrir encore davantage, ce qui m'étonnait d'autant plus que, quelque violente qu'elle soit, il n'arrive presque jamais qu'on ressente la douleur pendant toute la durée de la fumigation. J'essayai les bains secs de vapeurs de succin ; ils firent complétement disparaître la douleur du tronc et du bras ; ils calmèrent, pendant leur application, celle de la cuisse, mais cet effet ne se prolongea pas au delà ; je fis mordre, à plusieurs reprises, dix sangsues sur le trajet du nerf sciatique ; je prescrivis des frictions opiacées, des douches aromatiques, les délayants, les calmants à l'intérieur, et tout cela sans succès ; je tenais singulièrement à guérir ce malade, et je ne doutais pas d'y parvenir si j'avais pu continuer le traitement pendant assez longtemps ; mais il y avait déjà dix jours que M. Caille était dans mon établissement, et des affaires importantes ne lui permettaient pas de s'absenter au delà de deux semaines. Il me fallut, en conséquence, profiter de quelques jours qui me restaient encore pour tenter l'usage des moyens les plus énergiques ; j'eus recours à la flagellation, que je fis pratiquer matin et soir, concurremment avec la douche, pendant une demi-heure, ou jusqu'à ce qu'elle eût déterminé une vive rubéfaction, et pour en prolonger l'effet, je faisais immédiatement après plonger le malade jusqu'à la ceinture dans un bain de soufre en vapeur sèche.

Enfin, j'obtins quelque ammendement ; bientôt M. Caille se trouva beaucoup mieux, mais il n'était pas tout à fait guéri lorsqu'il fut obligé de partir. Quelque temps après, il me fit dire qu'il ne ressentait plus de douleur (1).

Le fait suivant prouve aussi que le traitement thermal peut donner de bons résultats, quand on prend toutes les précautions nécessaires.

OBSERVATION IV.

Névralgie sciatique aiguë de nature rhumatismale, guérie par le traitement thermal.

Le sujet de cette observation est M. J. de G..., capitaine de cavalerie, âgé de quarante-quatre ans, d'une constitution robuste et d'un tempérament mixte, bilieux et nerveux.

(1) Observation tirée du *Traité de la méthode fumigatoire* du docteur Rapon, t. Ier, p. 346.

Antécédents. — Cet officier rapporte qu'étant âgé de vingt ans, en 1839, il contracta à Saumur une fièvre tierce qui ne le quitta complétement qu'en 1848, et pour laquelle il passa neuf mois dans différents hôpitaux, en six reprises. Dans cet intervalle, il souffrit du côté du foie et contracta une adénite cervicale qui suppura, et dont la guérison, après s'être fait longtemps attendre, fut obtenue après une saison passée à Baréges. Il y a deux ans, il eut un rhumatisme noueux des articulations des doigts de la main. Les eaux d'Amélie firent disparaître complétement et rapidement les nodosités, et rendirent aux mouvements toute leur facilité. Ces différentes maladies ne paraissent pas avoir affaibli la constitution de cet officier.

Au mois de février 1868, il eut plusieurs atteintes de douleurs lombaires qui cédèrent à des cautérisations par le fer rouge et à des frictions ammoniacales. Le 20 novembre, en s'éveillant un matin, il se sentit pris de nouveau de ces mêmes douleurs, mais plus violentes que jamais. Le moindre mouvement était impossible sans arracher des cris, et les différents moyens employés furent infructueux. Le 26, le membre abdominal droit était affecté, et le malade dut entrer à l'hôpital de Valenciennes, dans le service de M. le médecin en chef Varlet, qui constata une névralgie sciatique. La douleur était atroce, spontanée, continue, avec des exacerbations fréquentes, occupant tout le membre, mais plus marquée au niveau des points lombaires, *sacro-iliaque, fessier, trochantérien, poplité, rotulien, péronien, malléolaire, dorsal du pied et plantaire externe.* — Le plus léger mouvement faisait presque couler des larmes. La station verticale, et à plus forte raison la marche, étaient d'une impossibilité absolue. De temps en temps des crampes venaient redoubler les souffrances du patient, pour qui le sommeil et l'appétit étaient complétement perdus. Des applications répétées de sangsues, l'opium *intus et extra*, les bains de vapeur alcalins, sulfureux, les cautérisations au fer rouge, les vésicatoires, les ventouses scarifiées, les frictions de toute nature, avec l'alcool camphré, le chloroforme, l'ammoniaque ; l'administration de l'iodure de potassium, rien ne put produire une amélioration bien marquée ; et, après trente-deux jours de traitement, M. de G... quitta Valenciennes pour venir à Amélie-les-Bains. En route, il fut obligé de s'arrêter dix jours à Lyon, pour se reposer des fatigues et des douleurs aggravées encore par le voyage. Il arriva ici le 11 janvier 1863, pouvant à peine faire quelques pas avec l'aide des béquilles, et conservant toute l'acuité de ses souffrances.

Il fut soumis tout de suite au traitement par les bains mitigés ; après dix bains et trois jours de repos, le malade fut mis aux bains entiers et aux douches, qui produisirent immédiatement une amélioration notable et quotidienne. Vingt jours après, le capitaine avait abandonné ses béquilles et ne se servait plus que d'une canne. Au bout d'un mois, il marchait sans appui, et pouvait faire une route de deux lieues sans fatigue.

Le 1er mars, M. de G... quitte l'hôpital pour aller en congé de convalescence de trois mois. Il a pris trente-quatre bains et vingt-quatre douches. Les douleurs ont totalement disparu et ne se réveillent un peu que dans les mouvements brusques et imprévus de la jambe droite. Il marche sans boiter, monte les escaliers, et se trouve presque aussi valide du côté qui est le siège de la névralgie que du membre qui est resté sain (1).

Cette observation est très-remarquable ; elle confirme ce que nous avons dit de l'innocuité du traitement thermal appliqué à une période récente de la maladie, et son heureuse influence. La seule modification au traitement a consisté à réduire pendant les premiers jours le degré de sulfuration, en n'agissant que par des bains mitigés. Les bains à pleine sulfuration et les douches ne sont venus qu'après dix bains mitigés et trois jours de repos ; ils ont été parfaitement supportés ; leur action a été souveraine, promptement et radicalement curative. On a vu combien avait été actif le traitement employé sans résultat à l'hôpital de Valenciennes.

Nous avons appris que l'action consécutive avait été décisive et que M. G..., quoique habitant toujours Valenciennes, n'avait eu aucune rechute et était parfaitement guéri (2).

2° *État subaigu.* — Dans cette forme, le docteur Delmas n'est pas partisan de l'étuve sèche à haute température. Voici ce qu'il dit dans son Mémoire : Si la névralgie est encore à l'état subaigu il faudra employer l'étuve sèche avec beaucoup de circonspection, ne pas dépasser la température de 50 degrés à 55 degrés, et surtout y arriver graduellement, lentement dans l'espace de vingt à trente minutes, en un mot on recherchera l'effet sudorifique plutôt que l'effet révulsif. C'est aussi dans cet ordre d'idées que l'on se trouvera bien de remplacer l'étuve sèche par l'étuve à vapeur humide, et encore faut-il en user modérément. Dans une névralgie rhumatismale encore à l'état subaigu, le séjour dans l'étuve humide, dit le docteur Delmas, sera de dix à vingt-cinq minutes. A la fin de la séance on administrera une douche tiède générale et en pluie de 26 à 28 degrés pendant cinq à six minutes, de manière à faire tomber la chaleur en excès accumulée sur l'enveloppe cutanée ; ensuite le malade s'habillera après avoir demeuré quelque temps dans une couverture, et se livrera à un exercice modéré suivant les forces.

(1) Observation recueillie dans le service de l'auteur par M. Filliette, médecin aide-major.
(2) Observation tirée du *Traité sur les eaux thermales d'Amélie-les-Bains,* par le docteur Artigues, p. 161. Paris, 1864.

Malgré toutes les précautions prises, on voit quelquefois, au début du traitement, un réveil très-vif de la douleur. Le but avait été dépassé par mégarde, et il en était résulté de la sur-excitation. Le meilleur moyen de parer à cet accident, c'est le jour qui suit de faire faire au malade un simple séjour dans une étuve humide à 30 degrés suivie d'une affusion très-pro-longée. Après avoir conjuré ces dangers des premiers jours, on se hâte d'abaisser la température de l'eau de la douche, et d'augmenter la durée de l'étuve. Si toute trace d'acuité dans l'affection a disparu, on joint alors aux moyens précédents une douche froide en jet mobile promenée sur tout le corps et par-ticulièrement sur le trajet du nerf douloureux.

Cette pratique très-prudente a en effet réussi dans les mains du docteur Delmas ; les trois observations qui suivent en font foi.

OBSERVATION V.

Névralgie sciatique rhumatismale subaiguë, à droite, datant de trois semaines. — Deux semaines de traitement. — Guérison.

M. B..., propriétaire à Barsac (Gironde), est adressé par notre con-frère le docteur Bernardet. Il est âgé de trente-six ans, d'un tempé-rament bilieux, sanguin, et de constitution moyenne. Comme anté-cédents, nous signalerons des douleurs rhumatoïdes passagères.

Il arrive le 10 septembre 1860. Malgré que son affection soit en-core très-récente, depuis quelques jours il y a un affaiblissement sen-sible de la myotilité du membre atteint. Ainsi, il ne peut plus mettre une jambe sur l'autre lorsqu'il est assis. Les points douloureux de la névralgie sont : 1° au bord inférieur du grand fessier ; 2° à la tête du péroné.

En raison de la subacuité de la douleur et des légers antécédents qu'il offre, le malade est mis au traitement suivant :

Tous les matins, bain de vapeur humide, aromatique, à 33 degrés, de vingt-cinq minutes de durée, suivi d'une douche générale en pluie et tiède de cinq minutes.

Quatre jours après, l'amélioration obtenue est très-marquée, mais il reste encore l'affaiblissement musculaire. On ajoute alors au moyen précédent une douche en jet froide promenée sur tout le membre ma-lade, et l'on ramène la douche générale en pluie à la même tempéra-ture pendant deux minutes.

Au bout de quinze jours de traitement, M. B... quitta l'établisse-ment parfaitement guéri. Nous avons tout lieu de croire que cette gué-rison s'est maintenue, car M. B... est peu éloigné de Bordeaux, et était tout disposé à reprendre l'hydrothérapie, dont il avait ressenti de si bons effets à la première apparition de ses douleurs (1).

Observation VI.

Névralgie sciatique, rhumatismale, subaiguë, à droite, datant de cinq semaines. — Deux semaines de traitement. — Guérison.

M. M..., malade de notre confrère M. Henri Gintrac, est âgé de quarante-cinq ans, d'un tempérament lymphatique sanguin et d'une constitution assez forte. Il est constructeur de navires, et, en cette qualité, il se trouve parfois exposé aux intempéries ; aussi a-t-il été sujet, antérieurement à la maladie actuelle, à des douleurs rhumatismales musculaires.

Il est atteint d'une névralgie sciatique à droite subaiguë et datant de cinq semaines. Comme dans les cas précédents, un refroidissement prolongé en a été la cause première et occasionnelle.

Chez lui la marche est pénible, mais non impossible. Les points douloureux sont encore au niveau du grand fessier et à la tête du péroné ; mais, en outre, les douleurs envahissent tout le membre au plus fort des crises, et alors les malléoles deviennent douloureuses.

M. M... est soumis à la médiation suivante : Bain de vapeur humide à 38 degrés, de vingt-cinq minutes de durée, suivi d'une douche générale en pluie, à 25 degrés, de cinq minutes, et d'un enveloppement sec de deux heures de durée après le bain et la douche.

Sous l'influence de ce traitement sudorifique, la maladie cède facilement et M. M... s'en va dans un complet état de santé, au bout de quinze jours. Nous avons eu de ses nouvelles depuis lors, à différentes reprises, et la guérison ne s'est pas démentie jusqu'à ce jour (2).

Observation VII.

Névralgie sciatique, rhumatismale, subaiguë, à droite, datant de quatre ans. — Deux semaines de traitement. — Guérison.

M. H..., négociant, âgé de quarante ans, constitution moyenne, tempérament lymphatique, bonne santé habituelle. Adressé par son médecin. M. Henri Gintrac, le 29 novembre 1861.

Névralgie sciatique subaiguë, siégeant à droite. Cette apparition date de trois semaines. La douleur est limitée aux branches se distribuant dans la fesse. Le mal a débuté par un lumbago. M. H... traîne le membre comme si tout le nerf était malade et les mouvements exaspèrent les douleurs.

L'affection actuelle a fait plusieurs apparitions depuis quatre ans,

(1) *Archives de la Société d'hydrologie* (Mémoire du docteur Delmas).
(2) *Extrait des Archives de la Société d'hydrologie* (Mémoire de Delmas, 1862).

mais une application immédiate de sangsues a toujours suffi pour le guérir. Cette fois il a négligé l'emploi de ce moyen et aujourd'hui le mal reparaît beaucoup plus tenace que précédemment.

Étuve sèche modérée à 50 degrés de 30 minutes de durée, suivie d'une douche générale en pluie tiède, et d'une douche en jet à la même température promenée sur la douleur, deux minutes de durée.

En raison même des douleurs rhumatismales auxquelles est sujet le malade, nous procédons très-graduellement dans l'emploi de l'étuve et nous avons tout lieu de nous en féliciter ; car, dès le huitième jour, tout vestige de douleur a disparu. M. H... continue encore son traitement pendant huit jours, pour consolider sa guérison et éviter une nouvelle récidive.

Nous n'avons pas eu l'occasion de revoir ce malade (1).

Cependant l'étuve sèche donnée dans les conditions ordinaires et suivie de douche froide, alternant avec une douche tonique le soir, peut donner de bons résultats, témoin le fait suivant :

OBSERVATION VIII.

Sciatique rhumatismale subaiguë double.

M. N.., âgé de trente ans, diathèse rhumatismale caractérisée par des manifestations précédentes; douleur dans les deux nerfs sciatiques, marche assez difficile. Traitement : étuve sèche, suivie de douche le matin, douche froide le soir. Guérison en quinze jours (2).

Quelquefois on peut être obligé de renoncer à l'étuve si la sciatique est compliquée d'engorgement du côté des organes pelviens. Comme dans le cas suivant, l'étuve humide ne serait pas plus indiquée. On peut alors avoir recours à la douche écossaise, à l'emmaillottement et surtout aux douches reconstituantes comme dans le fait suivant :

OBSERVATION IX.

Sciatique rhumatismale. — Engorgement et catarrhe utérin. — Lenteur de l'amélioration. — Guérison en deux mois.

Madame L..., âgée de quarante-neuf ans, diathèse rhumatismale, engorgement et catarrhe utérin, sciatique, venant d'une marche fatigante. Points douloureux, lombaire, ischiatique et malléolaire

(1) Extrait des Archives de la Société d'hydrologie (Mémoire de Delmas).
(2) Observation communiquée par le docteur Beni-Barde.

externe. La sudation, comme la douleur était très-violente, fut employée, mais on fut obligé de cesser parce que l'engorgement augmenta, l'écoulement catarrhal devint plus considérable. Les douleurs persistèrent aux reins et se développèrent au pli de l'aine, la douche écossaise fut alors employée. Pendant quinze jours son effet fut peu prononcé; nous eûmes recours à l'emmaillottement, employé tous les matins, suivi d'une friction avec le drap mouillé. La douche écossaise fut employée le soir; un grande amélioration ne se montra qu'après deux mois de ce traitement; puis la sciatique finit par disparaître, sous l'influence du traitement tonique qui suivit le précédent (1).

La douche écossaise ou la douche tonique employée seule peut également donner de bons résultats. Les deux observations qui suivent viennent à l'appui de cette opinion.

OBSERVATION X.

Sciatique rhumatismale subaiguë. — Guérison par les douches écossaises.

M. B..., âgé de soixante et un ans, constitution lymphatique.

Gourmes dans l'enfance; otite purulente, sourd de l'oreille droite : vie active, santé moyenne; parenté, rien de saillant.

A trente ans, à la suite d'un coup de pied de cheval, plaie contuse du tendon d'Achille, phlébite et accès consécutifs. Cette maladie a duré trois mois.

A la suite d'une chute de voiture, douleur à l'épaule droite. — Quelque temps après, l'épaule gauche fut douloureuse à son tour, et depuis cette époque les douleurs ont changé de lieu d'élection.

Ces douleurs ont disparu, puis elles ont reparu, mais d'une manière vague, et ce n'est qu'il y a deux ans, c'est-à-dire à l'âge de cinquante-neuf ans, qu'en se baissant pour serrer du gazon, M. B... fut pris d'une douleur très-vive dans les lombes, surtout à la région médiane. Ce lumbago dura environ vingt jours. M. B... revint à ses affaires. — Un an après, en octobre 1863, à soixante ans, il fut pris de nouvelles douleurs lombaires, et à leur apparition, douleur dans toutes les parties de la jambe, en avant comme en arrière; pas de douleur fixe dans aucun point de la région postérieure de la jambe. — Aux deux jambes, pas de fourmillements, pas de douleur lancinante, paresse des jambes; articulations roides et parfois douloureuses dans l'exagération de leurs mouvements; fumigations.

25. — Résultat bon, tout d'abord, au point de vue des douleurs; puis, ensuite, affaiblissement des parties inférieures.

Circulation. — Rien à noter.

Digestion. — Dyspepsie, tendance plus marquée pour la diarrhée que pour la constipation; gastralgie, appétit.

(1) Observation communiquée par le docteur Beni-Barde.

Il y a six ans. — Catarrhe, eaux de Cauterets.

Catarrhe de l'oreille. — Variant de l'une à l'autre oreille.

Catarrhe nasal. — C'est le seul qui soit permanent. Respiration bonne ; organes génito-urinaires intacts; sommeil facile; douleur à la région sacrée, aux fesses, cheville du pied.

Pas d'hyperesthésie.

Ouïe. — Catarrhe.

Odorat. — Id.

Toucher. — Intact.

Goût. — Id.

Vue. — Larmoiement, presbytie ; mouvements réguliers, sauf que le premier pas est toujours assez difficile à lancer.

Névralgie du plexus lombaire, spécialement du nerf sciatique. — *Légère diathèse rhumastimale.* — Douche écossaise sur les deux jambes et sur les reins... — Douche froide générale.

Ce malade est resté sans douleur jusqu'au mois de mai 1868. — A cette époque, il est revenu suivre un traitement hydrothérapique pour se débarrasser d'une légère douleur sciatique à la région du mollet. Un mois de douches écossaises, une fois par jour, a suffi pour le mettre en état.

OBSERVATION XI.

Sciatique gauche rhumatismale subaiguë. — Guérison par l'hydrothérapie en trois jours, maintenue depuis plus d'un an.

Sévrin Lattron, vigneron, âgé de quarante-trois ans, demeurant à la Corbinière près Vendôme, est d'une bonne constitution et d'un tempérament sanguin ; il a eu une pleurésie à trente ans, et, depuis dix-huit ans, il éprouve des douleurs rhumatismales dans la hanche gauche.

Le 14 mars 1858, Sévrin est pris subitement, après un travail forcé, d'élancements très-douloureux, dans la hanche gauche et dans la cuisse ; pendant six jours, le malade garde le repos et ne fait qu'un traitement insignifiant.

Le 20 mars, Sévrin vient nous trouver et nous constatons l'état suivant : de la portion moyenne de la crête iliaque gauche, partent des douleurs lancinantes qui s'irradient dans toute la partie externe de la cuisse jusqu'au genou ; ces douleurs occasionnent de la claudication et sont exaspérées par les mouvements brusques ; le malade est abattu, triste, depuis plusieurs nuits, il ne dort pas et n'a plus d'appétit.

Sévrin ne se décide qu'avec une extrême répugnance à suivre le traitement hydrothérapique que nous lui proposons ; l'eau froide l'effraye beaucoup ; mais la première séance améliore tellement son état, qu'il revient le lendemain, plein de confiance, recevoir la douche, et deux jours après la guérison était définitive.

Aujourd'hui, ce qui étonne le plus Sévrin, c'est que, depuis un an qu'il a suivi ce traitement, il n'a plus ressenti la douleur de la hanche qui le tourmentait depuis si longtemps (1).

3° *État chronique*. — A cette période, l'hydrothérapie nous offre encore plusieurs moyens.

« Lorsqu'on a affaire, dit le docteur Delmas, à une sciatique rhumatismale passée à l'état chronique, il faut, alors obtenir l'action révulsive. Le bain de vapeur simple sera remplacé par le bain de caisse à vapeur résineuse, térébenthinée, goudronnée ou sulfureuse. La température de l'étuve sera élevée à 50 degrés et même 55 degrés si l'élévation de la température dans ce cas est destinée à produire l'effet révulsif; l'adjonction du goudron ou de la térébenthine à la vapeur est destinée à lui prêter un caractère particulier en rapport même avec la nature de la névralgie.

L'action révulsive peut être encore, dit-il, fortement aidée par les douches de vapeur promenées *loco dolenti*.

Le cas suivant a été traité par ce médecin par l'étuve humide suivie d'une douche froide :

OBSERVATION XII.

Névralgie sciatique, rhumatismale chronique, avec légères douleurs d'accès et affaiblissement musculaire léger, à droite, datant de quatre mois. — Deux semaines de traitement. — Guérison.

M. D..., employé des douanes, est un homme au tempérament bilieux et sanguin, et doué d'une bonne constitution. La nature de son emploi l'a exposé de nuit et de jour à toutes les rigueurs de l'atmosphère ; aussi, est-il sujet à des douleurs rhumatismales.

Il y a quatre mois qu'il a été pris, pour la première fois, d'une névralgie sciatique aiguë, siégeant à droite. Les moyens employés (applications de sangsues, des vésicatoires pansés à la morphine, et un emplâtre de poix de Bourgogne) ont réussi à calmer l'acuité des douleurs. Mais il survient encore quelques recrudescences à la moindre fatigue. L'affection a pris le caractère franchement chronique; la myotilité est atteinte légèrement, c'est alors que son médecin, M. Péreire, nous l'adresse.

Le seul point douloureux, existant dans ce cas, est celui du grand trochanter.

Prescription : Étuve humide à 38 degrés pendant vingt-cinq minutes suivie d'une douche générale en pluie à 12 degrés, et d'une douche en jet à la même température promenée tout le long du mem-

_____

(1) Observation du docteur Chautard, *Progrès*, t. III, p. 602.

bre malade pendant deux minutes, de manière à exciter fortement la contractilité du membre.

Ce moyen est répété tous les jours une fois. A la cinquième séance, soulagement manifeste. A la onzième, la guérison est obtenue et le malade cesse son traitement le quinzième jour. Nous avons pu constater depuis la solidité de ce beau résultat (2).

L'emmaillottement humide partiel, fait pendant la nuit, peut donner de bons résultats. Il peut être accompagné, comme dans le fait suivant, d'une éruption pustuleuse qui précède l'amélioration.

OBSERVATION XIII.

Névralgie (rhumatismale) chronique du nerf sciatique. — Éruption pustuleuse
lors de l'amélioration,

M. M..., nabitant des Thernes, âgé de soixante-dix ans, ancien officier de l'empire, d'un tempérament sanguin nerveux, a été atteint, il y a huit mois, sans cause connue, d'une douleur à la cuisse droite, et qui s'est étendue peu à peu sur tout le trajet du nerf sciatique depuis la cuisse jusqu'au pied.

Antécédents : M. M... ne se rappelle pas avoir été malade; peut-être a-t-il eu quelques fraîcheurs pendant ses nombreuses campagnes, mais il ne peut rien assurer là-dessus.

Depuis huit mois que dure sa sciatique, on a tenté bien des moyens curatifs. Vésicatoires simples, vésicatoires avec acétate de morphine ; calmants de toutes sortes à l'intérieur, bains diversement composés, bains de vapeur, frictions avec une foule de pommades, tout a été impuissant contre les douleurs qui ont toujours été en augmentant, et depuis quelque temps commencent à se faire sentir à la jambe gauche. Sa constitution, jusque-là très-forte, commence à être ébranlée généralement. C'est surtout pendant les nuits, qui sont sans sommeil, que les douleurs sont intolérables. L'appétit est très-faible, le moral du malade est notablement affecté. Dans la journée, il peut marcher, bien qu'avec peine.

Premier jour. — Enveloppement dans les couvertures de laine, le membre malade étant couvert de compresses mouillées de la hanche à l'extrémité du pied. Sueur une heure et demie, lotion à 20 degrés 3 minutes. Le malade reste couché toute la journée, la jambe enveloppée de linges humides recouverts de linges secs. Moins de douleurs pendant la nuit.

Deuxième jour. — Id., la lotion est à 16 degrés. Le malade dort presque toute la nuit.

Troisième jour. — Id., lotion à 12 degrés.

*(1) *Archives de la Société d'hydrologie* (Mémoire du docteur Delmas, 1862).

Quatrième jour. — Sueur une heure et demie, bain entier à 16 degrés 4 minutes, compresses. Sommeil toute la nuit.

Cinquième jour. — Même traitement, bain entier à 12 degrés ; le soir, une lotion à 16 degrés 3 minutes, compresses. Le malade n'éprouve presque pas de douleurs dans la journée ; son appétit est revenu ; il dort parfaitement toute la nuit.

Sixième jour. — Même traitement ; le bain est à 9 degrés ainsi que la lotion.

Septième jour. — Id. Le malade sort après son bain, et n'éprouve qu'au jarret droit une douleur légère ; il met des compresses pendant la nuit.

Huitième jour. — Une douche à la place de la lotion. Le malade devra prendre désormais alternativement une douche ou une lotion. Des éruptions de boutons vésiculeux commencent à se montrer éparses sur le dos.

Quinzième jour. — Les éruptions se multiplient sur le dos, les épaules, la poitrine ; les boutons se remplissent de pus (pustules). Les douches, fatiguant le malade, sont suspendues pendant quelques jours.

Jusqu'à la fin du deuxième mois de son traitement, le malade a repris chaque jour ses forces et sa gaieté. La douleur qui continue à se faire sentir au mollet droit est légère et ne l'empêche pas de marcher. Il transpire trois quarts d'heure seulement. Les éruptions ont envahi la cuisse et la jambe gauche, la fesse droite ; il n'y en a presque plus sur le tronc.

Deux mois et demi de traitement. Les éruptions n'avancent que très-lentement vers la cuisse droite ; des douleurs se font sentir dans l'oreille droite. Le malade, interrogé, croit se rappeler avoir eu quelquefois des douleurs dans les oreilles, mais il n'en est pas sûr, et dans tous les cas, elles n'ont pas été très-fortes. J'avais cru apercevoir chez lui un peu de dureté de l'ouïe. Je fais appliquer sur l'oreille des compresses humides qui n'y sont pas tenues très-régulièrement.

En trois jours les douleurs d'oreilles deviennent très-vives, tout le pourtour de l'oreille est enflé. La sueur doit durer une heure, les douches sont suspendues.

La douleur de l'oreille dure quinze jours pendant lesquels le malade néglige quelques bains ; un écoulement purulent s'est fait jour par le conduit auditif extérieur. La douleur passe à l'oreille gauche où elle dure huit jours, et produit un écoulement moins abondant que celui de l'oreille droite.

Pendant ce temps les éruptions pustuleuses ont gagné le bas de la jambe droite où la douleur est à peine sentie.

Après trois mois et demi le malade cesse son traitement à cause de la saison ; il n'a plus de douleurs, mais des éruptions existent encore sur la jambe droite, ce qui me prouve que la cure n'est pas complète.

Remarquez : 1° Bien que le malade pût marcher, je l'ai condamné à garder le lit pendant les premiers jours de son traitement. Je n'ai pas eu cette précaution dans les premiers cas de ce genre que j'ai eus à traiter, parce que je ne l'avais pas vu pratiquer ainsi en Allemagne; mais l'expérience m'a convaincu qu'il y a tout avantage à faire garder le lit aux malades lorsqu'ils ont des douleurs vives dans les membres inférieurs, et notamment dans les cas de sciatique, jusqu'à ce que ces douleurs soient au moins en partie apaisées; ou bien il arrive que la marche irrite les douleurs et fait perdre le fruit des bains.

Tant que le malade est couché, il peut conserver les compresses appliquées sur les jambes, ce qui n'est plus possible lorsqu'il est levé.

2° Les éruptions paraissent d'abord sur les parties supérieures du corps, parce que l'ensemble de l'organisme, troublé d'abord par le mal, en était saturé. Elles viennent en dernier lieu sur la jambe la plus malade, lorsque le traitement lui a rendu les forces nécessaires (1).

Les fumigations peuvent également être couronnéss de succès. Tels sont les deux faits de Rapou.

OBSERVATION XIV.

Sciatique chronique rhumatismale.

Marie B..., jeune femme d'environ vingt-cinq ans, sans enfants, d'un tempérament nerveux et d'une frêle constitution, éprouvait, depuis quelques années, à la hanche, une douleur excessive qui se propageait jusqu'au genou et quelquefois jusqu'au pied; elle n'avait pas toujours le même degré d'intensité, mais elle s'exaspérait singulièrement dans les saisons froides et humides. La malade avait vainement tenté l'usage de tous les moyens ordinaires; on avait même brûlé trois moxas autour de l'articulation sans en obtenir le moindre soulagement. Depuis un an Marie B... avait cessé tout remède lorsqu'elle vint éprouver l'effet des vapeurs; je lui fis d'abord administrer deux fumigations aromatiques à mi-corps, ayant soin de faire pénétrer la vapeur dans l'appareil par le tuyau qui correspond au siége du malade, puis elle fut soumise à l'action des douches de même nature sur le trajet du nerf sciatique, et après quinze jours de l'usage de ce moyen, les douleurs étaient entièrement dissipées (1).

OBSERVATION XV.

Sciatique rhumatismale chronique du côté droit.

M. Ferrière, marchand de charbon sur le port du Temple, âgé de quarante-cinq ans, d'un tempérament bilieux sanguin et d'une très-

(1) Observation tirée du *Traité de Baldu*, p. 87.
(2) Observation tirée du *Traité de la méthode fumigatoire* du docteur Rapou, t. Iᵉʳ, p. 345.

forte constitution, était depuis longues années atteint d'un rhumatisme occasionné probablement par l'humidité et les transitions brusques de la température auxquelles l'exposent son travail habituel et
de fréquents voyages sur la rivière. Les douleurs, qui l'obligeaient
assez souvent à suspendre ses travaux pendant plus ou moins longtemps, se firent sentir avec beaucoup plus de violence que de coutume, au commencement du mois de juillet 1822. Son médecin, après
avoir infructueusement employé divers moyens, lui conseilla l'usage
des vapeurs et m'en confia la direction.

Lorsque je vis le malade, il pouvait à peine marcher ; il y avait
déjà quelque temps qu'il souffrait dans diverses parties du corps, autour des grandes articulations, mais notamment à la cuisse droite depuis la fesse jusqu'au bout du pied. L'application de dix sangsues sur
cette partie n'avait pas calmé les douleurs ; je fis administrer des bains
entiers de vapeurs humides aromatiques comme préparatoires, c'est-
à-dire pour déterminer un mouvement excentrique, une sorte d'épa-
nouissement général de la peau. Les douleurs des autres parties
diminuèrent sensiblement, mais celle de la cuisse persista avec autant
de violence et semblait avoir accru d'intensité. Les sangsues furent
appliquées de nouveau, et nous fîmes administrer des douches tantôt
aromatiques, tantôt hydro-sulfurées dont on augmenta graduellement
la température jusqu'à déterminer une vive rougeur. Au bout de
quelques jours, ce moyen étant presque sans effet, nous en augmen-
tâmes l'action en faisant concurremment pratiquer de fortes frictions
spiritueuses ou opiacées, et après la douche, que l'on prolongeait ainsi
pendant une demi heure, nous faisions prendre au malade un bain de
vapeurs sèches, avec le succin, le soufre ou des substances aromatiques, à une haute température. Mais nous fîmes encore précéder l'emploi de ce dernier moyen de l'application de dix sangsues au fondement ; après douze jours de ce traitement, le malade étant à peine
soulagé, je proposai de fortes flagellations avec une poignée de verges
de bois de bouleau ; et pratiquées pendant la douche. M. Ferrière se
soumit sans répugnance à ce nouveau moyen, à l'aide duquel on pro-
voqua une forte rubéfaction de la peau tout le long du trajet du nerf
sciatique, et qui produisit dès la première fois un amendement sensible. Le lendemain, il allait beaucoup mieux, il marchait sans peine,
et deux jours après, la douleur était tout à fait disparue. Je fis en conséquence cesser le traitement qui a en tout duré seize jours (1).

Les douches écossaises seules peuvent ainsi déraciner cette
affection, même lorsque la sciatique est double, comme dans
le cas suivant :

(1) Observation tirée du *Traité de la méthode fumigatoire* du docteur
Rapou, t. 1er, p. 343.

OBSERVATION XVI.

Sciatique rhumatismale chronique double.

M. M..., âgé de vingt-huit ans. Rhumatisme dans la famille. Il a été lui-même atteint de rhumatisme articulaire. Il a eu plusieurs fois des douleurs sciatiques. Le malade voyage beaucoup. A son entrée à l'établissement, il se plaint de douleurs presque permanentes dans le trajet des deux nerfs sciatiques. Ces douleurs ne sont pas fixes et malade peut marcher. Douche écossaise matin et soir, guérison au bout d'un mois (1).

Les douches toniques méthodiquement appliquées, peuvent triompher des sciatiques rhumatismales très-rebelles, ce qui est prouvé par le fait suivant, si intéressant, rapporté par le docteur Landry.

OBSERVATION XVII.

Double névralgie sciatique rhumatismale existant depuis neuf mois. — Gastralgie et toux convulsive remontant à vingt-cinq ans. — Traitement hydrothérapique irrationnel et inefficace. — Traitement méthodique à Bellevue. — Guérison complète obtenue en deux mois.

Jusqu'à l'époque actuelle, M. Ch..., âgé de quarante-cinq ans, demeurant à Paris, rue de Bondy, ne se rappelle avoir eu d'autre affection bien caractérisée qu'une rougeole dans son enfance. Cependant, il dit ne s'être jamais très-bien porté, quoique ayant toujours eu les apparences d'une santé parfaite. De tout temps il a été d'une impressionnabilité extrême, irritable de caractère, susceptible, et en même temps fort timide. Son développement, dans l'enfance, a été normal, mais à la puberté le développement sexuel a été incomplet, ce qui n'a pourtant pas empêché M. Ch... d'être fort porté aux plaisirs vénériens et de s'y adonner avec excès.

D'aussi loin que M. Ch... se rappelle, il dit avoir été sujet à des troubles digestifs qui l'ont surtout beaucoup tourmenté depuis l'âge de vingt ans. A cette époque, il se trouva astreint par ses occupations à une vie sédentaire tout à fait nouvelle pour lui. Bientôt il s'aperçut qu'après le repas du matin la digestion était pénible ; il éprouvait de la lourdeur épigastrique, avait des renvois acides et se trouvait dans un état de mal-être général. En outre, après chaque repas, il était pris d'une toux quinteuse, augmentant peu à peu de violence jusqu'à un paroxysme presque convulsif, pendant lequel le malade semblait être menacé de suffocation ; à ce paroxysme succédait le calme. Cet accident ne se manifestait jamais que pendant le travail de la digestion. Le soir, la digestion paraissait d'abord bien se faire ; mais pendant la nuit il y avait de la lourdeur épigastrique et le sommeil était agité.

(1) Observation communiquée par le docteur Beni-Barde.

Au réveil, M. Ch... avait la bouche mauvaise, du dégoût pour les aliments; il souffrait d'une sorte de brisement général, était extrêmement paresseux pour se lever, et pourtant le séjour au lit lui était désagréable. Bientôt l'appétit fut complétement nul le matin, et M. Ch... crut devoir s'abstenir de déjeuner, ou du moins il ne déjeunait qu'à peine. Le plus souvent, il ne mangeait rien avant sept heures du soir, mais alors il faisait un repas abondant et substantiel. Les troubles digestifs, loin de diminuer, augmentèrent; l'état nerveux s'accrut, et M. Ch... fut tourmenté par de fréquentes insomnies. Depuis l'âge de vingt ans jusqu'à ce jour, ces accidents ont toujours persisté. Néanmoins, M. Ch... a conservé de l'embonpoint, un teint coloré, et les forces n'ont pas été sensiblement modifiées.

Outre ces divers désastres, le malade a éprouvé, six ou sept fois dans sa vie, des douleurs lombaires considérées comme des lumbagos par les divers médecins appelés; elles duraient de douze à quinze jours, et ont été plusieurs fois traitées par des applications de sangsues, mais sans succès; elles paraissent avoir cédé à quelques bains de vapeurs.

Jamais M. Ch... n'a eu d'affections vénériennes. En 1855, M. Ch... habitait depuis longtemps un appartement privé de soleil et froid; plusieurs fois, revenant chez lui en sueur, il a ressenti dans la région lombaire une sensation de froid prolongée. En juillet de la même année, il rentra un soir ayant très-chaud, se coucha et s'endormit sans se couvrir. Quelques heures après, il se réveilla transi de froid et eut de la peine à se réchauffer. Quelques jours après, ayant encore très-chaud, il s'arrêta dans un café pour se rafraîchir. Peu d'instants après, il éprouva à la région sacrée une douleur sourde, semblable à celle dont il avait souffert dans les divers lumbagos qu'il avait eus; aussi crut-il à une nouvelle atteinte, quoique la douleur siégeât plus bas; M. C... rentra péniblement chez lui, se mit au lit et dormit sans souffrir, mais en se levant, il ressentit tout le long de la partie postérieure du membre inférieur droit une douleur très-vive, qu'il compare à celle qu'on éprouve parfois lorsqu'on se frappe le coude. Elle était surtout intense dans l'épaisseur de la fesse et s'accompagnait de fourmillements pénibles. Cette douleur, qui persista, se réveillait par les mouvements du membre, principalement par la marche, et se calmait tout à fait par le repos. Des sangsues furent appliquées à la région fessière, deux vésicatoires volants furent successivement posés et pansés plusieurs fois avec un sel de morphine; M. Ch... prit aussi des bains de vapeur, etc. Le résultat de ces diverses médications fut nul, et la douleur augmentait encore. L'emploi de la liqueur antigoutteuse du docteur Laville parut amener un peu d'amélioration, mais celle-ci ne fut pas de longue durée. Au bout de six semaines, M. Ch..., d'après les conseils de M. le docteur Alfred Becquerel, essaya de l'hydrothérapie à l'établissement de la Samaritaine. Il fut soumis aux manœuvres suivantes : *pendant quatre ou cinq minutes*, il recevait, d'une manière intermittente, plusieurs douches en pluie. En même temps la douche en jet était dirigée sur diverses parties du corps et particulièrement sur la région lombo-sacrée et le long de la partie postérieure du membre inférieur droit. *Cette douche était extrêmement dure et douloureuse.* Néanmoins une amélioration assez rapide et considérable se produisit; mais pendant que le membre droit se guérissait, un point douloureux commençait à se manifester dans la fesse gauche. Au bout de six semaines de ce traitement, à la fin du mois d'octobre ou au commencement de novembre, M. Ch... remarqua avec inquiétude *qu'après chaque douche, les pieds et les mains devenaient le siége de fourmillements très-pénibles, et d'une sensation telle, que ces parties semblaient roides et gonflées,* quoiqu'il n'y eût rien d'apparent; en même temps il lui était tout à fait impossible de mouvoir les doigts et les orteils. M. Ch... crut devoir suspendre l'hydrothérapie.

L'amélioration persista dans le membre droit; mais le point douloureux de la fesse gauche s'aggrava et s'étendit, dans l'espace d'un mois, à toute la partie postérieure du membre, avec les mêmes caractères qu'à droite. Seulement, la douleur était plus vive, et, même pendant le repos, la partie externe de la jambe était douloureuse d'une manière permanente. La marche, quoique possible, était fort pénible, surtout quand elle se prolongeait jusqu'à la fatigue.

M. Becquerel proposa au malade la cautérisation transcurrente, et sur son refus, lui conseilla d'attendre la belle saison pour aller prendre les eaux de Néris. M. Ch..., las de souffrir, s'adressa de nouveau à l'hydrothérapie, d'après le conseil de M. le docteur Gosselin, qui prescrivit seulement la douche en jet sur les parties douloureuses. Le malade alla de nouveau à la Samaritaine (27 février 1856); le jet fut dirigé *avec toute sa violence* sur le point principalement douloureux (fesse gauche). *A l'instant même, sans augmentation de souffrance, M. Ch... éprouva sur cette partie une sensation de froid interne et profonde, qu'il n'avait jamais ressentie sous la douche, et qui persista plusieurs heures.* Après la deuxième et la troisième douche, même effet; *mais après la troisième, la douleur de la fesse et de tout le membre se trouva si violente que M. Ch..., incapable de marcher, fut obligé de rentrer chez lui en voiture.*

Dès lors, douleurs atroces et permanentes qui, d'abord bornées au membre gauche, se répandirent ensuite dans toute la région sacrée, puis de nouveau dans le membre droit. Les moindres mouvements, et par conséquent la marche était impossible, tant les souffrances en étaient exaspérées; M. Ch... redoutait les plus légers contacts; il était forcé de garder un repos absolu au lit. Insomnie presque continuelle, etc. Le malade s'adressa à l'homœopathie, mais sans le moindre succès. On lui conseilla ensuite l'usage d'une infusion de chêne vert et de germandrée, dont le résultat fut tout aussi nul. Tous les accidents persistèrent, seulement peu à peu l'acuité de la douleur diminua. Enfin M. Ch... se décida à venir à Bellevue, le 16 avril 1856.

État actuel. — M. Ch... est d'une taille un peu au-dessus de la moyenne, assez fortement constitué et bien musclé. Le tissu cellulaire est développé, mais sans excès; les contours de la figure sont arrondis; le teint est assez coloré; la peau blanche et fine; les cheveux sont blonds, grisonnants et assez rares ; les yeux sont bleus. On ne trouve pas d'engorgements ganglionnaires ni de cicatrices scrofuleuses. Imagination très-impressionnable, caractère susceptible et irascible.

Pouls assez développé, mais d'une dépressibilité remarquable ; veines cutanées assez grosses. Les battements du cœur sont peu énergiques ; l'impulsion communiquée à la main est faible. Les bruits sont claqués et comme métalliques ; pas de souffle. Les dimensions de l'organe paraissent normales.

Appétit généralement très-faible ; les troubles digestifs que nous avons signalés plus haut persistent avec les mêmes caractères, et, après les repas, le malade est toujours tourmenté par la toux convulsive dont il a été question.

Rien dans les organes respiratoires n'explique cette toux, qui se manifeste seulement quand le travail de la digestion est pénible.

M. Ch... accuse dans les deux membres inférieurs une douleur qui occupe presque exclusivement leur partie postérieure, et s'étend du niveau de l'articulation sacro-iliaque jusqu'au pied. Elle occupe une ligne qui représente exactement le trajet du nerf sciatique. A partir du creux poplité, au lieu d'occuper la partie postérieure du membre, elle siége à la partie externe de la jambe. Elle est surtout vive en arrière du grand trochanter, dans le creux poplité et au niveau de l'extrémité supérieure du péroné. En ces trois points, on l'exaspère par la pression. Cette douleur, quoique très-intense, est habituellement sourde ; elle est permanente, mais présente des exacerbations, soit à l'occasion d'une pression, d'une contusion, même légère. Alors elle devient très-vive, et le malade la compare à celle que l'on éprouve parfois quand on se frappe le coude ; c'est une sensation d'élancement et de fourmillement des plus pénibles. Habituellement, M. Ch... éprouve dans les parties douloureuses, surtout dans la profondeur de la fesse, le long de la partie externe de la jambe et sur le cou-de-pied, un engourdissement assez fort. Tous ces accidents prédominent dans le membre inférieur gauche.

La marche est presque absolument impossible et l'on est obligé de porter M. Ch... à la douche. A peine peut-il faire quelques pas, non par impuissance musculaire, mais à cause de la violence de la douleur à chaque mouvement. La station assise est même très-difficile, et M. Ch... se tient toujours assis sur la fesse droite, la moins malade, de manière que la gauche ne porte pas.

D'ailleurs, aucune apparence de paralysie du mouvement ou de la sensibilité.

L'examen du bassin et des parties où siége la douleur ne fait reconnaître rien d'anormal et qui puisse rendre compte des accidents.

Traitement. — Douches générales en pluie et en jet d'une durée de trente secondes à une minute ; douche en jet mitigée sur les parties douloureuses ; sudations en étuve sèche suivie d'immersion.

26 avril. — Pendant les deux ou trois premiers jours, l'acuité des douleurs a été sensiblement augmentée. Mais il s'est produit ensuite

une amélioration marquée et rapide. Aujourd'hui, M. Ch... se tient facilement assis sur les deux fesses ; il marche avec l'aide d'une canne, et va seul à la douche. Il avoue une diminution considérable des souffrances. Le sommeil qui était fortement troublé par la douleur, est beaucoup meilleur.

5 mai. — L'amélioration continue et le malade fait maintenant de longues promenades. Il se passe souvent de canne, mais il boîte encore, et sa démarche présente beaucoup d'analogie avec celle des individus atteints de coxalgie. La hanche gauche est toujours saillante et plus élevée que la droite, comme s'il existait une déviation du bassin. A proprement parler, la sciatique droite est tout à fait guérie, car le malade n'éprouve plus dans le membre de ce côté que quelques douleurs éloignées ou dans les mouvements trop brusques. Dans le membre gauche, la douleur est presque entièrement bornée à la région fessière et au creux poplité. Le sommeil est excellent.

L'appétit est vif, et M. Ch... remarque dans l'état des voies digestives un changement heureux. Il a fait le matin un déjeuner copieux et substantiel, et le digère très-bien, ce qui ne lui était pas arrivé depuis de longues années. La toux convulsive a tout à fait disparu.

8 juin. — La guérison de M. Ch... peut être considérée comme complète depuis la fin de mai. Cependant un reste de douleur existant en arrière du grand trochanter gauche, le malade persiste dans l'emploi de l'hydrothérapie.

28 juin. — La douleur trochantérienne a disparu, la marche est tout à fait normale, et M. Ch... se promène une grande partie de la journée.

L'état des voies digestives a continué à s'améliorer à tel point que M. Ch... n'éprouve plus aucun symptôme pénible après le repas. Il n'y a pas eu un seul accès de toux convulsive depuis deux mois.

M. Ch... quitte Bellevue le 17 juillet, complétement guéri (1).

Mais quelquefois ces sciatiques rhumatismales chroniques sont d'une ténacité très-grande et exigent un traitement combiné très-énergique et longtemps continué, mais finissent toujours par disparaître. C'est ce que nous voyons dans le fait suivant :

OBSERVATION XVIII.

Sciatique rhumatismale chronique.

M. L..., âgé de trente-neuf ans.

Hérédité. — Le grand-père maternel, sciatique à cinquante-huit ans, faiblesse des jambes, marchait difficilement.

---

(1) Observation recueillie par le docteur Landry, tirée du *Traité thérapeutique et clinique d'hydrothérapie* du docteur Fleury. Paris, 1866.

Enfance. — Souffrant jusqu'à quinze ans. A eu le croup. Bonne santé de dix-sept à vingt-six ans. A dix-sept ans, rhumatisme consistant en douleurs aux deux épaules. Névralgie intercostale. Traitement par l'hydrothérapie, le drap mouillé et l'électricité. Guérison.

A trente et un ans, cathétérisme pendant trois mois avec bougies pour traitement d'un rétrécissement consécutif à une blennorrhagie. A ce moment, aucune douleur sciatique, orchite

Il y a cinq ans, à la suite d'un bain froid, douleur prérotulienne. Bains de mer. Le malade cesse les bains, gonflement et douleur dans le mollet.

Il y a quatre ans, douleur plus étendue. M. L... craint une paralysie. État nerveux général.

Il y a trois ans, gêne générale dans la jambe. Trousseau l'envoie à Néris ; il revient plus malade. Eaux de Bourbonne, pas d'aggravation ; quatre cautères, pas d'amélioration.

L'année dernière, localisation auprès de la tubérosité ischiatique.

Il y a un mois, le gros orteil était douloureux, on craignait la goutte. La douleur a cédé.

État actuel. — Point douloureux à la région iliaque postérieure droite, à la partie externe du sacrum, pas d'anesthésie ; en avant, au pli de l'aine, légères douleurs ; gêne et roideur dans le genou, garde difficilement la même attitude. Crampes dans le mollet, picotements dans le rapprochement de la jambe droite sur l'autre. Sensation de gêne, comme si le pied était gonflé ; ne peut poser le pied à plat que quand il a des chaussettes.

Fonctions digestives assez bonnes depuis deux mois, constipation antérieure.

La vision par l'œil droit est moitié moindre. Rien dans les autres sens. Craquements dans les deux genoux.

Travail intellectuel difficile. Dès l'âge de douze ans, diminution de la mémoire ; tout à coup, depuis trois ans, la mémoire des noms et des dates a diminué.

19 novembre 1868. — Hier douche écossaise, aujourd'hui sudation, suivie de douche tonique.

25 novembre. — On continue une fois par jour le même traitement. État général meilleur, le malade peut se plier plus facilement ; il ressent moins la douleur au point iliaque postérieur. La sensation de diminution de la longueur du membre a diminué également.

La douleur antérieure n'existe plus ; dès la seconde douche, le point sacré avait cessé.

27 novembre. — Aujourd'hui, par un temps humide et couvert de brouillard, le malade ressent une douleur, des deux côtés, à la fesse, à la partie postérieure de la cuisse et un peu dans la jambe.

On donne une douche écossaise. Le lendemain, diminution de la douleur. On reprend la sudation, suivie de la douche tonique.

1er décembre. — Le mieux se continue. Une douleur est apparue au tiers inférieur de la jambe, juste sur la ligne médiane.

6 décembre. — Le malade va toujours mieux, il m'a fait la même

remarque qu'après ses deux dernières douches : la douleur disparaissait complétement et ne revenait que quelques moments après la douche.

Une partie de la peau de la hanche et de la fesse était le siége d'une hyperesthésie qui se manifestait surtout lors du massage que l'on faisait après la douche. Elle a complétement disparu.

Le malade, revu depuis, est dans un état satisfaisant.

Dans cette forme de sciatique, ce qui doit surtout préoccuper le médecin, c'est l'état général du malade. Guérir la sciatique n'est pas très-difficile. Il faut aller plus loin, il faut modifier la constitution rhumatismale de l'individu pour arriver à prévenir toute autre localisation ou toute récidive. Et pour arriver à ce but il n'y a qu'un seul moyen , c'est de continuer l'hydrothérapie même longtemps après la disparition de la douleur. C'est là un point très-important sur lequel nous ne saurions trop insister, parce que ces considérations s'appliquent à tous les cas de sciatiques liées à un état général diathésique ou non qui réclame impérieusement une médication hydrothérapique reconstituante.

Sciatiques goutteuses. — C'est surtout dans les sciatiques goutteuses aiguës ou chroniques qu'il est nécessaire de faire fonctionner la peau. L'étuve sèche est donc là tout à fait indiquée.

On peut, comme on le voit dans le cas suivant, lorsque le malade ne peut pas marcher, commencer par calmer la douleur par une série de douches écossaises et arriver ensuite à l'étuve sèche suivie d'application froide.

OBSERVATION XIX.

Sciatique du côté droit goutteuse suraiguë. — Impossibilité de la marche.

M. C...

Hérédité. — Père et mère très-âgés, n'ayant aucune trace de rhumatisme. Constitution nerveuse. Rien chez les frères et sœurs.

Étant jeune, jusqu'à vingt-quatre ans, maux de gorge pendant quelques jours, entre autres un mois.

Névralgies, jamais de migraines ;

Vacciné, a eu la petite vérole.

État général. — Grave, insomnies, impressionnabilité, palpitations. Digestions difficiles parfois, flatulence de gaz, selles régulières ; pas d'hémorrhoïdes.

A Pâques, légères attaques de goutte aiguë pendant quatre ou cinq jours au pied droit. Disparition, puis petit à petit douleurs légères qui n'empêchaient pas de longues marches (cinq ou six heures). Douleurs momentanées. Cet état allait toujours en augmentant.

La position horizontale faisait cesser toute la douleur. Le malade dormait. Pas de souffrance, la jambe droite étant sur la jambe gauche. Douleur pendant la station et la marche.

20 août. — Le docteur F... vient ; il ordonne douze ventouses scarifiées qui donnent 350 grammes de sang.

Une demi-heure après, crise terrible; dans l'impossibilité de se lever, le malade se traîna pour appeler ses enfants.

Le lendemain, vésicatoire morphiné. Quinze vésicatoires. Pilules d'extrait thébaïque. Trente jours sans sommeil.

La douleur, qui parcourt le trajet du nerf sciatique, est très-marquée aux molléoles.

Le docteur F... fait des injections hypodermiques, mais le malade a de la répulsion pour la piqûre. Frictions à l'huile de croton. Applications du chloroforme. Bains de vapeur dans le lit. Soulagement momentané.

23 août. — M. Cb... réclame le traitement hydrothérapique. A ce moment le membre était atrophié.

Le malade se tient difficilement debout.

On le transporte à la douche. Impossibilité complète de la marche. Douches écossaises mitigées pendant une semaine.

Au bout de cinq jours, M. C..., après avoir pu se tenir debout, a pu remonter l'escalier et, depuis, a continué.

Douche en jet très-bien supportée. Pendant la douche, bien-être dans la jambe.

Les sudations font partie du traitement. On les fait suivre d'une douche tonique.

L'état général se rétablit, la douleur seule persiste.

État très-bon pendant les huit premiers jours.

10 septembre. — Recrudescence par des temps orageux, sans cependant l'acuité primitive. A pu retourner à Paris. Lundi et mardi dernier, repos sans souffrir.

17 septembre. — Au moment de l'orage, détente habituelle après sudation, de même qu'après la douche il y a une heure de douleur ; puis tout disparaît.

18 septembre. — Actuellement, la position assise, qui était jadis pour M. C... très-douloureuse, ne produit plus que de très-légères douleurs ; hier le docteur F... a été frappé du bon état du membre.

25 septembre. — Un des points douloureux qui chez ce malade a persisté avec le plus d'opiniâtreté est le point sus-malléolaire qui disparaît cependant de temps en temps. Il y a quelques rares douleurs suivant le trajet du nerf à la cuisse.

Le malade qui a quitté l'établissement revient deux fois par jour ; il prend une sudation suivie d'une douche en arrosoir rapide et de la douche générale en jet localisée surtout sur le membre malade. La marche est revenue très-facile, le malade ne botte pas. Cependant une marche de trois quarts d'heure ne peut être faite sans rappeler un peu les douleurs. Depuis lors état parfait de guérison.

Le docteur Lefèvre, dans le cas suivant, est arrivé à un heureux résultat par le bain de vapeur administré avec son nouvel appareil.

Observation XX.
Sciatique goutteuse aiguë.

M. J. Callejon, consul d'Espagne à la Nouvelle-Orléans, avait des attaques de gouttes si fréquentes qu'il était obligé de garder la chambre une partie de l'année.

Après avoir eu recours à tous les moyens de la thérapeutique, depuis les prescriptions les plus banales jusqu'à l'abus du colchique, qui avait gravement compromis ses fonctions digestives, il se soumit à la *sudation formulée*. Il commença par prendre, pendant trente jours consécutifs, un bain d'une demi-heure ; puis il restait quarante minutes au lit, enveloppé dans la couverture.

Après les premiers bains, la sudation devint excessivement abondante. M. le consul put bientôt se livrer à un exercice gradué , progressivement il en vint à ne prendre qu'un bain par semaine.

La douleur sciatique habituelle et les attaques aiguës avaient cessé depuis un an, la santé générale s'était rétablie. Le bien-être présent fit oublier les souffrances passées, le malade négligea le régime que j'avais prescrit, il laissa de côté pareillement le bain de vapeur hebdomadaire. Six mois après, il eut une attaque subite de goutte.

Le nerf sciatique surtout était le siége de douleurs atroces ; tout le membre inférieur · gauche était tellement hyperesthésié que le moindre contact arrachait des larmes.

Le malade me fit appeler vera les huit heures du matin. Je le trouvai dans la désolation la plus complète. C'était pendant la guerre (1862); il devait, comme consul, remplir le soir même une mission importante auprès du gouverneur militaire. Malgré l'intensité des douleurs, j'administrai moi-même une douche de vapeur le long du sciatique pendant trente minutes. Le soulagement fut immédiat. Je remplaçai tout de suite la douche par un bain d'étuve également de trente minutes. La sudation fut extrêmement abondante ; le malade perdit surtout après le bain une grande quantité de sueurs. Cette spoliation était compensée par de l'eau pure donnée à profusion, suivant la soif du malade, qui finit par s'endormir.

A midi il se réveilla débarrassé de ses atroces douleurs ; il ne lui restait plus qu'une légère roideur dans la jambe malade. A trois heures, il put se rendre à pied chez le gouverneur militaire et remplir sa mission. Son attaque de goutte fut littéralement *jugulée*, et la guérison persista (1).

---

(1) Observation tirée de l'ouvrage du docteur Lefèvre.

Le docteur Lefèvre a d'ailleurs une grande confiance dans son procédé, non-seulement pour guérir la sciatique, mais encore pour modifier la constitution des goutteux. Voici ce qu'il dit à ce sujet.

Aucune médication ne peut être comparée au bain de vapeur, soit qu'il s'agisse de calmer un accès aigu de goutte, ou d'atténuer les altérations profondes de la goutte invétérée.

Quelque aiguë que soit l'attaque, il ne faut pas craindre d'avoir recours à l'appareil vaporifère, c'est le meilleur moyen de diminuer l'intensité des douleurs et la durée de l'accès.

Il est probable que la chaleur, en dilatant les tissus phlogosés, diminue la compression, car la douleur pongitive locale cesse quelques minutes après l'application de la douche, ou dès que le bain de vapeur a fait naître une transpiration abondante. L'amélioration qui se manifeste si rapidement n'est pas un effet palliatif momentané, car lorsque la sudation est continuée, comme il convient, par l'usage non interrompu de l'appareil vaporifère, on obtient une guérison durable. Ces bains produisent une forte dérivation sur toute la surface du corps ; ils rétablissent à la fois l'harmonie des fonctions et dépurent les humeurs en favorisant l'élimination des principes uriques, par les divers émonctoires, mais principalement par la peau.

Dans les sciatiques goutteuses, plus encore peut-être que dans les sciatiques rhumatismales, le médecin doit s'attacher, après la disparition des douleurs, à faire suivre au malade une médication hydrothérapique reconstituante.

Sciatique herpétique. — On pourra débuter par la douche écossaise, ouvrir pour ainsi dire les pores de la peau par l'étuve sèche ou les bains de vapeur, puis ensuite soumettre le malade à une médication hydrothérapique tonique.

Sciatique de nature anémique. — Dans ce cas, le docteur Delmas, comme dans l'observation qui suit, porte d'emblée l'étuve sèche à un très-haut degré. La douleur est généralement très-facilement apaisée, soit par l'étuve, soit par la douche écossaise ; mais il faut surtout prolonger le traitement pour qu'une série de douches toniques puissent remonter la constitution du sujet. On peut même soigner la douleur le matin et donner le soir une douche reconstituante.

OBSERVATION XXI.

Névralgie sciatique, simple, subaiguë, à droite, datant de sept mois. — Six
séances. — Guérison.

M. K., d'origine allemande, est doué d'une constitution essentiellement molle et lymphatique. Il a trente ans, il est adressé par son
médecin, le docteur Bitot, le 22 mars 1861.

Il est atteint d'une névralgie sciatique subaiguë, légère, siégeant à
droite et datant de sept mois.

Le seul point douloureux existant siége au niveau de l'épine iliaque
postérieure. Douleur très-obtuse tout le long du membre, en dehors. Il
éprouve assez de difficulté à la marche.

Prescription. — Étuve sèche révulsive à 70 degrés, suivie d'une
douche générale en pluie et en jet à 12 degrés d'une minute. A la
sixième séance, il cesse son traitement. Nous avons revu M. K. depuis
lors, et la guérison s'est maintenue.

Nous ferons observer à propos de ce malade que lorsqu'on veut
produire l'effet révulsif, comme dans ce cas, il s'agit d'un sujet à
constitution essentiellement molle et lymphatique, on peut porter
d'emblée la température de l'étuve à 70 degrés. Cette manière de faire
aussi énergique aurait des inconvénients lorsque les sujets sont re-
plets et sanguins. Il faut, dans ce dernier cas, n'arriver que graduellement à cette température (1).

Sciatique hystérique. — Cette forme, lorsqu'elle est franche,
est généralement passagère, et cède très-facilement à l'emploi
de douches écossaises ; là, encore, c'est la maladie générale
qu'il faut soigner.

Dans le cas suivant, la douche écossaise a triomphé facilement de la localisation douloureuse : je me suis très-bien
trouvé aussi dans l'intervalle des douches de l'emmaillottement
partiel du membre pendant la nuit.

OBSERVATION XXII.

Sciatique hystérique aiguë du côté gauche.

Le fait suivant démontre la facilité avec laquelle la moindre cause
peut déterminer une névralgie chez un sujet dont le système nerveux
y est pour ainsi dire préparé, et souvent ces sortes de sciatiques ne
sont que passagères.

23 avril 1869. — Mademoiselle K.... L... est atteinte d'hémiplégie
hystérique ; elle commençait à ressentir quelques forces dans les

_____

(1) Extrait des *Archives de la Société d'hydrologie* (Mémoire de Delmas).

membres inférieurs. Dans l'après-midi, on lui permit de se tenir debout. Le poids du corps portant complétement sur le bord externe du pied et même sur la partie externe de sa face dorsale, la malade ressentit une douleur à la tête du quatrième métatarsien, ce qui occasionna presque une crise nerveuse. Dans la soirée, douleur fixe, violente, avec élancements très-prononcés au niveau indiqué plus haut. Puis, petit à petit, ces douleurs, constituant un accès, occupèrent le point *péronier inférieur*, bien exactement, puis le point péronier supérieur.

Elle ressentait également des douleurs à la hanche (point iliaque antérieur) et aux reins.

La douleur était tellement vive que le membre était agité de mouvements involontaires se généralisant ; agitation extrême.

Le massage, la glace, ne firent rien ; des cautérisations avec une aiguille déplacèrent plusieurs fois la douleur, qui finit surtout par occuper le point du dos du pied et du point malléolaire. Je finis par envelopper le pied d'un linge mouillé d'eau glacée recouvert d'une flanelle.

Bientôt le sommeil vint et dura quelques heures.

Ce matin, même point douloureux très-violent.

Douche écossaise.

L'eau chaude à un très-haut degré est à peine sentie au point iliaque.

Pendant trois jours on continue des douches écossaises qui déterminaient des mouvements très-étendus dans tous les deux membres ; mouvements d'abduction et d'adduction.

Puis tout disparut.

7 mai.— Une névralgie intercostale qui se manifeste après la sciatique montre que cette forme de sciatique disparaît rapidement si elle est soignée dès le début.

Si cette forme cède facilement, il n'en est pas toujours de même de la maladie décrite par sir Benjamin Brodie, et que nous avons rapprochée de la forme hystérique de la sciatique. Cependant, l'hydrothérapie méthodiquement appliquée est le plus sûr moyen d'en triompher, comme le prouve le fait suivant :

OBSERVATION XXIII.

Pseudo-coxalgie ou névralgie coxo-fémorale simulant une coxalgie et datant de quatre mois. — Aménorrhée. — Traitement tonique à l'intérieur. — Traitement hydrothérapique. — Amélioration très-prompte, guérison rapide.

Baron (Ernestine), âgée de seize ans, est couchée salle Sainte-Agathe, n° 1, depuis le 4 décembre 4858 (hôpital Beaujon). Cette fille exerce la profession de domestique depuis son arrivée à Paris, qui re-

monte à deux ans ; dans son enfance, elle eut quelques éruptions légères, un peu de gourme, comme elle dit, et un peu d'engorgement
des ganglions cervicaux, ces phénomènes ont été passagers, et aujourd'hui il n'existe aucune trace de scrofule. En résumé, la santé
générale n'a jamais été altérée et le développement du corps est très-
convenable pour l'âge ; cette jeune fille est blonde, sa peau fine, un
peu pâle en certains points et colorée en d'autres, de manière à rappeler les vives couleurs des campagnardes ; les muqueuses palpébrale
et gingivale sont cependant assez décolorées, pour révéler, malgré la
rougeur des joues, un état chlorotique assez prononcé.

En un mot, nul attribut de la constitution lymphatique, mais
plutôt ceux de ce qu'on appelle le tempérament nervoso-sanguin.
Voici les antécédents que nous avons pu recueillir. La menstruation
s'est établie il y a deux ans environ : elle n'a jamais été très-abondante, mais se fit assez régulièrement jusqu'au mois de septembre dernier. A cette époque, elle se supprima sans cause connue ; quelques
épistaxis peu abondantes apparurent à des courts intervalles, puis cessèrent à leur tour. La malade eut, à des époques qu'elle ne peut pas
bien préciser, trois attaques d'hystérie d'intensité croissante, la dernière dans le courant du mois de septembre. Aussitôt après la cessation des épistaxis, se sont montrés les phénomènes morbides du côté
de la hanche ; ils consistèrent d'abord en quelques douleurs peu intenses au niveau du grand trochanter droit, quand la malade se cou-
chait sur ce côté et quand elle montait les escaliers ; il y avait en
même temps des douleurs lombaires. Huit jours après ce début bénin,
les accidents augmentent beaucoup d'intensité, il s'y joint des accès
fébriles assez violents qui motivent l'entrée à l'hôpital Cochin. Ernestine y resta cinq semaines dans le service de M. Beau. Les purgatifs
constituèrent la base du traitement ; M. Gosselin, chirurgien de l'é-
tablissement, fut appelé à donner son avis, il se prononça pour une
coxalgie, et, en conséquence, fit appliquer un vésicatoire sur la
hanche, puis un autre sur le genou, qui depuis quelque temps était
devenu très-douloureux.

Ce traitement amena peu d'amélioration, c'est pourquoi la malade
quitta l'hôpital Cochin et rentra le 4 décembre dans le service de
M. Malgaigne, alors absent pour cause de maladie. L'interne du service accepta à son tour le diagnostic de coxalgie, et, en conséquence,
il plaça le membre sur une gouttière formée de deux plans inclinés
qui tiennent la cuisse au quart fléchie sur le bassin, le genou également
fléchi sur la cuisse, la jambe immobilisée par deux coussins et deux
attelles maintenues par des courroies.

La fixité produite par cet appareil soulagea les douleurs spontanées,
mais n'améliora, en aucune façon, la maladie, car le moindre déplacement du membre était toujours fort douloureux et les pressions exercées au niveau de l'articulation étaient toujours très-pénibles.

Le 10 janvier, je fus désigné pour prendre temporairement le service, et voici ce que je constatai, après avoir ôté l'appareil pour pro-
séder à l'examen local : raccourcissement apparent du membre attei-

gnant au moins 4 centimètres dans l'attitude que prenait librement la malade et ne disparaissant pas complétement quand on s'efforçait de mettre les deux membres dans une position semblable; flexion de la cuisse au quart environ, non apparente au premier abord, car les membres paraissaient reposer entièrement sur le plan horizontal du lit, mais révélée clairement par la cambrure lombaire, et facile dès lors à mesurer quand on élevait le membre jusqu'à la disparition de la cambrure. Réduction assez prononcée et combinée avec la rotation en dedans; la face antérieure de la rotule tend à devenir interne, la pointe du pied s'incline assez fortement en dedans et en bas. Comme conséquence naturelle, ascension naturelle du bassin du côté malade avec légère projection en avant de l'épine iliaque antéro-supérieure correspondante, en un mot, l'attitude complète de la plus commune des deux formes de la coxalgie. Les signes physiologiques existaient également; la pression exercée dans le pli de l'aine en dehors des vaisseaux fémoraux, sur la fesse, immédiatement en arrière de la saillie du grand trochanter, provoquait une douleur assez vive. La face interne du genou était encore le siége d'une sensibilité exagéré et le même phénomène se retrouvait jusqu'à la jointure tibio-tarsienne. Le pied était dans une attitude vicieuse qu'on retrouve assez souvent dans ces cas, et qu'on ne saurait mieux comparer qu'à celle qui résulterait d'une paralysie des muscles extenseurs et péroniers latéraux.

La malade, fort impressionnée par l'examen, redoutait beaucoup les mouvements provoqués qui étaient fort douloureux; aussi contractait-elle énergiquement ses muscles lorsqu'on touchait le membre, ce qui exagérait encore la déformation que je viens de décrire. J'essayai alternativement de fléchir le membre, de l'élever en totalité, de le porter dans l'abduction et dans la rotation en dehors. L'index de la main gauche, placé sur l'épine iliaque antéro-supérieure, permettait de constater sans peine que le bassin suivait tous les mouvements imprimés à la cuisse, et se déplaçait en totalité dans ces manœuvres. Les muscles immobilisaient donc l'articulation coxo-fémorale. Pour savoir si cette contracture était réelle ou seulement instinctive, j'adressai quelques questions pressantes à la malade pour distraire son attention et, profitant d'un moment favorable où elle riait, je fléchis brusquement la cuisse. Les muscles surpris ne se contractèrent pas aussi vite, l'épine iliaque ne s'éleva pas instantanément, et je pus constater (chose très-importante) que la mobilité de la jointure était entièrement conservée.

Malgré son étendue, le mouvement produit avait été peu douloureux; la malade en fut plus surprise que moi, mais elle se rassura et je pus obtenir qu'elle ne contractât pas ses muscles volontairement; je recommençai à exécuter les divers mouvements avec une lenteur extrême. Je pus ainsi obtenir à peu près le tiers de l'étendue normale de ces mouvements sans que le bassin se déplaçât; mais cette limite franchie, l'épine iliaque recommençait aussitôt ses oscillations.

Dès ce moment, je rejetai l'idée d'une coxalgie véritable, c'est-à-dire d'une arthrite coxo-fémorale, et pensai avoir affaire à une de ces névralgies du membre inférieur qui ont été si longtemps, et qui sont si souvent encore confondues avec la coxalgie vraie. Je recueillis alors les divers renseignements que j'ai consignés plus haut sur le début et la marche de l'affection. Quoique, faute de mémoire de la malade, ces renseignements n'aient pas eu toute la précision désirable, leur ensemble néanmoins confirmait mon hypothèse diagnostique. J'ajouterai que je retrouvai deux points douloureux assez importants; d'abord une douleur circonscrite, mais vive au niveau de la partie inférieure de l'épine iliaque antéro-supérieure, puis une sensibilité, également limitée mais très-notable, dans la fosse iliaque droite au niveau de l'ovaire correspondant.

J'ai déjà signalé l'aspect général dénotant la chlorose; il y avait de plus quelques douleurs gastralgiques peu d'appétit, un peu de constipation (j'ai omis la recherche du souffle cardiaque et carotidien), le tout s'exagérant de jour en jour par l'immobilité dans le décubitus dorsal, qui durait sans relâche depuis près de cinq semaines. Je portai néanmoins un pronostic favorable, et fis tout d'abord supprimer l'appareil pour laisser le membre en liberté.

Le lendemain, je trouvai le membre dans l'attitude vicieuse que j'ai décrite. Je renouvelai les mouvements, d'abord très-lents et très-peu étendus, m'efforçant toujours de rassurer et de distraire la malade; je pus arriver à donner à ces mouvements une très-grande étendue sans exciter de douleurs vives; j'annonçai à la patiente que j'allais la faire marcher et lui ordonnai de se lever. Comme elle se récriait beaucoup sur l'impossibilité d'exécuter mon ordre, je l'enlevai brusquement de son lit et la posai debout sur le plancher. Mais le doute étant plus fort que la volonté, elle refusa obstinément de s'appuyer sur le membre malade et même de lui imprimer quelques mouvements spontanés. Je n'insistai pas, et prescrivis aussitôt le traitement suivant :

1° Suppression de tout appareil susceptible d'entraver les mouvements du membre. Les couvertures ayant même l'inconvénient de maintenir la rotation vicieuse en pressant sur le pied, un vaste cerceau les soulèvera au niveau de la jambe.

2° Matin et soir, imprimer à toutes les articulations du membre malade des mouvements lents, très-ménagés, d'une étendue progressive, en s'arrêtant dès que des douleurs un peu vives s'éveilleraient; faire alterner ces mouvements avec des frictions et une sorte de massage des jointures.

3° La malade est engagée à exécuter elle-même ces mouvements à plusieurs reprises, et surtout à ramener et à tenir le plus possible la pointe du pied en dehors.

4° Tous les jours 2 grammes d'extrait de quinquina et un paquet de sous-carbonate de fer, associé à la rhubarbe et à la cannelle; régime unique, viandes rôties (aucun traitement interne n'avait été prescrit jusqu'à ce jour).

5° Tous les matins, affusion froide générale avec douche en jet assez énergique dirigée, pendant quelques secondes, sur le bassin, la partie inférieure de la paroi abdominale, la hanche et le genou du côté affecté.

Je vis la malade le lendemain, une demi-heure après la douche : la réaction était vive, le visage fortement coloré, la peau moite et chaude. Il y avait une céphalalgie assez prononcée et surtout une répugnance notable pour le moyen énergique mis en usage. Du reste aucune aggravation des douleurs locales. Je n'examinai pas le membre pour ne point interrompre la réaction ; tous ces phénomènes étaient entièrement dissipés deux ou trois heures après ; le soir l'état était très-satisfaisant, les douleurs du membre avaient diminué.

Le lendemain nouvelle douche, nouvelle réaction avec céphalalgie passagère ; nouvelle amélioration ; le massage, les frictions, les mouvements artificiels, ne furent point exécutés pendant ces deux premiers jours.

La première douche avait été donnée le 12 ; la seconde, le 13 ; à la visite du 14, j'appris que la malade n'avait pas été au bain. Vers la pointe du jour, les règles, suspendues depuis trois mois, avaient fait leur apparition sans la moindre souffrance ; l'administration du fer et du quinquina fut seule continuée. Les douleurs du membre avaient beaucoup diminué. La malade fut levée dans la journée ; elle resta deux heures assise sur un fauteuil.

L'écoulement menstruel, peu abondant du reste, cessa au bout de vingt-quatre heures.

Lorsque j'examinai le membre, le 16 janvier, je constatai les changements les plus favorables. L'articulation coxo-fémorale avait repris sa mobilité presque complète; la pression sur les points douloureux se faisait presque impunément ; la flexion du genou poussée très-loin était possible, mais cependant assez pénible ; le membre était faible, les mouvements volontaires peu étendus et peu énergiques ; à partir de ce jour toutefois, la malade marcha avec des béquilles, et six à sept jours après elle put même abandonner ce support.

Je ne crois pas utile de poursuivre jour par jour cette observation, dont je vais résumer seulement les phases ultérieures. Les douches furent reprises ; la patiente, tout en s'en plaignant un peu, les supportait en somme fort aisément ; elles furent cependant suspendues encore une fois, à cause de l'apparition des règles, pendant quelque temps dans les premiers jours de janvier.

Le membre reprenait tous les jours de la force, cependant il était encore le siége de douleurs vagues, non plus dans l'articulation coxo-fémorale, mais dans le cou-de-pied et dans le genou. Cette dernière région, explorée à diverses reprises, ne présentait cependant aucune lésion appréciable. Des douleurs erratiques reparurent également au niveau de la crête iliaque, puis dans le genou et dans le pied du côté opposé. La malade se levait toute la journée et marchait sans cesse; cependant, comme elle boîtait notablement, surtout à cause de la faiblesse du genou, je fis appliquer une longue genouillère dextrinée qui n'était maintenue que pendant le jour et qu'on enlevait la nuit et au moment de la douche; ce moyen, dont j'ai déjà constaté l'efficacité dans des douleurs de la hanche elle-même, produisit l'effet désiré, c'est-à-dire que la progression devint dès lors très-facile ; elle s'effectuait bien entendu comme dans les cas d'ankylose rectiligne du genou.

La continuation de la médication tonique, interne et externe, la cessation du séjour au lit agirent de la manière la plus prompte et la plus satisfaisante sur l'état général. Les symptômes de chlorose disparurent comme par enchantement, et au bout d'un mois la jeune fille avait repris les attributs de la plus florissante santé. Je n'ai jamais vu de résultat plus décisif.

Le 10 mars, la malade demanda à retourner dans son pays. Je fis constater à M. Malgaigne le rétablissement complet et intégral des fonctions de la hanche ; mais, en revanche, la faiblesse persistante du genou ayant appelé notre attention, nous reconnûmes l'existence d'une légère hydarthrose que nous n'avions jamais aperçue malgré des examens répétés. Cet épanchement datait probablement de peu de jours; nous ne le jugeâmes pas assez important pour retenir la malade et différer son départ pour la campagne, où sans doute tout disparaîtra spontanément. Tout bien pesé, cette petite complication ne m'empêche pas de regarder ce cas comme une guérison complète de la maladie principale. J'ai engagé la malade à continuer les ferrugineux, à ne pas fatiguer outre mesure son membre, et à faire usage de sa genouillère amovo-inamovible pendant quelque temps encore.

J'ai donné beaucoup d'extension à cette observation, parce que si l'existence des névralgies articulaires simulant les arthrites n'est plus contestable, nous n'avons pas encore tous les éléments nécessaires pour arriver toujours et facilement à un diagnostic précis. Cette question du diagnostic est pourtant ici d'une importance majeure, car elle influe très-directement sur le traitement. En effet, le peu de résultat des premiers moyens mis en usage dans le cas actuel, et en regard l'efficacité soudaine d'une thérapeutique tout opposée, montre combien l'erreur peut être préjudiciable, et quelles suites fâcheuses aurait pu avoir la continuation du repos absolu des révulsifs locaux et des débilitants généraux. Faire marcher au bout de trois jours une malade maintenue au lit depuis près de quatre mois, ramener avec deux douches les règles suspendues depuis un temps égal, paraîtraient autant de miracles invraisemblables dans le cas de lésion organique, tandis que l'histoire des névroses fourmille de prodiges semblables, quand la nature du mal a été bien appréciée. Les circonstances principales qui m'ont conduit ici à un diagnostic, du reste facile, sont l'âge de la malade, l'aménorrhée, l'apparition des douleurs de la hanche après la suppression des épistaxis, les attaques d'hystérie antécédentes, l'existence de divers points douloureux, et surtout la sensibilité au niveau de l'ovaire correspondant ; puis l'état chlorotique, enfin l'absence de contraction réelle et de roideur véritable dans l'articulation elle-même. Le traitement, que rien ne contre-indiquait, devait d'ailleurs me servir de pierre de touche; mais je dois dire que l'analyse des phénomènes et de la marche du mal m'avait convaincu avant même la confirmation de la thérapeutique. Je noterai que, dans le cas actuel, la contracture était beaucoup moins prononcée que cela ne s'observe en certains cas analogues, et que je ne l'ai observée moi-même chez une jeune fille hystérique à un très-haut degré, et que j'ai traitée l'an dernier, à l'Hôtel-Dieu, avec succès. La maladie d'Ernestine s'éloigne donc assez sensiblement de la coxalgie dite hystérique, pour se rapprocher des névralgies articulaires, bien indiquées par Brodie, et qui sont beaucoup plus communes qu'on ne le pense. Le plus ou moins de sensibilité et de contraction spasmodique des muscles pelvi-trochantériens ne constitue cependant que des degrés variables d'une même affection qui est essentiellement caractérisée par des troubles dans l'innervation sensitive et motrice, et dans laquelle l'inflammation articulaire ne paraît jouer qu'un rôle tout à fait secondaire. Peut-on regarder ces faits comme des cas d'arthrite très-légère ou d'arthrite chronique à marche lente? Doit-on craindre que, après une durée plus longue, les troubles fonctionnels amènent des lésions anatomiques profondes, de véritables coxalgies inflammatoires? Ces questions sont difficiles à résoudre dans le moment actuel, faute d'observations suffisantes. Si l'on se contente de juger par analogie, on n'a guère à craindre de terminaison grave, les névroses douloureuses pouvant durer un temps infini sans altérer la structure des parties sur lesquelles elles sévissent; cependant, l'immobilité prolongée à laquelle les malades sont condamnés peut, surtout dans le jeune âge, amener l'atrophie du membre; elle est, dans tous les cas, fort nuisible au développement et à la santé générale.

Ce qui me porte à ne pas admettre l'existence d'une arthrite dans ces cas, c'est qu'il ne se forme jamais abcès, c'est que la maladie est apyrétique, c'est que le traitement antiphlogistique et révulsif local reste impuissant, et que, en somme, la douleur et l'impossibilité des mouvements, seuls symptômes qui puissent faire croire ici à une inflammation, sont insuffisants pour caractériser à eux seuls une phlegmasie.

Je ne veux pas contester, néanmoins, les difficultés extrêmes qui parfois entourent le diagnostic; ces difficultés existent d'ailleurs dans bien d'autres cas, où la distinction est fort délicate entre les inflammations légitimes d'une part, et de l'autre les névralgies pures et celles qui accompagnent les inflammations où leur succèdent. En somme, je crois que d'ici à peu de temps, on devra refaire, l'histoire de la coxalgie et y tracer de nouvelles divisions. Sous ce titre vague, on a certainement englobé des affections de natures très-diverses, ayant pour caractère commun la douleur, les déformations de la hanche et l'impossibilité de la marche. Déjà Bonnet avait jeté la plus grande clarté sur ce point important; j'ai moi-même essayé une sorte de classification provisoire; tous les jours enfin de nouveaux documents voient le jour. Le progrès se fera, ici comme partout, par l'observation patiente, par la connaissance approfondie des causes et des lésions anatomiques; ici, comme partout, un diagnostic précis mènera à une thérapeutique rationnelle et efficace (1).

(1) Observation publiée par le docteur Verneuil et tirée du *Traité thérap. et clinique d'hydrothérapie* du docteur Louis Fleury, p. 580. Paris, 1860.

Sciatiques liées à un état nerveux général. — Ces sciatiques
sont presque l'apanage des femmes. C'est là encore où il faut
faire une double médication, combattre la douleur et l'irritabilité nerveuse.

Il est avantageux, comme le démontrent les deux faits suivants, de donner l'étuve sèche suivie de la piscine le matin, et
la piscine le soir. Mais il faut surtout s'occuper de l'état
général.

OBSERVATION XXIV.

Sciatique gauche liée un à état nerveux général. — Guérison rapide de la
   douleur par cinq douches écossaises. — Guérison en deux mois de la
   névrose générale.

Madame M..., âgée de trente ans.

Névrose générale. Douleurs erratiques, finissant par se fixer sur
nerf sciatique du côté gauche, avec des douleurs assez violentes.

Cinq douches écossaises, la maladie durant depuis quinze jours,
suffirent pour la débarrasser de ses douleurs.

Des frictions avec le drap mouillé le matin, des piscines le soir, le
tout pris régulièrement pendant deux mois, apaisèrent la susceptibilité
nerveuse dont elle était douée (1).

OBSERVATION XXV.

Sciatique de nature nerveuse.

Madame P..., âgée de trente-six ans, est atteinte d'une sciatique
de nature nerveuse. Convulsions à quatre ans, crises nerveuses à
vingt-quatre ans. Elles se sont améliorées pendant un certain temps
pour reparaître ensuite à l'âge de vingt-neuf ans, à la suite d'une
couche heureuse d'ailleurs.

Ces crises se sont représentées jusqu'à vingt fois par jour. La malade est restée plusieurs fois, pendant quinze ou vingt jours, sans
crises, et cette période, chose digne de remarque, était toujours précédée par une crise très-violente. Les troubles nerveux reparurent au
bout d'un certain temps, et ils furent remplacés par une sciatique
extrêmement aiguë. On employa, pour combattre la sciatique, la
sudation suivie de la piscine le matin et la piscine seule le soir.

La guérison de la douleur sciatique a été obtenue en cinq jours.

Mais la malade a continué, pour consolider sa guérison et surtout
en vue d'améliorer l'état général nerveux, le traitement hydrothérapique environ deux mois, pendant lesquels aucun symptôme douloureux ou nerveux ne s'est produit (2).

(1) Observation communiquée par le docteur Beni-Barde.
(2) Observation communiquée par le docteur Beni-Barde.

Nous rappprochons de ces deux faits le cas suivant, très-bien modifié par les douches sulfureuses à Bagnères-de-Luchon.

OBSERVATION XXVI.

M. Gen..., âgé de cinquante-six ans, tempérament nerveux, constitution bonne, cultivateur à Toulouse, souffrait depuis six mois d'une douleur très-vive qui, partant de l'échancrure ischiatique, s'étendait jusqu'à la malléole externe du même côté, en suivant le trajet du nerf. Le malade avait perdu l'habitude de marcher ; depuis trois mois, il lui était impossible de se soutenir sur ses jambes, même en se servant de ses béquilles.

La violence de ses douleurs lui avait fait perdre le sommeil et l'appétit. Dans un état de maigreur extrême et après avoir épuisé toutes les ressources de la médecine, il s'est rendu à Bagnères-de-Luchon dans le mois d'août. Les bains de la source nouvelle de Richard, à 28 degrés, et pour boisson l'eau de la Reine, coupée avec du lait, annoncèrent bientôt un soulagement. Les souffrances, qui avaient été continues, commencèrent à se calmer durant le bain, et, après quelques jours, le malade s'aperçut qu'une légère moiteur se déclarait après s'être mis au lit, et il put dès lors prendre un peu de sommeil. Vers le dixième jour surtout, l'amélioration fut telle que le malade put se rendre à l'établissement, aidé seulement de sa canne. Ce moment de calme permit alors de prescrire les bains de la Reine et les douches en arrosoir ou avec le piston.

Cette médication plus active fit merveille, car quelques jours après la guérison était complète. Revenu aux eaux l'année suivante, M. Gen... avait repris ses forces et son embonpoint, et ne s'était plus ressenti de sa cruelle affection (1).

Sciatiques virulentes. — 1° *Sciatique syphilitique.* — La médication tonique est évidemment indiquée. On pourra commencer par combattre la douleur, mais il faudra arriver rapidement à la douche tonique matin et soir, et prolonger longtemps le traitement.

2° *Sciatique blennorrhagique.* — L'hydrothérapie doit s'occuper de guérir tout à la fois la blennorrhagie et la sciatique, si elles sont d'une intensité égale.

Les bains de siége à eau courante tiède, terminés par un courant d'eau froide, trouveront ici leur emploi. Si la douleur est très-vive, on pourra commencer la médication par une douche

(1) Observation tirée de la thèse inaugurale du docteur André Barrié sur les *Eaux minérales sulfureuses de Bagnères-de-Luchon*, p. 82 (thèse n° 108). Paris, 1853.

écossaise et donner ensuite, sans aucune crainte, une étuve sèche suivie de douche tonique. Pendant la réaction il sera bon de boire une assez grande quantité d'eau, afin de rendre l'urine plus limpide.

Dans la blennorrhagie chronique accompagnée de sciatique, la sudation serait encore plus indiquée.

La seule contre-indication qu'il puisse y avoir contre l'étuve sèche, c'est l'uréthrorrhagie. Dans ce cas, on emploiera la douche écossaise.

Sciatiques toxiques, mercurielles et saturnines. — Dans ces formes, un traitement hydrothérapique combiné est tout à fait indiqué. L'étuve sèche suivie de douche sera donnée le matin; le soir, le malade recevra la douche tonique. Si la douleur était violente, elle pourrait dans ce cas être remplacée pendant quelque temps par la douche écossaise.

Sciatique paludéenne. — La médication sera essentiellement reconstituante. Dans le cas suivant, ce qui réussit le mieux fut l'étuve sèche suivie d'une douche froide très-divisée pour combattre la douleur.

OBSERVATION XXVII.

Sciatique liée à un état cachectique palustre.

M. P..., âgé de vingt-neuf ans, militaire.

Fièvre d'accès à la suite de séjour en Afrique. Au bout de quelque temps, les accès ont été remplacés par une sciatique unilatérale qui datait de huit mois, lorsqu'il est venu réclamer nos soins.

Exacerbation le soir, sans type déterminé cependant. On peut la rattacher à ces névralgies sus-orbitaires qu'on rencontre dans la cachexie palustre, et qui remplacent les accès. Aucune augmentation du volume du foie, de la rate. Anémie. Sécheresse très-grande de la peau.

La sciatique était subaiguë.

La douche écossaise est employée sans succès dans les premiers temps; elle est remplacée par l'emmaillottement : pas de succès. On emploie alors l'étuve sèche, suivie d'une application froide très-divisée, parce que le malade ne peut supporter une simple percussion. Douche froide le soir, également divisée.

Le traitement a duré quinze jours. Une très-grande amélioration s'est montrée. Les quinze jours qui ont suivi ont été employés à donner la douche froide matin et soir, et la guérison a eu lieu rapidement et s'est maintenue (1).

(1) Observation communiquée par le docteur Beni-Barde.

Sciatiques symptomatiques de névrites. — Dans les cas de névrites sciatiques spontanées, on devra avoir recours à des révulsifs très-énergiques. L'étuve sèche, portée à 60 degrés, est parfaitement indiquée. Les douches en jet seront données localement sur le membre malade, si l'on s'apercevait d'un défaut dans la nutrition du membre.

Sciatiques symptomatiques d'une lésion des centres nerveux.— Ou pourra combattre la douleur par des douches écossaises sur les membres, puis si la douleur se calme un peu, arriver à une douche en jet sur les membres, afin d'éviter toute réaction vers les centres nerveux.

Le docteur Delmas, qui en rapporte trois observations, n'hésite cependant pas à donner l'étuve sèche ou humide, mais modérée. On verra sa ligne de conduite dans la description de ces faits.

Observation XXVIII.

Névralgie sciatique, chronique, avec affaiblissement musculaire très-prononcé. — Double. — Datant de trois ans. — Quatorze semaines de traitement.— Amélioration légère.

M. L... est âgé de soixante-huit ans. Il est d'un tempérament sanguin nerveux et d'une bonne constitution. Jamais malade, il a toujours mené une vie très-active.

Il y a trois ans qu'il s'aperçut pour la première fois de légères douleurs fugaces occupant les membres inférieurs au niveau des nerfs sciatiques. En principe, il prêta peu d'attention à une affection qui lui parut assez légère. Cependant, au mois d'avril 1861, ces douleurs névralgiques, et peut-être rhumatoïdes, prirent une intensité inusitée, et se localisèrent particulièrement dans le membre inférieur gauche. On constate alors tous les symptômes d'une névralgie sciatique éminemment sensible aux changements atmosphériques. Les points douloureux principaux étaient ceux du rebord inférieur du grand fessier et de la tête du péroné.

Un traitement actif fut institué. Il se compose de frictions stimulantes et calmantes, de vésicatoires pansés à la morphine et de térébenthine (*intus* et *extra*).

Sous l'influence de cette thérapeutique, il y eut un amendement dans l'état du malade ; mais alors survint un nouvel ordre de symptômes plus sérieux. Ce fut une diminution sensible dans la force musculaire du membre et un affaiblissement de la sensibilité de ces mêmes parties.

Son médecin, M. Faget, l'adresse à l'établissement le 14 juillet 1861.

État actuel. — M. L. boite fortement, et il ne peut marcher plus de cinq à dix minutes, en s'aidant beaucoup d'une canne, sans être très-fatigué. Il est tout courbé, tout infléchi en avant et sur le côté gauche. La sensibilité du membre est un peu obtuse ; cependant il n'y a pas de fourmillements bien prononcés. La douleur existant sur le trajet du nerf sciatique est très-profonde et sourde ; ni le temps ni la pression ne la réveille ; la nuit, il lui est impossible de se coucher sur ce côté. Les points douloureux de la névralgie existent encore, mais à un faible degré.

La nature chronique et la tendance à la paralysie de cette affection nous firent songer à un traitement énergique, malgré l'âge du sujet. Après un essai infructueux de douches de Baréges à 38 degrés, nous eûmes recours au traitement hydrothérapique proprement dit.

Nous avons débuté par des bains de caisse à vapeur humide térébenthinée, suivis d'une douche générale en pluie, tiède pendant les premiers jours, et en dernier lieu froide. Au bout d'une quinzaine, nous avons joint à la douche en pluie une douche en jet de très-fort calibre, promenée principalement sur le membre malade.

Après six semaines, tout en continuant les mêmes douches, nous avons remplacé les bains de caisse par des bains d'étuve sèche. Quatre semaines après cette nouvelle médication, l'amélioration ne marchant pas aussi rapidement que nous l'aurions voulu, nous usâmes des douches de vapeurs et des courants électriques d'une machine d'induction. L'électrisation, jointe aux moyens précédents, a été continuée pendant deux mois, tous les jours une fois pendant vingt-cinq minutes.

Comme résultat définitif, après quatre mois et demi de traitement, nous avons : disparition des douleurs et légère amélioration dans la myotilité ; en un mot, beaucoup d'efforts pour peu produire, ou plutôt la névralgie proprement dite, en tant que symptômes douleurs, a bien disparu, comme dans les autres cas ; mais les conséquences fâcheuses de cette affection ont résisté beaucoup à un traitement très-énergique. Le malade désire aller cette année aux eaux, et nous n'avions garde de nous opposer à ses désirs. Mais si, à son retour, il n'est pas tout à fait bien, nous nous proposons de le mettre au régime des douches écossaises, seul moyen que nous n'ayons pas encore tenté (1).

OBSERVATION XXIX.

Névralgie sciatique chronique, compliquée, avec affaiblissement musculaire prononcé. — Double. — Datant de sept ans. — Onze semaines de traitement. — Amélioration légère.

Jeanne A... est une femme de quarante-huit ans, blanchisseuse de son état, d'un tempérament sanguin et fortement constituée. Elle est

(1) Extrait des *Archives de la Société d'hydrologie* (Mémoire du docteur Delmas, 1862).

adressée à l'établissement par notre confrère M. Lamothe de Mérignac (près Bordeaux), le 29 juillet 1861.

Son affection est assez obscure et participe tout autant d'un rhumatisme musculaire et articulaire que d'une névralgie sciatique.

Il y a sept ans survint, à la suite d'un refroidissement, une douleur vive au bas des reins et au niveau du sacrum. Cette douleur ne se réveillait qu'à la marche. Une fois au repos ou au lit, elle disparaissait complétement. Cela dura ainsi sept ans, sans qu'elle fît rien pour s'en débarrasser.

Pendant l'hiver de 1860, cette douleur subit les modifications suivantes : elle gagna particulièrement la hanche gauche, descendit le long de la cuisse correspondante, au creux du jarret, au mollet, et en dernier lieu au cou-de-pied. Il y eut quelques élancements aigus au point d'émergence du nerf sciatique.

Alors survint au genou gauche une légère arthrite avec un peu d'hydarthrose ; mais elle disparut assez rapidement sans traitement actif.

L'hiver suivant, les mêmes phénomènes se reproduisirent dans le membre droit. Névralgie sciatique et arthrite avec hydarthrose dans le genou du même côté.

Cette deuxième attaque s'accompagna de crampes douloureuses dans tout le membre, avec fourmillements et sentiment de brûlure dans les reins. Était-il survenu quelque chose du côté des enveloppes de la moelle? Je ne sais. Toujours est-il qu'au bout de quelques jours, l'arthrite disparut comme la première fois; mais il resta la névralgie sciatique, avec un affaiblissement musculaire prononcé.

Aujourd'hui il existe une douleur sourde occupant le trajet du nerf à la cuisse. La pression ne l'exaspère pas. Pas de foyer douloureux proprement dit. Il y a une claudication assez forte qui augmente aussitôt que la marche se prolonge un peu; du reste, elle a toujours besoin d'une canne. Le temps n'a aucune influence sur son état.

Prescription, le 29 juillet 1861 : Son âge et sa constitution fortement sanguine, fortement accusée, nous font redouter de la soumettre d'emblée à l'étuve humide. Nous prescrivons pour débuter : étuve sèche à 45 degrés (très-modérée) pendant vingt minutes, suivie d'une douche générale en pluie à 25 degrés. Au quatrième jour, nous arrivons à 50 degrés pour l'étuve et à 12 degrés pour l'eau de la douche.

Dès le huitième jour, nous faisons répéter la séance matin et soir, et au quinzième l'amélioration obtenue est considérable. La douleur sourde, profonde, qui la fatiguait beaucoup, a disparu, et la faiblesse musculaire a diminué.

Mais au vingt-cinquième jour de son traitement, une perte douloureuse l'oblige à nous quitter, et le mal ne tarde pas à reparaître.

Elle nous revient au mois de décembre. La maladie a repris alors son intensité première, et un deuxième traitement, suivi avec une régularité parfaite pendant deux mois consécutifs, ne nous donna qu'un faible résultat, qui, nous le craignons bien, ne sera pas de longue durée.

Ce cas porte avec lui un enseignement pratique : la guérison était plus probable lors du premier séjour de la malade à l'établissement, si nous en jugeons par les effets très-rapides qui se manifestèrent. Or, à la deuxième fois, le traitement fut plus long et le résultat moins prononcé. Pour nous donc, l'interruption dans le cours d'un traitement hydrothérapique est presque toujours très-nuisible, et la crainte qu'on ne s'habitue à lui est tout à fait puérile. La facilité qu'on a de lui redonner son énergie première, en augmentant à volonté la longueur des douches, devrait faire comprendre qu'il n'en peut être ainsi.

Nous avons déjà eu plusieurs fois, dans d'autres affections, l'occasion de constater les mêmes effets fâcheux d'un traitement trop court. Cependant faisons une réserve : lorsqu'on s'adresse à une affection dont la nature nécessite une action modificatrice profonde de toute l'économie, on peut avec avantage, après deux ou trois mois de douches, accorder huit ou dix jours de repos, puis recommencer une autre période, et ainsi de suite ; mais interrompre toutes les trois ou quatre semaines pendant le même laps de temps, c'est, nous le répétons, aboutir inévitablement à un insuccès (1).

OBSERVATION XXX.

Névralgie sciatique chronique, compliquée, affaiblissement musculaire extrême. — Double. — Date de huit mois. — Symptômes particuliers du côté des voies digestives.— Neuf semaines de traitement. — Amélioration légère.

M. L... habite Bordeaux. Il a quarante-quatre ans, tempérament nerveux très-irritable; constitution sèche, bonne santé habituelle. Il n'a jamais fait d'excès d'aucun genre.

Comme antécédents, pneumonie à droite à l'âge de quinze ans; légère dyspepsie persistant depuis l'âge de vingt-neuf ans. Digestions pénibles, lentes, renvois acides, ballonnement du ventre, douleur au creux épigastrique, constipation opiniâtre.

Les préoccupations, le travail de cabinet et l'action du froid influent beaucoup sur l'état des voies digestives. Pas de rhumatisme ni de névralgie antérieurement. Aucun antécédent de famille à signaler.

Au 15 septembre 1860, sa dyspepsie habituelle ayant offert une recrudescence assez vive, M. Bermond, médecin habituel du malade, prescrit des pilules dont j'ignore la composition, et quelques bains simples.

En sortant du bain, impression de froid assez vive, quelques frissons surviennent dans la soirée. Pendant les jours suivants, malaise général, anorexie complète.

M. L... prend un deuxième bain le 19 du même mois ; même imprudence de sa part, refroidissement prolongé en sortant du bain.

(1) Extrait des *Archives de la Société d'hydrologie* (Mémoire du docteur Delmas, 1862).

Quatre ou cinq jours après surviennent des vomissements violents, incoercibles pendant huit jours. Les matières rejetées sont jaune-verdâtre ; il existe en même temps une fièvre intense avec céphalalgie.

Ce fut en même temps que survint une névralgie sciatique double, occupant toute la longueur des troncs nerveux et la plupart de leurs branches.

Le point douloureux par lequel débuta cette névralgie était situé au genou droit, au-dessus et en dehors de la rotule. En même temps se déclara un torticolis d'une violence extrême avec névralgie cervicale postérieure, accompagnée d'une salivation très-abondante sans inflammation de la bouche ou de l'arrière-gorge.

Huit jours après le début de cette singulière affection, les vomissements se calment, à la condition expresse de ne prendre que du lait ; le bouillon lui-même ne pouvait être toléré par l'estomac.

Ce mois passé, les voies digestives mirent encore trois mois à se rétablir complétement.

La névralgie sciatique double, dont nous avons plus haut signalé sommairement l'époque d'apparition, s'accompagna elle-même, au début, d'une lésion tout autrement sérieuse à certains points de vue. Nous voulons parler d'une paralysie complète de la vessie, pendant douze jours, avec affaiblissement extrême de la sensibilité des membres inférieurs, fourmillements douloureux dans les mêmes parties et crampes dans les mollets. Il existait aussi, chose importante à noter, des douleurs sourdes, profondes, permanentes dans les lombes et le sacrum. La pression dans ces régions était assez douloureuse.

Quant à la névralgie sciatique, son caractère n'était pas très-aigu. Il n'y avait pas d'accès quotidien, mais des exacerbations irrégulières dont les intermittences variaient de trois à cinq heures de temps. La nuit était toujours plus mauvaise que le jour. Les points douloureux principaux ont toujours été : 1° au niveau du rebord inférieur du grand fessier ; 2° à la tête du péroné ; 3° au condyle externe du fémur ; 4° sur le cou-de-pied.

La névralgie de la nuque, dont le début remonte à la même époque, ne dépassa guère les épaules et un peu les bras. Elle persiste encore aujourd'hui, et remonte parfois jusqu'aux oreilles. Les bras n'ont jamais perdu de leurs forces.

La salivation que nous avons signalée comme phénomène des plus insolites dans le cas présent a duré à peine cinq à six jours.

Pendant les premiers mois passés au lit, tous les soins furent donnés aux accidents des voies digestives. Une fois en convalescence sous ce rapport, on prescrivit contre la névralgie sciatique des frictions calmantes et des bains sulfureux ; quatre furent pris à la fin de janvier 1861, et d'autres au mois d'avril de la même année ; effet peu marqué : Après les bains, on applique des vésicatoires volants sur la région fessière du membre gauche ; pas de résultat prononcé.

Du reste, on comprend que M. le docteur Bermond n'ait pas insisté sur les moyens locaux, du moment qu'il considérait la névralgie comme de nature bilieuse.

Ce fut alors que notre honorable confrère nous adressa son malade, dans le but, nous dit-il, de faire l'essai de l'hydrothérapie dans une affection aussi rebelle.

En présence de l'obscurité d'une maladie essentiellement complexe, nous fîmes de prudentes réserves.

État actuel, le 11 mai 1861.

La névralgie n'a pas changé de caractère depuis le début; les mêmes points douloureux existent encore; mais les douleurs ont perdu toute leur acuité; les changements atmosphériques seuls les réveillent légèrement.

Le membre gauche est le plus faible des deux. M. L... est obligé de s'aider d'une canne, et il existe une claudication sensible. Il lui est très-difficile de monter les escaliers; en un mot, toutes les branches internes, externes et postérieures des troncs nerveux sont atteintes. La névralgie cervicale est telle qu'à son début.

Les influences atmosphériques que nous venons de signaler agissent beaucoup sur l'état général, et particulièrement sur les voies digestives, qui sont encore d'une susceptibilité extrême.

Prescription. — Arriver graduellement à l'action révulsive énergique. Au début, étuve sèche à 50 degrés, suivie d'une douche générale en pluie à 24 degrés. Quelques jours après, on élève la température de l'étuve à 60, et en dernier lieu à 70 degrés, tandis qu'on abaisse la température de la douche générale à 10 degrés; en outre, on ajoute à cette dernière une douche en jet de très-fort calibre destinée à exciter l'action musculaire dans les membres inférieurs et à augmenter l'action révulsive de l'étuve. Inquiet sur l'état de la partie inférieure de la moelle, je fais promener la douche mobile sur la région lombaire.

Ce traitement, malgré les ménagements apportés dans son application, a toujours été assez mal supporté. Cependant, au bout de deux mois, nous avions obtenu une légère amélioration. La faiblesse musculaire persistait, à quelque chose près; mais il supportait mieux la marche. Quant aux douleurs, elles avaient disparu. Les voies digestives étaient restées dans le même état.

Il partit alors pour Baréges, où il est resté quarante-cinq jours environ, et soumis, pendant ce temps, aux bains de piscine et aux douches. Qu'ont fait ces eaux extrêmement énergiques? Rien. Nous avons revu le malade quelque temps après son retour de la saison thermale, et constaté le fait.

Jusqu'ici nous avons évité d'ajouter à nos observations les réflexions en grand nombre qu'elles nous suggéraient, nous rappelant ce sage précepte de Jean-Jacques : « La vérité est dans les faits, et non dans l'esprit de celui qui les juge. »

Mais qu'il nous soit permis, à propos de ce cas spécial, dont le diagnostic ne peut être évidemment celui d'une névralgie proprement dite, d'établir quelques propositions.

En premier lieu, malgré l'action particulière de l'atmosphère sur un corps échauffé par un bain, nous nous refusons à reconnaître à la maladie elle-même un cachet spécial, soit de nature bilieuse, soit de nature rhumatismale.

Il est bien survenu, dès le début, des accidents bilieux, passez-moi l'expression, mais ils devaient plutôt leur naissance à l'idiosyncrasie particulière du sujet, dont les voies digestives avaient toujours été très-susceptibles, qu'à la cause occasionnelle de la maladie.

D'autre part, les accidents survenus aux lombes, au sacrum, à la vessie et aux membres inférieurs (sensibilité et myotilité) étaient dus, soit à une lésion dynamique de l'influx nerveux, sans lésion matérielle des centres nerveux, soit peut-être à une congestion de la portion inférieure de la moelle. Mais, dans aucun cas, on ne pouvait les rattacher à la névralgie sciatique que comme deux effets distincts procédant d'une même cause. Quant à la névralgie elle-même, le tempérament nerveux et irritable du sujet ne manquait pas de lui prêter une physionomie spéciale.

Or, qu'avons-nous observé, sous l'influence du traitement hydrothérapique ? Disparition ou diminution des symptômes propres à la névralgie, et maintien de ceux dépendant de la lésion dynamique ou matérielle des centres nerveux.

Mais, et nous tenons à insister sur ce point, le traitement a duré deux mois, juste le temps nécessaire pour guérir la névralgie sciatique; or, en le prolongeant, peut-être aurions-nous amendé les phénomènes de paralysie. Cependant, nous n'en étions pas assez convaincu pour nous opposer à ce que le malade profitât de la saison pour recourir aux eaux de Baréges. Malheureusement pour M. L..., elles ont faibli dans cette circonstance, et cela prouve combien le cas devait être rebelle.

La conclusion à tirer de ce fait, c'est que la névralgie sciatique chronique s'accompagnant de phénomènes paralytiques, est toujours très-grave (1).

Sciatique développée pendant l'état puerpéral après l'accouchement. — Quelle qu'en soit la cause, il faut distinguer dans ces cas deux périodes.

Dans la première, la femme est forcément au lit. Dès le début on pourra faire un emmaillottement humide du membre, suivi d'une friction avec le drap mouillé.

Dès que la femme pourra se lever, on pourra appliquer une douche écossaise, ou plutôt une douche en arrosoir mobile froide.

Dans ce cas, on ne donnera jamais de sudation avant le retour des règles.

Dans ces cas, l'administration de la douche est délicate; il

(1) *Archives de la Société d'hydrologie* (mémoire du docteur Delmas).

est indispensable qu'elle soit donnée par un médecin qui évitera toute contusion de l'utérus.

La douche froide, en déterminant une contraction des vaisseaux, va pour ainsi dire au devant de l'hémorrhagie. On fera, au contraire, dans ce cas, revenir l'utérus sur lui-même par le même mécanisme qu'on réduit le volume du foie ou de la rate. Les lochies, en excitant ainsi la contraction des fibres de l'utérus, ne pourront que s'écouler plus facilement.

NÉVRALGIES SCIATIQUES SIMPLES. — 1° *État aigu.* — Différents éléments du traitement hydrothérapique peuvent être employés avec un égal succès.

Nous allons les énumérer en citant des faits à l'appui.

L'étuve sèche, suivie de la douche tonique, a fourni de très-bons résultats, ce que prouvent les faits suivants :

OBSERVATION XXXI (1).

Sciatique rhumatismale droite. — Subaiguë. — Récidives. — Guérison
en huit séances.

Celui qui fait le sujet de cette observation m'a raconté lui-même l'histoire de sa maladie. Il s'agit d'un réfugié polonais, ayant quarante et un ans, doué d'une forte constitution.

Pendant la guerre de Pologne, M. P... était capitaine. A la suite des travaux de la guerre, exposé à toutes les vicissitudes atmosphériques, à des marches forcées, il fut pris d'une douleur continue qui occupait la région lombaire, et qui, de là, se dirigeait sur le nerf sciatique droit. Cette première attaque de rhumatisme fut très-douloureuse ; elle disparut après deux mois, grâce aux émollients et aux émissions sanguines locales. Mais le mal reparut bientôt, et, depuis 1841 jusqu'à 1863, des accès extrêmement douloureux vinrent irrégulièrement torturer l'existence de ce malheureux.

La moindre fatigue, le temps humide, les faisaient éclater. Chaque fois, il était obligé de garder le lit ; les mouvements du tronc, et surtout ceux de flexion, réveillaient des douleurs atroces ; la nuit, il ne goûtait aucun repos.

Il vint à Paris en 1860, consulta divers médecins. — Vésicatoires, liniments, cautérisations, sangsues, chlorhydrate de morphine par la méthode endermique : M. P... essaya sans succès tout cela.

Un jour, désespéré de ne trouver aucun remède à son mal, M. P... lut, dans un journal de médecine, un cas de guérison de rhumatisme par la médication hydriatrique ; il se cramponna à cette planche de

(1) Il faut reporter ce fait un peu plus haut. C'est par erreur qu'il se trouve à cette place.

salut, et le lendemain même il commençait un traitement hydrothérapique (sudation, suivie de douches générales et locales).

Huit séances ont suffi pour enlever ce rhumatisme si ancien et si rebelle.

Quand j'ai fait la rencontre de ce capitaine, il était guéri depuis plusieurs années, il continuait néanmoins à fréquenter l'établissement où il avait trouvé la guérison, il ne tarissait pas en éloges sur l'hydrothérapie (1).

OBSERVATION XXXII.

Sciatique récente. — Médications diverses inutiles. — Guérison en quinze
jours par l'hydrothérapie.

Madame H..., âgé de vingt-quatre ans. Sa mère avait eu une sciatique qui se déclara chez elle à la suite d'un accès d'asthme, et chez la mère la sciatique disparut par une simple friction médicamenteuse, mais l'asthme persista.

La malade venait de faire une course à cheval, et en rentrant elle fut prise d'une douleur sciatique. Elle ne voulut d'abord pas accepter le traitement hydrothérapique. On eut recours aux frictions, vésicatoires, injections de morphine, sulfate de quinine, tout sans succès.

Elle resta à se soigner ainsi environ un mois. Elle se décida alors à suivre le traitement hydrothérapique qui consista en sudation à étuve sèche, et fut guérie en quinze jours, et un peu après elle put remonter à cheval sans aucun inconvénient (2).

OBSERVATION XXXIII.

Sciatique aiguë. — Impossibilité de la marche. — Guérison en un mois.

M. X. L..., âgé de quarante ans, sciatique très-aiguë, uni latérale, se développa à la suite d'un voyage en chemin de fer. La douleur devint très-aiguë, impossibilité absolue de la marche. L'étuve sèche modérément chauffée et prolongée, accompagnée d'une application froide, fut employée. (Il est entendu que lorsqu'on prolonge l'application de l'étuve sèche il faut surveiller avec soin le malade qui pourrait, si l'opération était poussée trop loin, tomber en syncope.) Une amélioration sensible se fit sentir au bout de cinq jours, et la guérison fut complète après un mois de traitement (3).

OBSERVATION XXXIV.

Névralgie sciatique aiguë, simple, à gauche, récidivant depuis trente ans. —
Deux semaines de traitement. — Guérison.

M..., plâtrier, âgé de cinquante-neuf ans, constitution bonne, tem-

---

(1) Observation tirée de la thèse du docteur Tourtou, *Considérations générales sur l'hydrothérapie de quelques-unes de ses applications*, thèse de Paris, 1865, p. 38, n° 87.

(2) Observation communiquée par le docteur Beni-Barde.

(3) Observation communiquée par le docteur Beni-Barde.

pérament sanguin, a toujours mené une vie très-active. Depuis trente
ans, il est atteint de douleurs névralgiques occupant les deux nerfs
sciatiques indistinctement. Ces douleurs sont toujours venues de loin
en loin par accès ; mais assez légères pour n'exiger que des frictions
et un repos de quelques jours ; la durée de chaque accès variant entre
quinze jours et trois semaines. La douleur a occupé, jusqu'à ce jour,
la portion supérieure du nerf (cuisse et fesse) ; jamais elle n'a dépassé
les genoux dans les accès antérieurs, et le plus souvent les deux membres étaient pris en même temps.

Enfin, notre homme n'offre aucun antécédent rhumatismal, et,
dans sa famille, rien de particulier au point de vue de l'hérédité.

Au milieu du mois de septembre 1861 survient, pendant qu'il était
au travail, une gêne douloureuse occupant les deux membres inférieurs, dans le trajet des nerfs sciatiques, et, dès le début, il constate
que la douleur a envahi les deux membres dans toute leur longueur.
Le lendemain, la névralgie acquiert une intensité extrême dans le
membre gauche, tandis que, dans le droit, elle va en s'éteignant rapidement pour disparaître au bout de quelques jours.

M. le docteur Beusse, appelé à donner ses soins au malade, prescrit immédiatement des sangsues, et, le lendemain, les douleurs étant
aussi fortes, il commence l'application d'une série de vésicatoires saupoudrés de morphine, et promenés tout le long du membre.

Un large vésicatoire, appliqué sur le gras du mollet parvient seul
à apporter un peu de soulagement et lui permet de se tenir couché
sur un fauteuil. Ce léger mieux ne se fit sentir qu'après deux mois.

Son médecin nous l'envoie alors, et dans la lettre qu'il remet pour
nous au malade, il dit : « Je vous adresse un cas de sciatique aiguë,
extrêmement rebelle, contre lequel tous les moyens ordinaires usités
en pareil cas ont échoué. »

État actuel 3 décembre 1861. — Le malade s'est rendu en omnibus
à l'établissement, mais les quelques pas qu'il a été obligé de faire à
pied, aidé d'une canne, ont exaspéré la douleur. Au moment où je le
vois les points douloureux sont les suivants : bord inférieur du grand
fessier, creux poplité, tête du péroné et malléoles. Il n'est pas possible d'y appliquer le doigt un peu fortement. La névralgie est descendante.

Vu le caractère franchement aigu du mal et sa nature simple, le
traitement révulsif suivant est institué :

Étuve sèche à 70 degrés pendant quinze minutes, suivie d'une
douche générale en pluie, et d'une douche en jet mobile de 12 millimètres de diamètre promenée particulièrement sur le trajet du nerf
douloureux pendant deux minutes.

Dès le dixième jour du traitement, c'est-à-dire après la dixième
douche, le malade n'éprouve plus aucun vestige de douleur. Nous faisons continuer encore pendant cinq jours pour bien consolider la guérison.

Nous avons pu suivre le malade pendant quelque temps, de manière à bien nous assurer que non-seulement la guérison était com-

plète, mais qu'il n'y avait eu aucune réapparition dans aucun des deux membres.

Il y a quatre mois environ que ce bon état se maintient parfaitement malgré un traitement aussi court (1).

OBSERVATION XXXV.

Névralgie sciatique, simple, subaiguë, à gauche, datant de deux mois. — Quatre séances. — Guérison.

Charles C..., plâtrier, âgé de quarante ans, fortement constitué, tempérament sanguin, se rend à l'établissement le 18 septembre 1861. Voici ce qu'il nous apprend :

Il y a deux mois qu'il lui est survenu une douleur névralgique occupant le nerf sciatique du membre gauche. Pendant cinq semaines, douleurs extrêmement vives et continues. Il est obligé de s'aliter, puis survint spontanément un calme complet pendant huit jours. Pendant ce laps de temps, il se lève et marche sans difficulté ; mais il y a dix jours environ que les douleurs se sont fortement réveillées, quoiqu'à un moindre degré que la première fois.

Jusqu'ici il n'a fait aucun traitement, il s'est contenté de suer au lit en se couvrant outre mesure, et en absorbant de grands bols de tisane de tilleul très-chaude.

État actuel. — Points douloureux : 1° aux deux condyles du fémur ; 2° au niveau de la base du sacrum ; 3° au rebord du grand fessier ; 4° à la malléole externe.

Charles C... nous apprend encore qu'il y a dix ans il eut ce qu'il appelle un tour de rein, à la suite d'un effort violent, et, depuis lors, le sacrum est resté douloureux. Il n'est pas éloigné de voir dans ce fait l'origine de l'affection présente. Notons encore qu'il arrive parfois, lorsque les crises sont violentes, de voir la douleur se propager dans le cordon spermatique et le testicule du même côté.

Prescription. — Étuve humide à 48 degrés, de quinze minutes, suivie d'une douche froide générale, à 10 degrés, pendant une minute. A la quatrième séance, Charles C... est parfaitement guéri, et cesse son traitement. Inquiet cependant d'un résultat si prompt, par cela même que le malade n'avait pas la précaution de continuer les douches, je lui recommandai de venir me voir dans quinze jours. A cette époque, la guérison était aussi solide (2).

OBSERVATION XXXVI.

Sciatique aiguë. — Guérison après trois séances.

Madame C..., âgée de trente-six ans, lymphatique, grêle, a été

(1) *Archives de la Société d'hydrologie* (Mémoire du docteur Delmas).
(2) Extrait des *Archives de la Société d'hydrologie* (Mémoire de Delmas, 20 mars 1862).

plusieurs fois atteinte d'une névralgie sciatique gauche, dont les attaques ont eu constamment une durée de plusieurs mois. Le sulfate de quinine, les pilules de Méglin, les ferrugineux, la térébenthine, le valérianate de zinc, les vésicatoires volants, simples ou saupoudrés d'acétate de morphine, ont été mis en usage sans succès bien marqués, tous ces moyens n'ayant amené qu'un soulagement momentané ; dans l'intervalle des attaques, la malade n'éprouve aucune douleur, et sa santé est excellente.

Le 17 juillet 1848, Madame C..., ressent des élancements très-vifs dans la cuisse gauche, et, dès le lendemain, elle est mise dans l'impossibilité de marcher par une attaque qui a toute la violence de celles qui l'ont précédée. Le 1er août, je suis appelé auprès de la malade.

Etat actuel. — Madame C... ne marche qu'avec une grande difficulté, le mouvement exaspérant les douleurs, et provoquant des élancements extrêmement vifs, qui parcourent la fesse et toute la cuisse, en se dirigeant de haut en bas (névralgie descendante) : la malade ne peut se coucher sur le côté affecté, la station assise lui est également pénible ; les élancements sont plus vifs pendant la nuit, et sous l'influence de la chaleur du lit. Dans l'intervalle des paroxysmes, le membre inférieur gauche est le siége de fourmillements, de picotements, d'une douleur sourde, continue, d'une sensation de grande faiblesse. La pression fait naître une douleur très-vive dans les points sacro-iliaque, fessier, et péronéo-tibial.

Le 2 août, Madame C... est placée dans l'étuve sèche ; elle y reste pendant une demi-heure, et reçoit encore une douche générale en pluie et une douche locale en jet dirigée sur la fesse et sur la cuisse gauches. La douleur disparaît complétement, la malade retourne chez elle à pied.

3 août. — Aucune douleur pendant toute la journée ; la malade vague aux soins de son ménage, et marche sans éprouver le plus léger élancement ; vers le milieu de la nuit, elle a été réveillée par des élancements très-vifs, qui se sont fait sentir pendant une heure environ. Ce matin, le membre est engourdi.

Seconde séance de sudation, suivie de douche.

4 août. — Dans la soirée et pendant la nuit, Madame C... a ressenti quelques élancements isolés, passagers, se reproduisant à des intervalles variables et assez éloignés.

Troisième séance.

5 août. — Aucune douleur ne s'est fait sentir, et la malade a repris toute la liberté de ses mouvements.

15 août. — La guérison s'est maintenue, et madame C... la considère comme suffisamment assurée pour suspendre le traitement, qu'elle a voulu continuer jusqu'à ce jour (1).

_____

(1) *Traité d'hydrothérapie*, par le docteur Louis Fleury.

Observation XXXVII.

Névralgie sciatique simple, subaiguë, double, datant de cinq ans. — Deux
semaines de traitement. — Guérison.

M. M... est parfaitement constitué, lymphatique sanguin, âgé de
quarante ans, fabricant de malles. Il est atteint d'une sciatique double
datant de cinq ans, et contractée dans un sous-sol, où il travaillait.
Ses occupations l'obligeaient à rester toute la journée entre deux
portes toujours ouvertes, afin que la pièce eût de l'air et de la lumière.
Il fut adressé par M. le docteur Levieux. Inutile de dire qu'avant de
se soumettre à l'hydrothérapie, il avait usé des liniments de toute
espèce : des bains de Baréges artificiels, des sangsues, des vésicatoires, des purgatifs, etc.

Les points douloureux sont ceux du grand fessier, des trochanters
et des malléoles externes.

La première séance a lieu le 21 novembre 1860. Le malade arrive
à l'établissement éprouvant de fortes douleurs.

Prescription. — Etuve sèche à 70 degrés pendant vingt-cinq minutes ; douches en pluie fine et en jet sur tout le corps. En sortant de
la douche, toute trace de douleur a disparu ; il ne reste pas même la
douleur contuse classique qui succède d'habitude aux crises d'accès.
La nuit qui suit est excellente.

Le 22, même prescription. Etat aussi satisfaisant, si ce n'est un
point douloureux très-léger siégeant au niveau de l'épine iliaque antérieure et inférieure, et allant de ce point s'irradier vers le testicule
dans une longueur de 5 centimètres ; le soir, plus de points douloureux.

Depuis lors, M. M... n'a rien eu. Par mesure de précaution, nous
lui faisons continuer son traitement pendant quinze jours. La maladie
n'a pas récidivé depuis, et il y a déjà près de seize mois que ce malade
est venu réclamer le bénéfice de l'hydrothérapie (1).

Dans le cas suivant, le docteur Delmas a employé l'étuve
sèche suivie d'une douche en pluie et en jet à 24 degrés.

Observation XXXVIII.

Névralgie sciatique simple, subaiguë, à gauche, datant de quatre semaines.
— Deux semaines de traitement. — Guérison.

M. F..., négociant, âgé de quarante-quatre ans, tempérament
lymphatique sanguin, constitution molle, habite Bordeaux. Son médecin, M. Henri Gintrac, nous l'adresse le 30 août 1861.

Ce malade est atteint d'une névralgie sciatique subaiguë à gauche.
Elle date de quatre semaines. Les points douloureux sont : 1° au

(1) Extrait des *Archives de la Société d'hydrologie* (Mémoire de Delmas).

rebord inférieur du grand fessier ; 2° à la tête du péroné. Mais, entre ces deux points principaux, il existe encore une douleur sourde, spontanée, très-pénible, le long de la cuisse en dehors et dans le creux du jarret. Dans ces points, la pression est très-douloureuse. La névralgie n'a pas encore dépassé le genou.

L'affection remonte à un mois, et, au dire du malade, les crises vont en progressant d'une manière très-rapide. Depuis huit jours environ, la marche est extrêmement pénible.

Pas d'antécédent rhumatismal à signaler. Le malade est soumis au traitement révulsif suivant :

Sudations sèches à 65 degrés de douze à quinze minutes de durée, suivies d'une douche en pluie à 24 degrés et d'une douche en jet à la même température, promenée sur tout le corps et le long du membre malade pendant quatre minutes.

Trois jours après, les douches sont ramenées à la température ordinaire, c'est-à-dire 10 à 11 degrés.

M. F... ne prend qu'une séance par jour ; jusqu'à la dixième, soit pusillanimité, soit pour toute autre raison, le malade supporte difficilement l'étuve, et à peine la température s'est-elle un peu élevée qu'il se plaint. Aussi ne peut-on arriver au degré nécessaire pour que l'action révulsive soit produite ; de sorte qu'il n'éprouve presque pas de soulagement et qu'il se désespère.

Enfin, sur nos instances, nous obtenons que la onzième sudation soit faite suivant nos indications ; or, dès ce jour, les crises diminuent notablement, et, à la quatorzième séance, il ne reste plus de trace de son affection.

Ajoutons, pour prouver encore mieux le rapport de cause à effet qui, selon nous, existe entre l'étuve révulsive et la névralgie sciatique aiguë et simple, que M. F..., guéri en quatre séances, n'a pas voulu continuer un seul jour de plus son traitement, et que son affection n'a jamais reparu depuis, nous a dit son médecin (1).

Le traitement hydrothérapique peut aussi commencer d'emblée par des applications froides qui, à elles seules, peuvent suffire à amener la guérison.

Tels sont les faits suivants :

Observation XXXIX.

Sciatique gauche aiguë, guérie en cinq semaines par l'hydrothérapie.

M. Fillion, âgé de quarante-neuf ans, gendarme, très-vigoureux ; auparavant, seulement une pneumonie.

Dès septembre 1865, douleurs dans la région sacrée, qui, à son dire, sont descendues peu à peu dans la cuisse et la jambe gauches.

Le 10 janvier 1866, un peu de céphalalgie, pas de sommeil,

(1) *Archives de la Société d'hydrologie* (Mémoire du docteur Delmas).

langue bonne, mais pas d'appétit. Pouls à 68. Rien à noter, si ce n'est l'existence d'une douleur vive dans tout le trajet du nerf sciatique, sur la longueur d'un centimètre environ, et s'augmentant par la pression, surtout en deux points : la région sacrée, et notamment à la partie externe de la jambe. Membre diminué de grosseur. Marche impossible.

Le 11 janvier, application de sangsues. Liniments calmants jusqu'au 20. Liniments excitants ensuite. Pas de mieux.

Le 29 janvier, vésicatoires volants répétés sur le trajet du nerf. Hydrochlorate de morphine par méthode endermique. Gangrène du vésicat morphiné. Guérison prompte de cette complication.

Fillion, toujours aussi souffrant, entre à l'hôpital de *** le 1er mars 1866. Vésicatoire à la région sacrée. Bains sulfuréux tous les deux jours.

Pas d'amélioration. Sur ma demande expresse, il est soumis au traitement hydrothérapique à partir du 15 mars. Douches froides tous les jours, excepté le dimanche.

Guérison complète et sortie de l'hôpital le 11 avril 1866.

Aujourd'hui 25 décembre 1869, le malade n'a ressenti aucune douleur dans la jambe gauche, qui est devenue un peu plus sensible au froid (1).

OBSERVATION XL.

Névralgie sciatique gauche. — Guérison.

Le nommé N..., âgé de soixante ans, d'un tempérament biliosonerveux, a été pris, il y a quatre mois, d'une névralgie sciatique gauche, ayant son summum d'intensité entre le trochanter et l'ischion, au creux poplité et à la malléole externe.

Je suis appelé le 1er mai 1856. Les douleurs sont intolérables ; N... ne fait que passer de son lit à son fauteuil pour y chercher une position qu'il ne trouve pas ; les nuits sont sans sommeil, l'appétit est nul ; le malade est en proie à un abattement extrême au physique et au moral.

Persuadé des bons effets de l'hydrothérapie dans ces sortes d'affections, j'engage le malade à suivre un traitement par l'eau froide, qui semble l'effrayer beaucoup.

« Faites appeler un autre médecin, lui dis-je alors, suivez exactement toutes ses prescriptions, et, s'il ne parvient pas à vous guérir, décidez-vous et venez à mon établissement. »

Le 3 mai, N... m'envoie demander si je veux bien le recevoir, et, quelques instants après, je le vois arriver, porté entre les bras de ses deux enfants. Je le fais descendre à la douche avec la plus grande peine, car le moindre mouvement exaspère les douleurs. J'administre une douche générale en pluie et une douche en jet promenée spéciale-

(1) Nous remercions ici M. le docteur Pomier (de Celles-sur-Belles) de l'empressement qu'il a mis à nous communiquer cette observation.

ment sur le membre malade. « Je suis guéri, me dit-il aussitôt après la douche, je n'ai plus aucun mal. » Et N... put gravir facilement, et seul, les marches qu'il n'avait pu descendre. Il va sans dire que les douleurs reparurent quelques instants après, mais avec une intensité bien moindre, puisqu'il ne voulut pas même se faire aider par ses enfants pour retourner chez lui, ce qu'il fit en se traînant, il est vrai, mais en ne s'aidant que de sa canne. Même traitement le soir.

Le 4, N... a dormi une partie de la nuit.

Le 5, l'amélioration est encore plus sensible. Sudation en étuve sèche suivie d'une douche.

Le 6, on peut voir N... marcher à grands pas dans le jardin sans se servir de sa canne.

Le 11, le temps, qui était excessivement mauvais depuis le début du traitement, s'est mis au beau ; des douleurs violentes ont coïncidé avec cette variation atmosphérique et ont empêché N... de dormir jusqu'au 25. Les souffrances ont été les mêmes. Je prescris un purgatif et défends au malade de venir à la douche le 26.

Le 28, ne voyant pas revenir N..., je vais chez lui et le trouve en proie à des douleurs atroces, et, comme je manifeste de l'étonnement de ce qu'il a interrompu sa médication, il m'avoue qu'on lui a conseillé de ne pas continuer un pareil traitement, mais que, si je le lui permets, il reviendra le soir même.

Le 30, le malade est mieux, les douleurs moins vives, la nuit a été fort bonne.

Le 2 juin, l'amélioration fait de rapides progrès.

Le 5, le malade a quitté sa canne ; les douleurs sont presque nulles.

Le 10, le malade ne ressent plus aucune douleur ; la jambe cependant a moins de force que celle du côté opposé.

Le 20, la jambe malade ne le cède plus en force à la jambe saine. N..., fait de grandes courses sans se fatiguer. La guérison est complète. Je fais continuer le traitement par mesure de précaution jusqu'au 15 juillet.

N..., depuis cette époque, a joui d'une santé excellente et n'a pas ressenti la plus légère douleur. Il est un phénomène bien curieux à remarquer en hydrothérapie et qui arrive chez presque tous les malades : après quelques jours de traitement, quelquefois même après la première douche, survient une amélioration manifeste dont la durée ne peut être exactement limitée; puis tout à coup arrive un temps d'arrêt, souvent même une exaspération des douleurs qui pourrait tourmenter beaucoup les malades si le médecin n'avait pas le soin de les prévenir (1).

_____

(1) Observation tirée des : *Études pratiques sur l'hydrothérapie*, par le docteur E. Collin, p. 25. Paris, 1857.

Observation XLI.

Névralgie sciatique guérie par des douches d'eau froide; observation communiquée par M. Bonnetty, médecin à Ribiers (Hautes-Alpes). — Guérison en quatre jours.

Dans le courant d'octobre dernier, je fus appelé pour donner des soins à François Meiffren, propriétaire cultivateur dans la commune de Ribiers (Hautes-Alpes), lieu de mon domicile. Cet homme, âgé de quarante-cinq ans, d'un tempérament bilieux, était atteint d'une sciatique du côté gauche. Depuis plusieurs jours, les douleurs étaient des plus violentes; le malade, quoique naturellement peu sensible, ne pouvait s'empêcher de pousser des cris de désespoir dans les moments de paroxysme. La douleur s'étendait du sacrum à la plante du pied, et sévissait alternativement à la cuisse, à la jambe, au pied, etc., en suivant et affectant successivement le trajet du nerf et ses subdivisions. Les saignées générales et locales, les bains tièdes, les fumigations émollientes, les frictions calmantes de toute nature, les révulsifs variés, enfin les pilules d'aconit à l'intérieur, furent successivement et tour à tour mis en usage sans succès décidé. Le vingt-huitième jour depuis le commencement de la maladie, et le quinzième à dater de l'époque où le malade fut soumis à un traitement régulier, les douleurs étaient aussi fortes, l'insomnie aussi opiniâtre que les premiers jours; et, bien que le pouls fût à peine fébrile dans l'intervalle des paroxysmes, et que le malade conservât un peu d'appétit dans les courts moments de calme, il avait considérablement maigri, et semblait dans un état très-fâcheux; le membre affecté commençait à s'atrophier. A cette époque, Meiffren pouvait à peine se remuer dans son lit, et les douleurs ne lui laissaient presque aucun repos. Ne sachant plus que lui prescrire, je lui permis l'emploi de quelques moyens empiriques que vint lui proposer un brigadier de gendarmerie de ses amis, qui avait autrefois été atteint, disait-il, de cette maladie. Mais, sous l'influence de cette médication, le mal ne fit que s'aggraver, et ce malheureux se livrait au désespoir, autant par la violence des douleurs qu'il éprouvait que dans la crainte de rester paralysé et de manquer aux besoins de sa famille. Ce fut alors seulement que, en désespoir de cause, je proposai l'emploi de la douche froide sur le membre malade, à l'origine du nerf sciatique. Ce moyen fut d'abord extrêmement douloureux; il ne put être supporté que pendant un demi-quart d'heure, quoique le jet d'eau ne fût pas de la grosseur du doigt, et lancé de la hauteur de 6 pouces à peine. Pour faire cette opération, j'avais recommandé de recouvrir soigneusement tout le corps, à l'exception du membre malade. La douche donnée, le malade devait être essuyé avec soin, et légèrement frictionné avec une flanelle, puis enveloppé mollement dans des linges modérément chauds. La nuit fut calme; le malade dormit deux heures, et, ce qui ne lui était pas arrivé depuis le commencement de sa névralgie, la douleur était à moitié calmée. Le lendemain, la douche fut supportée pendant une demi-heure; la nuit fut très-bonne; la douleur était presque totalement enlevée. Le quatrième jour, et après une troisième douche, quel ne fut pas mon étonnement de trouver Meiffren dans les champs, à surveiller l'ensemencement de ses terres! De tous les accidents qu'il avait éprouvés, de toutes les intolérables douleurs qu'il avait souffertes depuis plus d'un mois, il ne lui restait qu'un peu de faiblesse et un engourdissement assez prononcé dans le membre malade, que le temps et quelques soins ont entièrement dissipé(1).

Observation XLII.

Sciatique droite suraiguë, datant de deux mois.—Impossibilité de la marche. — Guérison par l'hydrothérapie, non démentie depuis quatre ans.

Veuve Bourdon, âgée de soixante-neuf ans, demeurant à Vendôme, rue Bretonnerie, d'une bonne constitution, tempérament sanguin, bien portante habituellement, est atteinte le 15 juin 1855 d'une douleur extrêmement violente, qui se fait sentir dans tout le membre inférieur droit, et force cette femme à s'aliter pendant plusieurs jours. Malgré le repos et les frictions de diverses sortes, cette douleur ne s'est en rien modifiée dans l'espace de plus de deux mois.

Le 24 août, cette femme vient nous consulter; elle ne peut marcher qu'avec la plus grande difficulté, en s'appuyant sur un bâton; les douleurs qu'elle ressent sont tellement vives que, depuis le début de sa maladie, elle n'a pu jouir d'un instant de repos. Les élancements se dirigent de haut en bas, de la hanche aux extrémités des orteils, et se succèdent avec rapidité; des fourmillements insupportables se font sentir aussi dans tout le membre, à la hanche et à la fesse; nous constatons aussi des points très-douloureux au toucher.

Le traitement hydrothérapique, immédiatement commencé, ne produit aucune amélioration jusqu'au 10 septembre. A quoi pouvait tenir cet insuccès? Nous nous demandâmes si la douche en jet que nous dirigions sur le membre malade, ayant une très-grande force de projection, au lieu d'agir comme *révulsive*, n'agissait pas alors comme *contusionnante?* Nous modérâmes la force du jet, et, dès le lendemain, nous eûmes la satisfaction d'apprendre de la malade qu'elle avait pu prendre un peu de sommeil; les élancements devinrent de moins en moins aigus; enfin, après douze jours, la guérison était complète, et, depuis bientôt quatre ans, cette guérison ne s'est pas démentie (1).

Observation XLIII.

Sciatique gauche aiguë. — Guérison par l'hydrothérapie en deux jours. — La maladie datait de deux mois.

Caré, vigneron, âgé de soixante-huit ans, demeurant à Azé, habituellement bien portant et encore assez robuste pour exercer son état,

(1) Observation tirée du *Journal de médecine et de chirurgie pratiques*, t. XII, p. 205, art. 2220.
(2) Observation du docteur Chautard, *Progrès*, t. III, p. 598.

malgré son âge avancé, est atteint, le 20 avril 1855, dans le membre inférieur gauche, d'une douleur intense avec élancements qui le force à garder le lit pendant une quinzaine de jours. Pendant deux mois, une médication assez active (vésicatoires, liniments, purgations, etc.) n'amène que peu de changement dans l'état du malade, qui se décide à venir nous consulter le 10 juin 1855.

Ce n'est qu'appuyé sur un bâton que ce pauvre homme peut marcher. Depuis deux mois, il ressent jour et nuit des élancements excessivement vifs dans toute la cuisse gauche, élancements qui suivent tantôt le trajet de la hanche au genou, tantôt celui du genou à la hanche. Insomnie complète et perte de l'appétit.

Caré redoute beaucoup l'eau froide; il prétend que l'eau l'enrhume très-facilement; aussi n'est-ce qu'avec grand'peine que nous parvenons à le décider à se mettre sous la douche.

La première épreuve fut si satisfaisante que, dès le lendemain, Caré vint sans bâton achever, dit-il, sa guérison. En effet, deux douches ont suffi pour guérir définitivement une sciatique qui datait de deux mois et qui avait résisté aux différents moyens dont nous avons parlé (1).

OBSERVATION XLIV.

Névralgie sciatique récente. — Douleurs d'une violence extrême. — Claudication. — Traitement hydrothérapique. — Guérison en quatre jours.

M. L..., membre du Corps législatif, âgé de cinquante-cinq ans, taille élevée, constitution robuste et en quelque sorte athlétique, a été pris, au mois de février 1858, d'une grippe très-intense qui a duré six semaines, l'a obligé à garder le lit, et ne s'est terminée que vers le commencement de la dernière quinzaine de mars.

A peine convalescent de la grippe, M. L... sort pour la première fois, depuis l'invasion de la maladie, le 23 mars, par un temps magnifique, et il fait une longue promenade dont il se trouve très-fatigué.

Le lendemain, M. L... est réveillé par une douleur vive ayant son siége dans le membre inférieur droit, et occupant toute l'étendue de la cuisse. Nonobstant la douleur, M. L... veut se lever; mais, en appuyant sur le parquet de sa chambre l'extrémité du membre inférieur droit, la douleur a pris un tel degré d'acuité que M. L... n'a pu continuer de se soutenir sur ce pied.

La douleur est cependant limitée à la cuisse; comme d'un centre, elle s'irradie en arrière le long du trajet du grand nerf sciatique; en avant, elle suit les branches terminales du nerf crural. La pression exercée dans l'intervalle qui sépare l'ischion du grand trochanter est très-douloureuse et ne peut être supportée. Les mouvements du membre inférieur droit, surtout ceux de flexion, sont très-pénibles, et M. L... est obligé de se tenir constamment la jambe dans l'extension;

(1) *Le Progrès*, t. III, p. 710, observation du docteur Chautard.

pour se lever ou s'asseoir, il lui faut se soulever sur les mains ou chercher un point d'appui. Il ne marche qu'avec la plus grande difficulté, à l'aide d'une canne, et, lorsqu'il pose à terre la pointe du pied droit, la douleur s'exaspère.

Pendant le premier jour, la douleur, quoique vive, est encore supportable; mais, dans la nuit du second jour au troisième, elle acquiert une acuité telle que le patient ne peut fermer l'œil, se lève et se couche à plusieurs reprises, ne sachant quelle position prendre, et se résigne à passer la plus grande partie de la nuit assis dans un fauteuil.

Les troisième, quatrième et cinquième jours, le mal augmente, malgré l'emploi de bains russes; la nuit surtout, les douleurs sont intolérables, et le malade ne peut dormir. Il a également perdu l'appétit.

Le 29 mars, M. L... vient à Bellevue consulter M. Fleury : le traitement hydrothérapique est aussitôt commencé. Deux fois par jour, douche générale en pluie et douche locale en jet dirigée spécialement sur la partie malade. *Dès les deux premières douches, la douleur diminue;* le malade, qui marchait avec beaucoup de peine, appuyé sur une canne, *marche avec bien plus de facilité et ne boite plus. Dès la première nuit qui suit l'administration des douches, il retrouve le sommeil.*

Les jours suivants, l'amélioration fait de rapides progrès. La douleur diminue de plus en plus, et la marche s'affermit. L'appétit et le sommeil sont revenus.

Le 1er avril, *c'est-à-dire le quatrième jour après l'arrivée du malade, la douleur névralgique a complètement disparu.* M. L... jette sa canne et fait de longues promenades, à pied ou à cheval, sans éprouver ni douleur ni fatigue.

Huit douches ont suffi pour débarrasser le malade d'une névralgie qui s'annonçait avec tous les signes de ces sciatiques si douloureuses et si tenaces trop connues des praticiens.

Pour consolider une guérison d'une rapidité si remarquable, M. L... reste encore quelques jours dans l'établissement et continue à prendre les douches matin et soir.

Le 7 avril, il nous quitte, ingambe et heureux, pour aller reprendre à Paris le cours de ses travaux législatifs (1).

OBSERVATION XLV.

Sciatique traitée sans succès par les moyens ordinaires. — Guérie par l'eau froide.

M. C..., de Brioude, que j'avais déjà soigné pour une fluxion de poitrine très-grave, fut pris, au mois d'octobre, d'une sciatique horriblement douloureuse. J'employai d'abord les sangsues, puis l'opium,

---

(1) *Traité thérapeutique et clinique d'hydrothérapie* du docteur Fleury. 1866. Observation recueillie par le docteur Tartivel.

puis les liniments ammoniacaux, puis les grands vésicatoires volants.
Malgré cet énergique traitement, le mal persistant toujours, je me
décidai à employer l'eau froide, quoique je susse fort bien qu'on sur-
veillait mes actes, afin de surprendre quelques revers pour en faire
des armes contre moi. Je cessai donc tout traitement, et je fis envelopper tout le côté malade dans un grand linge trempé dans l'eau
froide et renouvelé de deux heures en deux heures. Comme par enchantement, la douleur disparut et n'est plus revenue (1).

Les eaux de Bourbonne-les-Bains, administrées sous forme
de douches et de piscine, ont aussi donné d'excellents résultats.

OBSERVATION XLVI.

Névralgie sciatique.

M. C... F,.. de D..., âgé de cinquante-sept ans, d'un tempérament sanguin nerveux, d'une constitution très-forte et peu impressionnable, était atteint d'une névralgie fémoro-poplitée très-intense, se
renouvelant tous les jours à des heures différentes, cédant assez facilement à la chaleur du lit et aux topiques dont ce malade faisait très-
fréquemment usage. Jusqu'au moment de l'emploi des eaux, qui eut
lieu en 1835, on n'avait dirigé aucun traitement énergique contre
cette affection. Au départ et après une saison de trente jours, la guérison était complète. Nuls renseignements ultérieurs (2).

Lambert a également préconisé l'usage des bains russes
contre les sciatiques aiguës ; en voici deux exemples :

OBSERVATION XLVII.

Sciatique suraiguë. — Guérison en six jours.

M. Sanse, bottier, constitution nervoso-sanguine, âgé de trente-cinq
ans, souffrait depuis huit jours d'une sciatique tellement douloureuse,
qu'il se traînait à peine courbé en deux, et poussant de fréquents cris
de douleur. Huit jours après cette attaque de sciatique, qui jetait le
malade dans le désespoir, il fut conduit aux bains russes par un de
ses amis qui leur devait une belle guérison. Dès le troisième bain, la
marche devint facile et le sommeil assez calme ; après le sixième
bain, il ne restait plus aucune trace de la sciatique, qui n'a pas reparu depuis près d'un an (3).

(1) Observation tirée de : *Lettres sur l'hydrothérapie*, par le docteur Andrieux, p. 41. Brioude, 1847.
(2) Observation tirée de : *Sur les eaux thermales de Bourbonne-les-Bains*,
par le docteur E. Magnin, p. 81. Paris, 1844.
(3) Observation tirée du *Traité des bains russes et orientaux* du docteur
C. Lambert, p. 221.

Observation XLVIII.

Sciatique aiguë du côté gauche. — Guérison en six jours.

M. Blondel, négociant, d'un tempérament sanguin, âgé de quarante-quatre ans, éprouvait depuis un an quelques douleurs vagues dans les membres, surtout au bras. Au mois de février 1835, le malade ressentit dans la hanche gauche une douleur lancinante qui se projeta bientôt tout le long de la cuisse jusqu'au pied gauche. Depuis huit jours, le malade était privé de sommeil, lorsqu'il vint prendre les bains russes. Dès le deuxième, la douleur passe en partie dans la jambe droite. Après le troisième le malade marchait sans bâton ; en six bains la sciatique n'existait plus. Depuis dix mois, la guérison s'est maintenue sans rechute, malgré les variations fréquentes de l'atmosphère auxquelles le malade s'expose ordinairement (1).

Lorsque la névralgie est tellement violente que le malade ne peut se lever, on peut employer avec succès les emmaillottements humides partiels. Les emmaillottements humides suivis de piscine ont également donné de bons résultats. C'est ce que font voir les faits suivants :

Observation XLIX.

Sciatique droite suraiguë. — Impossibilité de la marche. — Guérison
par l'hydrothérapie en six jours.

Chartier (Louis), vannier, âgé de quarante ans, d'une forte constitution, a été atteint en 1853 d'une sciatique qui, pendant six semaines, lui a occasionné de violentes douleurs, malgré l'emploi de deux larges vésicatoires, de frictions, de purgations, etc.

Le 6 février 1856, Chartier est repris de sa sciatique dans le membre inférieur droit. Appelé auprès de lui, nous constatons l'état suivant : la station debout est impossible ; des élancements excessivement vifs sillonnent la partie supérieure et postérieure de la cuisse ; mais c'est surtout du genou que ces élancements partent avec une violence des plus intenses pour aller mourir à la malléole interne (névralgie descendante). Le malade prétend qu'il est impossible de s'imaginer les souffrances qu'il endure ; quand les élancements se modèrent, il ressent des crampes et des engourdissements dans toute la cuisse ; insomnie complète.

Chartier ne veut plus entendre parler de vésicatoires ni de frictions qui n'ont rien produit, dit-il, lors de sa première sciatique. Le malade étant dans l'impossibilité de se rendre chez nous, nous ordonnons un enveloppement du membre malade dans un drap humide.

(1) Observation tirée du *Traité des bains russes et orientaux* du docteur C. Lambert, p. 221.

Deux jours après, il y a un peu de calme. Chartier en profite pour se rendre, non pas sans de grands efforts et de violentes douleurs, à notre demeure pour y suivre un traitement hydrothérapique. Quatre séances seulement de sudations, suivies de la douche froide, ont suffi amplement pour ramener le calme dans l'économie et faire disparaître une sciatique qui, trois ans auparavant, avait résisté, pendant six semaines, à une médication très-active.

Aujourd'hui, 10 mars 1859, Chartier est bien portant et n'a pas eu de récidive (1).

Observation L.

Sciatique double aiguë. — Éruption à la peau au commencement de la guérison.

En 1844, M. G..., du faubourg Montmartre, depuis treize mois avait des douleurs sciatiques aux deux jambes, et surtout à la jambe gauche.

Il est resté dix-sept jours couché, ayant les jambes enveloppées de compresses. Dès le quinzième jour, des éruptions ont commencé à se développer sur les hanches et à la partie supérieure des cuisses. Pendant une période de deux mois et demi, elles ont envahi tous les membres inférieurs ; après deux mois de traitement, fait sans beaucoup de régularité, le malade marchait librement, ayant à peine de temps à autres quelques légers ressentiments de ses anciennes douleurs (1).

Observation LI.

Sciatique suraiguë. — Corps courbé en deux. — Affaiblissement général. — Atrophie. — Guérison par l'hydrothérapie.

M. D..., avoué près le tribunal de Vic (Meurthe), est âgé d'environ quarante-six ans, d'une bonne constitution et d'un tempérament sanguin ; grand amateur de la chasse, il se livre souvent à des courses fort longues pendant lesquelles il est fréquemment exposé aux intempéries de l'air. Le 1er ou le 15 septembre 1845, M. D... se rendit à la campagne où il occupa pendant quelques jours un appartement mal clos et humide, situé dans un moulin ; le 20 du même mois, par une journée chaude et en partant pour la chasse, il fut obligé de sauter un fossé large et profond ; dans cette circonstance il fut heureux de rencontrer le secours d'un arbre voisin, sans lequel il serait probablement tombé à la renverse ; néanmoins, il est bien certain de n'avoir ressenti alors aucune douleur ni aucune gêne. Il continua donc de marcher et arriva bientôt sur les bords d'un étang où il fit une petite station, puis il se remit en chasse. Mais à peine avait-il fait quelques pas qu'il fut tout à coup forcé de s'arrêter ; il avait ressenti à gauche, dans la région lombaire

(1) Observation du docteur Chautard (de Vendôme) publiée dans le journal le *Progrès*, t. III, p. 597.

(2) Observation tirée du *Traité de Baldou*, p. 91.

et dans la fesse, une douleur très-vive, qui rendait la marche extrêmement pénible. M. D... revint à grand'peine au gîte. La douleur,
toujours aussi vive, persista et gagna bientôt et successivement la
cuisse, la jambe et le pied gauche en suivant les divisions du nerf
sciatique. Sur l'avis d'un médecin, on fit d'abord sur la partie malade
des onctions avec un liniment ammoniacal et l'on administra des lavements émollients. Pas de soulagement : on applique un vaste emplâtre de poix de Bourgogne sur les régions lombaire et fessière ;
même résultat. Au bout de quelques jours, on lui substitue un emplâtre de jusquiame ; puis on applique des sangsues, des ventouses
scarifiées ; on place successivement sur le trajet du nerf des vésicatoires qui sont saupoudrés de morphine ; on administre la térébenthine
à l'intérieur ; on reprend les frictions ammoniacales, le tout sans
aucun avantage.

Néanmoins le malade, doué d'une rare énergie, n'interrompit pas
ses occupations et continua à recevoir ses clients ; mais aussi, sous
l'influence de la fatigue et vu l'inutilité des remèdes, il vit bientôt son
corps se courber de plus en plus sans qu'il lui fût possible de le re-
dresser, même en surmontant la douleur excitée par ses efforts. La
sensibilité générale devint exagérée ; le moindre mouvement, la plus
légère pression sur le membre malade ou sur la partie inférieure et
gauche du tronc produisaient une douleur aiguë ; enfin la maigreur
augmentait de jour en jour.

A une certaine époque de la maladie, quelques douleurs vagues s'étant
développées dans le bras droit, on pratiqua une saignée qui les fit
disparaître sans rien diminuer des premières. Peu après, suivant le
conseil d'un médecin de Metz, on appliqua des vésicatoires volants
placés de haut en bas sur le trajet du nerf sciatique : les douleurs
s'apaisèrent successivement aussi, au fur et à mesure des applications,
mais avant que le dernier emplâtre fût posé, elles reparurent dans la
partie supérieure et reprirent la même intensité qu'auparavant.

Enfin, après sept mois de souffrances aussi grandes et aussi durables,
une heureuse pensée conduisit M. D... à Nancy, où il prit conseil
de M. Simonin père. Cet honorable confrère engagea le malade à entrer chez moi et à se soumettre au traitement hydrothérapique : ce
qu'il fit le 28 mars 1846.

Outre les symptômes et les douleurs indiqués plus haut, j'observai
l'état suivant : maigreur extrême, traits habituellement contractés par
la souffrance ; le corps est littéralement plié en deux, et il a de plus
éprouvé une forte inclinaison sur la droite. La marche est pour ainsi
dire impossible. Le volume du membre malade présente une différence
de 3 centimètres en moins sur celui du membre sain ; le premier est
habituellement demi-fléchi ; mais l'un et l'autre sont en parfait rapport
de longueur. Il n'y a point de signe de paralysie. La pression sur le
trajet du nerf est toujours aussi douloureuse que par le passé ; une
légère percussion sur la région lombaire, à gauche, détermine aussi
de la douleur. Le décubitus sur le côté malade est impossible ; au reste
le malade souffre sans cesse et dans toutes les positions ; ces souffrances

sont très-visiblement accrues par les changements atmosphériques. Les digestions sont mauvaises, l'appétit très-médiocre : le malade est tourmenté par des borborygmes et la constipation. Après quelques exercices préliminaires et qui n'eurent d'autre but que de familiariser progressivement le malade aux effets du froid, M. D... fut soumis au traitement suivant : chaque jour, à quatre heures du matin, enveloppement dans les couvertures de laines, jusqu'à production de sueurs abondantes, immédiatement suivi de l'immersion dans l'eau froide (10 degrés centigrades). A onze heures du matin, douche en colonne ; durée cinq minutes ; à cinq heures du soir, idem. Durant le jour et la nuit le membre malade est entouré de compresses excitantes, c'est-à-dire de linges trempés dans l'eau froide, fortement exprimés et renouvelés seulement au moment des exercices.

Le régime alimentaire fut le suivant : au déjeuner, lait froid, pain et beurre ; au dîner et au souper, mets variés en viandes rôties et en végétaux. Pour boisson unique, eau froide en abondance.

Pendant les quinze premiers jours environ, pas de modification notablement avantageuse ; mais amélioration progressive de l'état général ; retour de l'appétit ; la maigreur semble moins grande et le teint a repris une certaine animation. A dater du 18 avril, il survint pendant la nuit, et à différentes reprises, des sueurs abondantes, visqueuses et odorantes ; ce fut en quelque sorte le signal d'un mieux progressif. Le tronc devint d'abord plus souple, la taille put être redressée sans trop de douleur, surtout après le repos de la nuit et au sortir du grand bain ; le malade disait qu'après cet exercice il se sentait toujours plus ferme, mieux appuyé et plus fort qu'à tout autre moment du jour.

La liberté des mouvements devint également plus grande dans la cuisse et dans la jambe, et l'on cessa d'entendre les plaintes vives qu'auparavant le malade laissait fréquemment échapper et qui témoignaient de la vivacité de ses souffrances. Enfin il put s'allonger aisément dans son lit et même se coucher sur le côté malade. La marche devint bientôt assez facile pour permettre au malade de faire plusieurs fois par jour quelques promenades dans le parc de l'établissement.

Pendant les dernières semaines de son séjour près de nous, M. D..., que des affaires pressantes rappelaient chez lui pour le 5 mai, fut deux fois par jour enveloppé dans des couvertures de laine. La douche du soir fut donc remplacée par cet exercice, qui comme celui du matin fut suivi du grand bain froid. De même aussitôt qu'il put aisément se courber, il ajouta à son traitement l'usage d'un bain de siége dans l'eau froide sans cesse renouvelée.

Le malade a quitté l'établissement le 5 mai 1846, après une résidence de trente-neuf jours ; son mal était dissipé, il n'éprouvait plus aucune douleur, et il n'accusait qu'une légère faiblesse dans la région lombaire gauche. La taille élevée avait repris sa rectitude naturelle ; les deux membres étaient égaux en volume, et la marche était aisée. Cependant la fatigue de la journée amenait encore vers le soir une légère flexion du tronc ; celle-ci se dissipa progressivement et rapidement sous l'influence de lotions à l'eau froide, que le malade, forcé d'interrompre son traitement, fit chez lui pendant quelque temps. Depuis cette époque, M. D... a continué à jouir de la plus parfaite santé et à se montrer l'un des plus ardents chasseurs de la contrée (1).

Enfin quelquefois il est bon de faire deux applications différentes dans la même journée, et l'on a recours alors à ce que l'on appelle le traitement combiné. C'est ce qui a eu lieu dans les faits suivants :

Observation LII.

Sciatique droite aiguë. — Guérison par l'hydrothérapie en quinze jours. — Maintenue depuis quatre ans.

Gillard (André), âgé de trente-neuf ans, maçon, faubourg Saint-Lubin, à Vendôme, est d'une bonne constitution ; il est habituellement bien portant et n'a jamais eu de rhumatisme.

Au mois d'octobre 1854, Gillard est pris d'une douleur qui occupe tout le membre inférieur droit ; cette douleur est assez intense pour causer de l'insomnie, de la claudication, et empêcher le malade de se baisser. Pendant neuf mois, cet homme se contente de faire des frictions avec des liniments de différentes sortes dont nous ne connaissons pas la composition, mais ce que nous savons, c'est qu'ils n'apportèrent aucun soulagement à la maladie.

Le 16 juillet 1855, Gillard vient nous consulter ; nous constatons qu'il lui est impossible de marcher sans boiter ; des élancements très-douloureux se font sentir principalement dans la hanche, dans la partie inférieure du mollet et dans les malléoles ; les élancements suivent la direction de la hanche au pied (névralgie descendante), les mouvements de flexion sont excessivement douloureux et occasionnent de l'insomnie, engourdissement dans toute la cuisse et dans la jambe.

Le traitement hydrothérapique est immédiatement commencé ; douche en pluie, douche mobile dirigée sur le membre malade ; cette première séance amène tout de suite une amélioration bien manifeste.

Le lendemain, sudation suivie de la douche d'eau froide révulsive.

Ce traitement, continué pendant quinze jours, amène une guérison tellement solide, qu'elle ne s'est pas démentie depuis bientôt quatre ans (2).

Observation LIII.

Névralgie sciatique gauche suraiguë, datant de six mois et rebelle à un grand nombre d'agents thérapeutiques. — Guérison en un mois par l'hydrothérapie.

Madame L..., gantière à Paris, âgée de quarante à quarante-cinq

(1) Observation publiée par le docteur Gillebert dans le *Journal des conn. méd.-chir.*, t. I, p. 294. 1848.

(2) Observation du docteur Chautard, *Progrès*, t. III, p. 602.

ans, commença à éprouver, vers la fin de juillet de l'année 1858, une douleur au niveau de l'origine du grand nerf sciatique gauche. Cette dame n'a point fait de chute ou reçu de coups sur la partie malade; elle habite, il est vrai, la rue Saint-Denis, mais l'appartement qu'elle occupe au troisième étage n'est point humide; elle n'a point été exposée au froid ni à la pluie, mais elle est obligée, dans l'intérêt de son commerce, de faire à pied de longues courses dans Paris. C'est à la fatigue occasionnée par ces courses qu'à défaut d'autre cause elle attribue le point de départ de son mal. Cette douleur, qui a toujours été en augmentant depuis sa naissance, se fait principalement sentir pendant la marche ou la station debout; elle diminue pendant la station assise ou le décubitus horizontal. Des fourmillements habituels parcourent toute l'étendue du membre inférieur gauche qui, lorsque la douleur s'exaspère, est en proie à des crampes très-vives et extrêmement pénibles; les spasmes se dissipent avec douleur, mais il reste, à la suite, un sentiment de fatigue et d'engourdissement qui persiste pendant plusieurs heures et qui prive madame L... de la libre disposition de sa jambe, et les variations atmosphériques ne paraissent pas avoir d'influence marquée sur l'apparition et l'intensité des douleurs. Pendant trois mois, madame L... prend son mal en patience, continue ses courses, et, empêchée par la multiplicité de ses affaires, ne songe nullement à porter remède à ses souffrances, espérant qu'elles disparaîtront d'elles-mêmes. Cependant les douleurs augmentent toujours, et, au mois de novembre, elles sont devenues si vives que madame L..., ne pouvant plus marcher qu'avec une peine infinie, se décida à se soigner. Elle consulte d'abord M. le docteur Chevallier qui lui ordonne des pilules dont elle ne connaît pas la composition; ces pilules, avalées pendant une quinzaine de jours, n'ont produit aucun résultat. — Un autre médecin, M. Matri, prescrit d'abord une application de dix sangsues sur le siége du mal, puis, les sangsues n'ayant amené aucun soulagement, un grand vésicatoire. Ce dernier moyen ne détermine qu'une amélioration très-éphémère. Il en est de même de quatre autres vésicatoires, un grand et trois petits, que la malade s'applique successivement d'après le conseil de M. le docteur Dondaine. La malade prend également sans succès des pilules de valériane et plusieurs purgatifs; enfin, pendant plus d'un mois, elle se laisse faire, sans profit, des applications de chloroforme et des frictions avec le baume opodeldoch.

Madame L..., désespérée, ne savait plus que faire ni à qui s'adresser, lorsque, ayant rencontré par hasard dans le monde M. Chr... qui, en 1856, fut traité et guéri en deux mois à Bellevue d'une double névralgie sciatique durant depuis neuf mois (voy. *Clinique hydrothérapique de Bellevue*, 1857, 3e fascicule, p. 15), celui-ci lui persuade de consulter M. Fleury.

Madame L. entre dans l'établissement vers la fin de janvier 1859. A cette époque, les douleurs sciatiques sont arrivées à leur maximum d'exaspération. L'engourdissement, les fourmillements, les crampes, les élancements le long du trajet du nerf sciatique, se succèdent presque sans relâche, si ce n'est la nuit où la patiente peut goûter quelques heures de sommeil. Madame L... marche avec une difficulté extrême, et, pour ainsi dire, pliée en deux comme une vieille femme tombée dans la décrépitude ; elle se plaint de douleurs violentes dans les reins. L'examen le plus attentif ne permet de découvrir aucune lésion matérielle, soit à l'extérieur du membre, soit à l'intérieur de la cavité abdominale ; la sensibilité et la motilité du membre n'ont, du reste, subi aucune altération appréciable.

Madame L... est soumise immédiatement au traitement hydrothérapique. Deux fois par jour, matin et soir, elle reçoit une douche générale en pluie et une douche générale en jet spécialement dirigée sur l'origine et le long du parcours du grand nerf sciatique gauche, le tout d'une durée d'une ou deux minutes environ. Il serait inutile et même fastidieux d'entrer dans tous les détails du traitement ; qu'il nous suffise de dire qu'au bout de quinze jours, madame L... n'éprouvait plus ses douleurs de reins, qu'elle s'était redressée, marchait d'un pas plus ferme, plus assuré, et avait senti avec joie les douleurs sciatiques, les élancements et les crampes diminuer notablement d'intensité. L'appétit est vif et le sommeil tranquille. Au bout d'un mois, les douleurs ont à peu près disparu et ne se font sentir encore que lorsque la malade fait une longue course. Madame L... se trouve si bien que, malgré nos conseils, elle quitte l'établissement vers la fin de février pour retourner à Paris où les soins de son commerce nécessitent sa présence. Elle ne ressent plus ses douleurs que lorsqu'elle s'est livrée à des courses à pied un peu trop prolongées. Pour se débarrasser de ce reste de sciatique, elle revient suivre encore pendant une quinzaine de jours le traitement hydrothérapique. Quelques sudations suivies de douches suffirent pour enlever le mal d'une manière complète, car, au moment où nous écrivons ces lignes (13 mai 1859), les douleurs n'ont pas reparu ; madame L... a repris ses courses qui n'ont plus pour elle les inconvénients d'autrefois ; elle jouit d'une santé parfaite (1).

Observation LIV.

Sciatique gauche.

M. B..., âgé de quarante-huit ans, conducteur de trains.

Fièvre intermittente (type tierce) à l'âge de quinze ans. Vin blanc au quinquina, plus d'accès.

Pas d'autres maladies.

Constitution robuste, athlétique.

Dans la nuit du 17 au 18 avril 1867, à la suite d'une course faite pour rattraper un train (course de 2 kil. 1/2 en 11 minutes) entre minuit et une heure, convulsions cloniques fibrillaires de certains muscles de la cuisse, crampes dans les jambes.

(1) *Clinique hydrothérapique de Bellevue*, journal *le Progrès*, année 1859.

Douleur suivant le trajet du sciatique. Le malade boite et met 25 minutes pour faire un trajet de 5 minutes.

Impossibilité de faire son service.

Le malade se couche et reste alité vingt-six jours. En six jours, le membre diminue de 7 centimètres. Le docteur B... ordonne douze sangsues à la fesse; quatre jours après, vingt-quatre sangsues. Bains alcalins. Vingt-six jours après, le malade marche avec des béquilles.

La souffrance, un peu diminuée, l'empêche encore néanmoins de dormir.

Frictions au baume opodeldoch pendant quinze jours.

Le docteur B... conseille l'hydrothérapie. Le malade venait d'Evreux chaque jour, il boitait et s'aidait d'une canne pour marcher.

Douches écossaises sur la cuisse malade, deux fois par jour.

Amélioration marquée au bout de vingt jours. Le malade marche sans canne.

Ce traitement, commencé à la mi-juin, est continué pendant près de six semaines.

Le malade ne boite plus et reprend son service le 12 juin 1867.

L'atrophie musculaire a disparu, le volume du membre malade est presque égal à celui de l'autre.

Le malade, jusqu'au 10 juillet 1868, ne ressent que quelques douleurs vagues, dont il ne tient aucun compte.

Il porte, d'après l'avis du docteur Beni-Barde, de la flanelle et des caleçons de laine.

Le 11, sans cause connue, douleurs assez vives qui, bientôt, forcent le malade à garder le lit pendant un mois.

Purgatif, douze sangsues.

Le 10 août, le malade revient suivre le traitement hydrothérapique.

Les premiers jours, douches écossaises.

Le 25 août, l'enveloppement est commencé, suivi de douches en pluie et de douches en jet. Le soir, douche écossaise.

Au bout d'une quinzaine de jours, le malade quitte sa canne et ne boite plus.

Le 10 septembre, douche tonique deux fois par jour.

Au bout d'une promenade de trois quarts d'heure, le malade sent seulement un peu de faiblesse dans le membre malade; santé parfaite d'ailleurs.

OBSERVATION LV.

Sciatique simple suraiguë. — Courbure antéro-postérieure complète. — Guérison.

Madame Remy, de Clamart (Issy), adressée par le docteur Hubert, le 28 juillet 1864. — Elle est atteinte d'une sciatique double, remarquable par la distribution symétrique des points douloureux sur les deux membres (fessier. — partie supérieure), et point poplité.

Malade depuis environ un an, malgré tous les traitements employés vésicatoires, térébenthine, etc.), aucun soulagement n'avait été obtenu; elle en était arrivée à se courber en deux pour faciliter la marche, très-pénible et seulement possible dans cette position, et encore était-elle soutenue par deux personnes (une demi-heure pour vingt-cinq pas). En dehors de cela, aucune diathèse ni affection des organes du bassin.

La cause probable est attribuée à l'humidité, car elle dirigeait un établissement de blanchisserie.

Le traitement a consisté en sudations, suivies de douches froides, douches toniques, le matin, et de douches froides le soir.—L'amélioration se fit sentir promptement et graduellement, et, au bout d'un mois et demi, la guérison fut complète.

Cette personne a été revue plus tard marchant comme si aucune douleur n'avait jamais existé (1).

2° *Sciatiques simples chroniques*. — Les éléments hydrothérapiques qui doivent être appliqués sont variables.

Voici des faits de guérison par étuve sèche suivie de douche tonique :

OBSERVATION LVI.

Névralgie sciatique, simple, chronique, avec quelques douleurs par intervalle et affaiblissement musculaire manifeste à droite. — Datant de six mois.— Quatre semaines de traitement. — Guérison.

M. M..., notaire, près de Saint-Denis (arrondissement de Libourne), est âgé de trente ans. Tempérament lymphatique sanguin, constitution moyenne.

Ce malade est atteint depuis six mois d'une névralgie sciatique siégeant à droite. L'affection s'est présentée, dès le début, sous la forme subaiguë ; aussi les traitements employés n'ont-ils pas été bien énergiques, et aujourd'hui le mal a pris un certain degré de gravité fâcheuse.

Depuis l'apparition de la névralgie, il n'y a jamais eu d'interruption proprement dite. Les moyens employés ont consisté dans l'application de ventouses sèches sur les foyers douloureux, et dans l'emploi de quelques liniments opiacés et térébentinés. Le mal, chaque fois qu'on a eu recours à ces agents, a paru céder momentanément, mais pour revenir encore plus violent.

A mesure que l'affection était plus éloignée du début, l'action musculaire diminuait singulièrement. Aujourd'hui, M. M... peut à peine faire une trentaine de pas, en s'appuyant fortement sur une canne. La nuit, il ne peut reposer qu'à la condition de se coucher sur le côté malade. Dans la position opposée, ou dans le décubitus dorsal, il souffre et ne peut dormir.

(1) Observation communiquée par le docteur Beni-Barde.

Les points douloureux sont : 1° aux deux malléoles ; 2° au condyle externe du fémur et à l'épine iliaque postérieure et supérieure.

M. M...·n'a jamais eu de douleurs rhumatismales. Il n'est ni replet ni très-sanguin. En outre, il ne peut consacrer que quatre à cinq semaines à son traitement. En conséquence, et sans procéder par les moyens préliminaires usuels, nous débutons d'emblée par un traitement révulsif très-énergique.

Etuve sèche à 70 degrés pendant douze minutes, suivie d'une douche générale en pluie moyenne, et d'une forte douche en jet promenée sur tout le corps, et particulièrement sur le membre malade pendant deux minutes.

Ce traitement est répété matin et soir. A la quatrième séance, c'est-à-dire à la fin du second jour, M. M... fait une course à pied de cinq heures ; il boite à peine et ne se sert plus de canne.

Au huitième jour du traitement, l'affection a totalement disparu. M. M... continue encore pendant trois semaines.

Nous l'avons revu six mois plus tard, et la guérison avait persisté (2).

La guérison, dans les deux faits suivants, a été obtenue par l'emmaillottement humide.

OBSERVATION LVII.

Douleur sciatique datant de huit mois, guérie en six heures. — Contracture du membre malade.

M. Maigrot, tempérament sanguin, nerveux, trente-deux ans, employé aux fortifications de Paris est entré le 23 janvier 1843, au château de l'Arcade, portant une sciatique qui occupait la jambe droite depuis la hanche jusqu'au talon.

Cette sciatique, qui avait commencé dans le mois d'avril 1842, avait résisté à la saison d'été, aux saignées, vésicatoires, emplâtres, etc., ordonnés au malade par des médecins habiles ; vers le mois de novembre, elle s'était encore exaspérée, et occasionnait des douleurs atroces surtout dans la nuit, que le malade était obligé de passer sur une simple couverture étendue sur le parquet : la jambe ne pouvant se plier, le malade se trouvait condamné à être toujours debout ou couché, et ne pouvait s'habiller qu'avec le secours d'un aide.

Le malade porte sur la figure le cachet de vives souffrances ; ses yeux sont enfoncés dans leurs orbites, leur muqueuse est injectée et fiévreuse, la peau est sèche, le pouls est tendu mais peu accéléré.

Le 23, à quatre heures du soir, le malade est enveloppé dans une couverture de laine, la jambe couverte de serviettes mouillées ; en se couchant sur son lit, il pousse des cris et des gémissements qui donnent la mesure de l'intensité de ses douleurs. Au bout de quatre

(1) *Archives d'hydrologie* (Mémoire du docteur Delmas), 1862.

heures, la sueur est encore très-peu prononcée, mais le malade commençant à être fatigué, je le fais développer pour lui donner une lotion. Ici survient un embarras : le malade ne peut s'asseoir dans la baignoire ; force est de le lotionner debout avec des serviettes trempées dans l'eau à 16 degrés.

Après qu'il a été essuyé avec soin et mis au lit, cette fois avec des douleurs moins vives, j'applique moi-même sur toute la jambe souffrante des compresses mouillées, recouvertes de compresses sèches; il prend un potage et s'endort immédiatement.

Le 23, à quatre heures du matin, le malade n'a fait qu'un somme; il est enveloppé comme la veille, et dit que la sueur s'est déclarée ; il entre dans une baignoire, où il peut s'asseoir sans douleur sur un tabouret pour recevoir une affusion à 12 degrés, après laquelle il se recouche, et on lui applique des compresses.

Le soir, même opération faite sans aucune douleur,

Du 24 au 30, jour de la sortie du malade, les douleurs n'ont plus reparu ; une sorte de tension, qui va en diminuant, les remplace pendant les quatre premiers jours. Il prend des bains entiers à 3 et 5 degrés (température naturelle), des douches à colonnes. Il paraît on ne peut plus joyeux.

Remarquez :

1° Je n'ai point eu affaire ici à ces affections invétérées qui, datant de dix à vingt ans, ont modifié profondément l'organisme ; aussi les effets du traitement ont-ils été immédiats, et pourtant la maladie n'existait pas de la veille, elle datait déjà de huit mois, et avait résisté aux traitements ordinairement employés dans ces sortes d'affections ;

2° Il est positif que quelque moyen thérapeutique qu'on eût employé, on n'aurait pas obtenu des effets aussi immédiats ; je puis dire qu'il est probable que les moyens de la thérapeutique ordinaire, déjà employés sans succès, n'auraient pas été plus heureux par la suite, puisque jusque-là ils n'avaient pu empêcher la maladie d'aller toujours en empirant. J'ai eu des nouvelles de ce malade un an et demi après son traitement, et j'ai su qu'il n'avait cessé de jouir d'une bonne santé.

On a déjà remarqué que, lorsqu'une partie est le siége d'une douleur forte, je la fais couvrir pendant l'enveloppement de compresses mouillées qui ont une action sédative locale. Je préfère agir ainsi que d'envelopper tout le corps dans un drap mouillé, réservant celui-ci pour les cas où il est nécessité par l'état général du malade (1).

OBSERVATION LVIII.

Douleur sciatique guérie en six jours chez une femme de soixante ans.

La mère Avigny, femme du garde champêtre des Prés-Saint-Gervais, âgée de soixante ans, tempérament sanguin, bien conservée pour son âge, est tourmentée depuis un mois par une douleur sciatique

(1) Observation tirée du *Traité de Baldou*, p. 82.

occupant la hanche, la cuisse et le mollet du côté droit. Les nuits sont sans sommeil, l'appétit est nul, l'anxiété grande, peu de fièvre le jour. Quelques années avant, elle avait éprouvé à la même jambe une première atteinte qui l'avait retenue trois mois dans un hospice de Paris.

Traitement. — J'ordonne, l'enveloppement dans la laine, la jambe couverte de compresses mouillées, une heure et demie de sueur, l'affusion à 15 degrés une fois par jour, et après les bains l'enveloppement continu de la jambe malade dans des linges humides recouverts de linges secs.

Trois jours après, je vais voir le malade. Ses douleurs étaient bien moindres ; elle dormait la nuit, et avait recouvré en partie son appétit. Elle avait sué et pris ses affusions exactement, mais n'ayant pas su envelopper sa jambe avec les compresses, elle avait négligé cette partie de son traitement.

Le sixième jour, il n'existe plus de douleurs; la malade éprouve seulement de la roideur dans la marche ; elle continue son traitement encore huit jours, après quoi elle ne pense plus à sa sciatique.

Remarquez :

1° Bien que l'affection n'eût pas une origine aussi ancienne que celle dont il est question dans l'observation précédente, elle a pourtant résisté plus longtemps, ce que l'on doit attribuer à l'âge avancé de la malade, et surtout à la non-application des compresses humides, qui devraient prendre ici le nom de *calmantes*.

2° A la première atteinte qu'avait éprouvée la malade, les traitements appliqués dans un hospice, à Paris, ont dû lutter pendant trois mois pour vaincre le mal ; nos moyens thérapeutiques appliqués à domicile, c'est-à-dire mal appliqués, l'ont emporté dans six jours (1).

Les deux faits qui suivent montrent l'efficacité des bains russes tels que Lambert les donnait contre les sciatiques chroniques.

OBSERVATION LIX.

Sciatique chronique.

M. le vicomte du Bouchage, pair de France, souffrait depuis plusieurs années de douleurs rhumatismales et nerveuses. En 1833, de violentes douleurs de sciatique se firent sentir ; les sangsues, les vésicatoires, l'application de préparations de morphine, furent successivement employés pendant près d'un an sans que le malade éprouvât d'amélioration sensible. Au mois de juillet 1834, le malade vint prendre les bains russes, et les suivit avec beaucoup d'exactitude. La première série de bains, pris à une température assez faible, ne détermina pas de grands changements dans la maladie. Du calme dans les

(1) Observation tirée du *Traité de Baldou*, p. 85.

douleurs, un repos plus tranquille, avaient été les seuls résultats obtenus, lorsque, vers le trentième bain, il survint une crise assez forte qui céda bientôt aux douches de vapeur. Dès cette époque, le malade prit ses bains à une haute température ; plusieurs petites crises d'augmentation ou de déplacement de la douleur survinrent et ne tardèrent pas à obtenir la guérison radicale vers le quarantième bain. Peu de temps après la disparition des douleurs, le malade fit un assez long voyage au commencement de l'hiver de 1834, sans que la sciatique ait reparu depuis plus d'une année (1).

Observation LX.

Sciatique chronique.

M. Auguste Masse, tempérament sanguin, âgé de cinquante ans, éprouvait depuis cinq ans des douleurs plus ou moins aiguës dans tout le trajet du nerf sciatique. Malgré les fumigations sèches, les frictions laudanisées et avec le baume opodeldoch, les douleurs devinrent tellement vives que le malade fut obligé de garder le lit pendant cinq mois. Après avoir encore essayé plusieurs douches de vapeur et vingt fumigations aromatiques, le malade, n'éprouvant aucun soulagement, se fit transporter aux bains russes, supportant avec beaucoup de peine la voiture et marchant avec des béquilles, sans pouvoir étendre la jambe. Après les premiers bains, la douleur avait augmenté d'intensité ; mais au huitième, le malade marchait sans bâton, pouvait s'asseoir sans douleur et étendre la jambe avec moins de difficulté. Le massage et les frictions furent surtout pratiqués, pendant le bain, tout le long de la cuisse et de la jambe douloureuse. Le malade continua ses bains jusqu'à trente : au mois d'août 1833, la guérison fut complète, car depuis cette époque la sciatique n'a pas reparu (2).

Les quatre observations suivantes montrent que les applications froides peuvent suffire, dans certains cas, pour tout traitement des sciatiques chroniques.

Observation LXI.

Névralgie sciatique ancienne et rebelle. — Guérison en deux mois par l'hydrothérapie.

Le docteur M..., chirurgien sous-aide-major à l'hôpital militaire du Gros-Caillou, est âgé de trente ans et d'un tempérament lymphatique. Son père et son oncle paternel ont été sujets à des affections rhumatismales.

(1) Observation tirée du *Traité des bains russes et orientaux* du docteur C. Lambert, p. 223.
(2) Observation tirée du *Traité des bains russes et orientaux*, du docteur C. Lambert, p. 222.

Au mois de décembre 1848, M. M... fut atteint à Metz, et pour la première fois, d'une névralgie sciatique du côté droit, caractérisée par les symptômes suivants : douleur lancinante, exaspérée par la station debout et la marche, et se faisant sentir : 1° au niveau du grand trochanter et de l'ischion ; 2° vers l'épine iliaque supérieure et postérieure ; 3° au niveau de la tête du péroné ; 4° sur le dos du pied.

La marche étant impossible et le malade ne pouvant rester que couché ou assis, il se décide à entrer à l'hôpital militaire de Metz, où on le soumit à un traitement antiphlogistique assez rigoureux (*saignées de 500 grammes ; cinquante sangsues appliquées en deux fois entre l'ischion et le grand trochanter ; ventouses scarifiées sur le même point ; tous les jours, un bain tiède de deux heures*), qui ne produit pas d'amélioration notable ; deux larges vésicatoires volants sont alors appliqués entre l'ischion et le grand trochanter, et un troisième sur le dos du pied. On ajoute à ces moyens l'administration, à l'intérieur, de la térébenthine à la dose de 4 grammes par jour. Ce médicament est continué pendant vingt-cinq jours. La guérison n'a lieu que le 20 janvier 1849, après plus de cinq semaines de vives souffrances.

Cette première attaque de névralgie laisse après elle, dans le membre inférieur droit, une grande faiblesse musculaire qui rend la marche pénible et fatigante.

Dans les premiers jours du mois d'août 1849, la névralgie reparaît avec une grande violence ; la douleur est plutôt obtuse que lancinante ; elle occupe les mêmes points que dans l'attaque précédente ; *il n'existe ni engourdissements ni fourmillements.*

M. M... rentre à l'hôpital militaire de Metz le 13 août ; pendant quinze jours, on lui fait prendre tous les deux jours un bain prolongé. A la fin d'août, on pratique la cautérisation transcurrente au niveau des troisième et quatrième espaces métatarsiens droits, et chaque matin, pendant vingt jours, on sillonne avec le fer rouge toute la hanche et la partie externe de la cuisse ; *quatre cents raies de feu sont ainsi pratiquées* (!) ; enfin trois moxas sont posés au niveau des trous sacrés.

Peu de temps après l'application de ce dernier moyen, il se manifeste pour la première fois, dans la jambe droite, une sensation de *fourmillement* et d'*engourdissement* qui ne dépasse pas la tête du péroné et n'atteint pas la cuisse ; cette sensation est accompagnée d'un léger *refroidissement*. Ces phénomènes présentent cela de particulier, que le malade ne les ressent que lorsqu'il est debout, qu'il marche ou qu'il est couché horizontalement sur le dos ou le ventre, les jambes étendues ; la douleur, l'engourdissement et le fourmillement disparaissent, au contraire, lorsqu'il est assis ou couché dans son lit et plié sur le côté droit.

Six vésicatoires volants sont appliqués successivement sur la hanche, au niveau du grand trochanter, deux à la tête du péroné, deux au-dessus de la malléole externe et un sur le dos du pied. La térébenthine est de nouveau administrée, pendant un mois, à la dose de 4 grammes par jour. Le malade prend un grand nombre de bains simples d'abord, sulfureux ensuite; on pratique des frictions belladonées sur la fesse droite.

Malgré ce traitement si énergique, il ne se manifeste aucune amélioration, et le malade se décide à quitter Metz pour venir à Paris et entrer à l'hôpital militaire du Gros-Caillou.

Là M. M... est soumis pendant trois mois, deux fois par semaine, à l'usage des bains et des douches de vapeurs; l'iodure de potassium est administré pendant deux mois et demi à doses progressives, depuis 0,5 jusqu'à 4 grammes par jour (1).

La maladie résiste à ce nouveau traitement, et, ne sachant plus à quel moyen recourir, M. le docteur Larrey conseille au patient de suivre un traitement hydrothérapique, et de s'adresser à cet effet à M. le docteur Fleury.

Le 12 mars 1850, le malade vient à Bellevue, et l'on constate l'état suivant :

Points douloureux : 1° entre le grand trochanter et l'ischion ; 2° au pli de l'aine, au niveau de la cavité cotyloïde; 3° à l'attache supérieure du long péronier latéral et dans la masse du jumeau externe ; 4° le long de la branche musculo-cutanée du nerf poplité externe, la douleur occupant la partie antéro-externe de la jambe, la malléole externe et le dos du pied. Le fourmillement, l'engourdissement sont continus et exaspérés, comme on l'a dit précédemment, par la marche, la station debout, le décubitus dorsal ou abdominal, les jambes étant étendues ; le malade ne peut se tenir debout ou marcher pendant plus de quatre ou cinq minutes sans éprouver des douleurs très-vives et une faiblesse dans le membre qui suffirait seule pour l'obliger à s'asseoir.

Le traitement hydrothérapique est commencé le 13 mars et fort bien supporté.

Les premières séances déterminent une légère exacerbation de tous les phénomènes morbides, et spécialement des douleurs et des fourmillements , mais, à partir du 23 mars, il se manifeste, au contraire, un soulagement et une amélioration qui dès lors vont chaque jour en augmentant.

Le 10 avril, toutes les douleurs spontanées ont disparu, à l'exception de celles qui ont leur siége vers la tête du péroné et dans la masse externe du mollet; celles-ci se font encore sentir, mais elles sont beaucoup moins vives qu'auparavant. L'engourdissement, le fourmillement, la faiblesse ont beaucoup diminué; la marche est beaucoup plus facile et moins douloureuse; le malade fait, après ses douches, de longues promenades.

Le 20 avril, il n'existe plus aucune douleur ; l'engourdissement et le fourmillement ont complétement disparu ; M. M... fait une promenade de deux heures sans être fatigué. Les mouvements du membre inférieur sont faciles et libres dans tous les sens ; la station debout, longtemps prolongée, produit seule encore un peu de faiblesse et de roideur.

Le 11 mai, c'est-à-dire après deux mois de traitement, M. M...
quitte Bellevue complétement guéri.

En 1856, la guérison ne s'était pas démentie (1).

OBSERVATION LXII.

Sciatique droite datant de sept ans. — Guérison par le traitement hydrothérapique en trois mois.

Madame G..., habitant Meudon, âgée de cinquante ans, d'une constitution robuste, d'un tempérament sanguin, a éprouvé pour la première fois, en 1837, des douleurs névralgiques dans le membre inférieur droit ; l'accès a été combattu avec succès par la méthode endermique.

En 1838, 1839 et 1840, la maladie s'est reproduite plusieurs fois cette année, et a toujours été traitée par les vésicatoires volants simples ou saupoudrés d'acétate de morphine. Dans l'intervalle des accès, la malade n'éprouvait aucune douleur.

En 1840, au mois de mars, un violent accès eut lieu, et les moyens jusqu'alors efficaces eurent pour effet de diminuer les douleurs, mais non de les faire disparaître. Depuis cette époque, des douleurs spontanées, continues, se sont constamment fait sentir dans le membre pelvien droit ; elles sont exaspérées par les mouvements et par la chaleur du lit. Très-fréquemment, plusieurs fois par mois, elles acquièrent une grande violence, et la malade éprouve alors un *accès* qui se prolonge pendant plusieurs jours.

Cet état de choses a duré sept années, pendant lesquelles tous les moyens connus ont été mis en usage : à l'extérieur, méthode endermique, vésicatoires volants nombreux, cautères volants avec la pommade caustique et la poudre de Vienne, liniments de toutes sortes (ammoniaque, baume de Fioraventi, opodeldoch, essence de térébenthine, etc.), applications de sangsues, de ventouses sèches et scarifiées, etc. ; à l'intérieur, sulfate de quinine, pilules de Méglin, ferrugineux, valérianate de zinc, térébenthine, opiacés.

Malgré toutes ces médications, la maladie ne fait que s'aggraver : les douleurs sont de plus en plus violentes et continues, les accès se rapprochent, la marche est très-difficile, et le membre est totalement atrophié.

Le 8 avril 1847, madame G... commence le traitement hydrothérapique.

Le 8 mai, les premières douches ont exaspéré les douleurs, et la malade, effrayée de ce résultat, a été sur le point de cesser le traitement. Au bout de huit jours, l'effet contraire s'est manifesté, et dès lors l'amélioration a fait d'incessants progrès. Les douleurs sont moins continues et moins vives, surtout pendant la nuit ; depuis quinze

(1) Observation rédigée par M. le docteur M..., médecin militaire (*Traité d'hydrothérapie* du docteur Fleury).

jours, il n'y a pas eu d'accès violents. La malade, qui ne faisait le trajet de Meudon à Bellevue que très-péniblement et appuyée sur une canne, marche beaucoup plus facilement.

Le 8 juin, pas d'accès; douleurs spontanées, irrégulières et faibles, la marche est facile, le volume du membre a augmenté; l'état général s'améliore quant au teint, à l'appétit et aux forces.

Le 8 juillet, la guérison est complète et la santé aussi satisfaisante que possible (1).

Observation LXIII.

Sciatique simple guérie par des compresses mouillées.

Le 17 septembre 1847, le nommé C..., âgé d'une quarantaine d'années, de forte constitution, fut pris, à la suite d'un voyage pendant lequel il éprouva un très-mauvais temps, d'une douleur très-vive suivant le trajet du nerf sciatique et depuis la fesse jusqu'au pied.

Le 21, les douleurs étant devenues intolérables, le malade me fait appeler et me dit qu'il lui semble qu'un chien le ronge et qu'il éprouve de temps en temps des fusées qui, partant de la fesse, vont se terminer au cou-de-pied. Le pouls est fort et fréquent. —Quinze sangsues furent appliquées sur la fesse; 30 grammes de sirop diacode le soir.

Le 22, même état, pas de sommeil. — Encore dix sangsues.

Le 23, la douleur, qui avait diminué après la seconde application de sangsues, est devenue aussi violente qu'auparavant. — Liniment calmant térébenthiné; 30 grammes de sirop thébaïque le soir.

Le 26, après avoir été moins vive pendant deux jours, la douleur a repris toute son intensité. — Large vésicatoire sur la région fessière. Le malade n'a pas appliqué deux autres emplâtres qui lui avaient été prescrits au jarret et au pied.

Pendant la journée du 27 et du 28, la douleur a notablement diminué; mais le 29 au matin, elle reparaît, au dire du malade, plus forte que jamais. Le vésicatoire est à peu près sec. Je me décide à essayer de l'eau froide. Une serviette très-épaisse, pliée en deux dans le sens de la longueur, est trempée dans de l'eau de puits qui vient d'être tirée; je la tords modérément, puis je l'applique brusquement sur la hanche et la cuisse que j'enveloppe de mon mieux. Le malade éprouve, au moment de l'application du linge mouillé, une très-désagréable secousse, mais la douleur cesse comme par enchantement. Je recommande de retremper la serviette dès qu'elle sera bien réchauffée.

Le 30, le malade a parfaitement dormi; la douleur a reparu deux ou trois fois lorsqu'on a laissé la serviette trop longtemps; mais elle a disparu de nouveau après une nouvelle application.

Le 1er octobre, plus de douleurs; comme précaution, je conseille de continuer pendant deux ou trois jours encore l'usage de la serviette mouillée (2).

(1) *Traité d'hydrothérapie* du docteur Louis Fleury, 1856.
(2) Observation du docteur Andrieux, de Brioude (*Gazette des hôpitaux*, 1862, 16 janvier).

Observation LXIV.

Névralgie sciatique rebelle, guérie par les frictions d'eau froide.

Les médecins ne cherchent pas assez à emprunter à l'hydrothérapie certaines pratiques qui ne réclament ni appareil coûteux, ni grands
préparatifs, et qui cependant pourraient rendre de si grands services.
Nous citerons seulement les frictions avec une éponge trempée dans
l'eau froide, le drap mouillé, les compresses froides, le bain de siége
froid, etc. Voici, par exemple, une névralgie sciatique qui durait
depuis deux mois et demi, qui avait résisté à tous les moyens mis en
usage en pareilles circonstances, ventouses sèches, ventouses scarifiées, vésicatoires, frictions térébenthinacées, fumigations. Le malade,
âgé de quarante-sept ans, l'avait contractée à la suite de l'exposition
à l'humidité. La cautérisation de l'antitragus n'amena qu'une amélioration passagère; enfin les douleurs allaient en augmentant; l'inappétence était complète, l'amaigrissement considérable, le tronc presque
fléchi à angle droit sur le bassin; impossibilité de trouver une position; nuits sans sommeil; amaigrissement et diminution de température de tout le membre malade. Le 30 décembre, M. Collin se décida
à faire des frictions froides sur tout le corps, en appuyant principalement sur le trajet du nerf sciatique, le malade étant placé debout dans
un baquet vide, avec une forte éponge trempée dans l'eau froide.
Amélioration immédiate. Les frictions furent continuées deux fois par
jour. Le 31 décembre, le malade faisait quelques tours dans sa
chambre, appuyé ou s'appuyant sur les meubles. Le 3 janvier, les
douleurs étaient presque nulles. Les frictions furent continuées jusqu'au 25 janvier, avec quelques interruptions et sans autre inconvénient qu'un peu d'enrouement pendant quelques jours. Dès le 15 janvier, la guérison pouvait être considérée comme complète, et elle ne
s'est pas démentie depuis (1).

Observation LXV.

Névralgie sciatique gauche. — Guérison par les frictions d'eau froide.

M. X..., chapelier, âgé de quarante-sept ans, tempérament bi-
lioso-sanguin, a, depuis plusieurs mois, été sujet à des affections rhumatismales.

Le 18 octobre 1855, à la suite d'une journée passée aux vignes
par un temps très-humide, M. X... fut atteint d'une névralgie sciatique du côté gauche, s'irradiant dans tout le parcours du nerf et ayant
son summum d'intensité au niveau du grand trochanter, à la partie
moyenne de la cuisse et au niveau de la tête du péroné. Appelé dès
le lendemain, j'employai successivement, jusqu'au 3 décembre, tous

(1) *Moniteur des hôpitaux*, extrait du *Journ. des conn. méd.-chir.*, 1856,
p. 655.

les moyens mis en usage en pareille circonstance : ventouses sèches, ventouses scarifiées, vésicatoires, frictions térébenthinées, fumigations, et le tout sans résultat autre que de légères améliorations qui n'eurent que quelques heures de durée.

3 décembre, les douleurs continuent avec la même violence; M. X... passe ses journées et ses nuits appuyé sur les genoux et les coudes, seule position dans laquelle il lui semble que les douleurs sont plus supportables; impossibilité absolue de s'appuyer sur la fesse du côté malade; lorsqu'il veut essayer de faire un pas en s'appuyant sur les meubles, le tronc est fortement fléchi et les douleurs sont atroces. M. X... est complétement désespéré en voyant l'inefficacité de tous les moyens employés pour sa guérison.

A bout de ressources et me rappelant ce que j'avais vu en Corse, fort, du reste, des expériences de M. Malgaigne, je propose la cautérisation de l'oreille, qui est acceptée avec plaisir, et je procède immédiatement à cette petite opération, à l'aide de la tête d'un clou fixé dans un morceau de bois.

Quelques instants après la cautérisation de l'anthélix, M. X... m'assura être mieux, et chose étrange, il peut se placer sur un siége sans trop de douleur.

Le 4, le malade croit à une guérison prochaine. La nuit a été bonne et le sommeil interrompu seulement par des douleurs très-supportables.

Le 5, le mieux se maintient; M. X... s'est réveillé à minuit; le membre malade était froid; une douleur assez vive se faisait sentir; mais vers une heure il s'est rendormi jusqu'au matin.

Le 6, les douleurs ont reparu avec leur première intensité; la nuit a été fort mauvaise et le malade attribue ce surcroît de douleurs à un travail forcé qu'il a fait dans la position debout, tout en tenant sa jambe fléchie sur une chaise.

Jusqu'au 30, les douleurs n'ont fait qu'aller en augmentant, et la position du malade, affaibli par les souffrances antérieures, est bien plus insupportable qu'avant la cautérisation de l'oreille.

J'étudiais alors avec grand soin la médication par l'eau froide; souvent j'avais pensé à ce traitement pour mon malade, mais manquant des appareils nécessaires j'étais arrêté à la lecture de ces quelques lignes par lesquelles M. Fleury termine son bien estimable travail sur cette matière : « L'hydrothérapie exige impérieusement une application complète, méthodique, faite par des mains intelligentes et exercées, et en lui substituant, à l'exemple de plusieurs médecins, des lotions, des immersions, des affusions, on ne fait que la parodier et la compromettre. »

Il fallait cependant agir. L'inappétence était complète, l'amaigrissement considérable, le tronc presque fléchi à l'angle droit sur le bassin; des douleurs continuelles arrachaient des pleurs et des cris au malade; impossibilité de trouver une position; nuits sans sommeil; amaigrissement et diminution de température de tout le membre malade.

Alors, séance tenante, je fis chauffer un appartement à 16 degrés.
M X... fut placé debout dans un baquet vide, et puis, à l'aide d'une
forte éponge trempée dans l'eau froide, je fis rapidement, et sur toute
la surface du corps, de fortes frictions pendant une minute, en appuyant
surtout sur le trajet du nerf sciatique gauche. Immédiatement après,
M. X... fut parfaitement essuyé avec des linges froids, et une fois
habillé, je lui fis faire environ dix ou douze pas, porté plutôt qu'appuyé
sur les bras de deux amis. La réaction s'opéra assez bien, et, chose
merveilleuse et que je n'oserais dire si déjà des faits bien plus sur-
prenants n'avaient été cités par M. Fleury, un quart d'heure après
cette friction M. X... put se reposer sans beaucoup de douleur sur
le côté malade, ce qu'il n'avait pu faire depuis le début de sa maladie,
si ce n'est pendant les deux jours qui suivirent la cautérisation de
l'oreille.

Désireux de suivre ce traitement, je prévins le malade que je ferais
moi-même les frictions deux fois par jour.

Le 31, la nuit a été bonne, M. X... a pu dormir; trois fois des
douleurs lancinantes l'ont éveillé, mais elles ont été de courte durée;
la cuisse et la jambe ont été moins froides que les nuits précédentes.
Nouvelle friction le matin, et après laquelle le malade fait quelques
tours dans sa chambre, en s'appuyant sur les meubles. Après la friction du soir, M. X... veut absolument sortir tellement il est content,
et à l'aide des bras d'un ami et de sa canne, il peut faire environ
200 mètres. La réaction est parfaite.

1er janvier, 8 heures du soir. Forcé de m'absenter, je n'ai pu faire
moi-même les frictions à M. X..., qui a dû demander ce service à
une personne étrangère ; je le trouve plus enroué et plus souffrant que
la veille ; je l'assure que cette légère indisposition tient très-proba-
blement à ce que l'on n'a pas apporté à ses frictions tout le soin nécessaire, mais que je suis convaincu que la séance du lendemain l'en
débarrassera complétement.

Le 2, la nuit a été moins bonne que les deux précédentes, l'enrouement est accompagné d'un peu de toux. Deux frictions d'une minute chacune, suivies de promenades ; réaction complète. M. X..., qui
ne se rappelle pas avoir transpiré de sa vie, à moins d'un travail forcé,
est obligé de changer de chemise après chaque promenade.

Le 3, disparition complète de l'enrouement ; les douleurs sont
presque nulles, le tronc commence à se redressser, le facies reprend
des couleurs, la gaieté revient avec l'espérance d'une prompte guérison.

Le 5, forcé de m'absenter de nouveau, M. X... n'a pas voulu, hier,
se laisser faire de frictions, dans la crainte qu'elles ne fussent mal
faites, et il me dit avoir bien plus souffert que les autres nuits.
Même traitement.

Le 6, M. X... n'a ressenti qu'un peu d'engourdissement; la température du côté malade est la même que celle du côté sain.
Même traitement.

Le 15. Depuis quatre jours, il n'y a pas la moindre douleur. M. X...

se tient parfaitement droit ; je continue néanmoins les frictions jusqu'au 25 janvier.

Aujourd'hui, 16 février 1856, disais-je dans le *Moniteur des hôpitaux* du 21 février, la guérison ne s'est pas démentie ; je peux en dire autant aujourd'hui, 16 février 1857, et de plus, M. X..., qui tous les ans souffrait de douleurs rhumatismales, a passé toute l'année sans la plus légère souffrance.

Est-il possible, ajoutai-je, de ne pas attribuer cette guérison à l'eau froide ? Peut-on dire, à l'exemple d'un confrère bienveillant : Vos douleurs ont cessé, cela est vrai, mais elles eussent cessé sans aucun traitement ; ou avec un autre, aussi bienveillant, si ce n'est autre chose :

L'eau froide donne des douleurs, comment voulez-vous que l'eau froide les enlève !!!

Certes, l'observation est là pour prouver que tous les moyens les plus rationnels ont été employés sans succès; que deux fois les frictions froides sont mal faites ou suspendues, et deux fois les douleurs reparaissent avec une acuité plus grande ; et n'est-il pas rationnel de les voir cesser sous l'influence révulsive des frictions, en même temps que l'embonpoint et la santé reparaissent par le rétablissement de la circulation capillaire, de l'action tonique et reconstitutive de l'eau froide?

Il est vrai, au début de la maladie, d'abondantes saignées locales, *que je regrette vivement*, avaient amené chaque fois de légères améliorations qui disparaissaient bien vite ; mais que se passait-il alors ! La perte de sang, fâcheux palliatif, ne faisait que diminuer d'autant la force du sujet et amenait après elle, comme conséquence inévitable, une augmentation des phénomènes nerveux (1).

Les sciatiques chroniques, de même que les sciatiques aiguës peuvent aussi être guéries par l'hydrothérapie faite avec des eaux minérales. Tels sont les faits suivants :

OBSERVATION LXVI.

Névralgie sciatique.

M. B..., lieutenant de vaisseau, entre à l'hôpital thermal d'Amélie-les-Bains, le 17 mai 1863. C'est un homme de quarante-deux ans, d'un tempérament sanguin très-prononcé, d'une constitution robuste. Entré jeune au service de la flotte, il fit de nombreuses navigations sans que sa santé se ressentît des privations et des fatigues de sa profession. Il y a treize ans cependant, il eut une légère atteinte de coliques sèches ; mais des purgatifs énergiques le débarrassèrent

(1) *Moniteur des hôpitaux*, 1856, n° 22. Observation tirée des *Études pratiques sur l'hydrothérapie*, par le docteur E. Collin, p. 29. Paris, 1857.

promptement de cette affection et le guérirent d'une manière complète.

Dans le courant de l'hiver 1861 à 1864, durant un voyage à bord d'un bâtiment cuirassé, il fut soumis à toutes les causes d'humidité et de refroidissement inhérentes à ce mode de construction navale, et il commença à éprouver des douleurs dans la région fessière et fémorale postérieure du côté droit. Deux vésicatoires volants furent appliqués sans apporter le moindre soulagement.

De retour en France, M. B... entra à l'hôpital de Brest : il souffrait alors de tout le membre pelvien, surtout au niveau de l'échancrure sciatique, dans l'interstice des jumeaux, au niveau du cou-de-pied et vers le bord interne de la plante du pied ; les douleurs étaient constantes, sans interruption : c'était un sentiment de gêne, de malaise, mais parfois des exacerbations très-fortes paralysaient tout mouvement et obligeaient le malade à garder le lit dans une immobilité absolue. En général, ces exacerbations sans périodicité revenaient une ou deux fois par mois, duraient de deux à trois jours et coïncidaient toujours avec des transitions brusques de température, et surtout avec des temps orageux ; dans l'intervalle, il restait une douleur obtuse, profonde, qui rendait la marche pénible, nécessitait l'emploi d'une canne et s'exaspérait par suite d'une promenade un peu longue.

Un premier médecin prescrivit des cautérisations transcurrentes au fer rouge et l'usage de la térébenthine à l'intérieur. Ces moyens ne procurèrent qu'un soulagement momentané. Un chirurgien, consulté, constata dans la région fessière droite l'existence d'une tumenr, et il expliqua la sciatique par la compression qui devait s'exercer sur le nerf à sa sortie du bassin. Trois moxas et deux cautères furent appliqués à ce niveau, mais sans plus d'efficacité.

On envoya alors M. B... aux eaux d'Amélie-les-Bains. A son arrivée, nous constatons entre le grand trochanter et le rebord interne du muscle grand fessier, une tumeur profonde, large comme le fond d'une assiette aplatie, d'épaisseur médiocre, mobile en totalité dans les mouvements de latéralité imprimés à la masse charnue, d'une consistance molle rappelant celle des lipomes. Insensible à la pression, cette tumeur semble siéger dans l'épaisseur même du grand fessier, au-dessous du pannicule graisseux qui est là, comme on le sait, très-considérable ; lorsque le muscle est contracté, c'est-à-dire lorsqu'on fait porter le membre en arrière et en dedans, elle devient plus perceptible au toucher, plus ferme dans sa structure, et on la délimite plus exactement. Au contraire, lorsque le membre est relâché, elle s'étale davantage et se perd insensiblement dans les parties environnantes ; à la peau, il n'existe aucun relief, et l'on fait glisser l'enveloppe cutanée sur elle.

En raison du temps écoulé depuis le début de la névralgie sciatique, le traitement thermal fut institué d'emblée. Une série de dix bains mitigés, dix douches en arrosoir, portées sur tout le membre abdominal, et l'usage à l'intérieur, eurent pour premier effet d'amener plus de liberté dans tous les mouvements. Le malade put se remuer dans son lit sans souffrance. La marche était déjà plus assurée et moins fatigante. Enfin, vingt bains entiers et la continuation des douches et de l'eau en boisson procurèrent un amendement notable, ressemblant presque à une guérison radicale.

M. B... était capable de faire, sans l'aide d'une canne, d'assez longues courses dans les montagnes. Il ne ressentait plus de douleurs, et malgré l'humidité de l'air, les variations brusques et incessantes de la température, l'instabilité continuelle de l'atmosphère, il n'éprouvait pour ainsi dire plus de gêne dans son membre. Il put donc quitter l'hôpital le 3 juin, se considérant comme guéri (1).

Quant à la tumeur, elle était restée dans le même état. Peut-être l'effet consécutif des eaux amènera-t-il une tendance à la résolution. Mais jusqu'ici rien ne permettait de croire à cet heureux résultat, et quand M. B... nous quitta, nous fîmes nos réserves sur la possibilité d'une rechute, tout en n'admettant pas complétement des relations de cause à effet, vu le siége relativement superficiel et la mobilité de cette tumeur intra-musculaire (2).

OBSERVATION LXVII.

Un militaire, homme fort robuste, avait gagné dans la campagne de Bohême une cruelle sciatique qui le rendait maigre et languissant; les douleurs étaient presque continuelles, et s'étendaient depuis le haut de la fesse gauche jusqu'au genou du même côté qui était œdémateux. Il n'avait pas pu être guéri par les remèdes ordinaires. Les eaux de Cauterêts, de la fontaine la Ravière, en boisson, et les bains de la fontaine du Petit-Bain lui procurèrent des sueurs abondantes et la guérison (3).

OBSERVATION LXVIII.

Un jeune homme sec et bilieux fut atteint, à la suite d'un grand effort, d'une douleur au milieu de la fesse gauche qui, dans le temps du travail de la digestion, s'étendait jusqu'à l'estomac et occasionnait souvent le vomissement.

La boisson des eaux chaudes de Baréges, les bains tempérés et ses douches tièdes augmentèrent d'abord la douleur, et il s'en déclara une nouvelle dans l'oreille du même côté, la suppuration s'étant depuis établie dans cet organe, et un flux hémorrhoïdal étant survenu, le malade parut être guéri (4).

(1) L'action consécutive nous apprend que l'amélioration persiste. C'est donc encore une nouvelle guérison obtenue.

(2) Observation clinique de M. Fillette, médecin aide-major, prise dans le service de l'auteur. (Observation tirée de : *Sur les eaux thermales d'Amélie-les-Bains*, par le docteur Artigues, p. 237. Paris, 1864.)

(3) Observation tirée de : *Recherches sur les maladies chroniques des trois Bordeu*.

(4) Observation tirée de : *Recherches sur les maladies chroniques des trois Bordeu*.

Observation LXIX.

M. L. Ch... de S...., propriétaire, âgée de trente-cinq ans, d'un tempérament nerveux, d'une constitution forte, vint aux eaux, en 1840, pour une névralgie sciatique du côté droit, dont les premiers symptômes dataient de six années au moins, mais qui s'était fort aggravée depuis cinq mois, que le malade ne marchait plus et souffrait horriblement pendant la nuit. Antérieurement aux eaux, on avait employé sans succès les vésicatoires, l'acétate de morphine par la méthode endermique, etc., etc. Avant de commencer le traitement par les bains et les douches, je fis appliquer de nombreuses ventouses scarifiées qui produisirent une amélioration notable. Au départ et après deux saisons, M. L... ne souffrait plus, marchait avec assez de facilité, et deux mois plus tard la guérison était entière (1).

Observation LXX.

Ch. Jeanne de G..., femme d'un tisserand, âgée de cinquante ans, d'un tempérament lymphatique, d'une constitution forte, ressentait depuis deux ans des douleurs violentes au cou, à la tête et dans presque toutes les articulations, mais spécialement le long du nerf sciatique gauche. — Le traitement antérieur s'était borné à l'usage du liniment camphré. En 1834, elle prit à Bourbonne une saison de bains et de douches qui procura une amélioration notable : les douleurs disparurent pesque entièrement, et les mouvements furent beaucoup plus libres. Trois mois plus tard la guérison était entière (2).

Observation LXXI.

M..., âgé de dix-neuf ans, fut affecté, dans le courant de l'été de 1806, d'une douleur qui partait de l'échancrure ischiatique, et s'étendait à la partie postérieure de la cuisse, de la jambe et jusqu'au pied. Elle n'était ni vive, ni élançante ; le nerf fémoro-poplité et ses ramifications étaient seulement douloureux au toucher. Le malade se plaignait particulièrement d'un fourmillement et d'un engourdissement insupportables. Ce jeune homme attribuait cette maladie à plusieurs bains froids de rivière qu'il avait pris dans cette saison.

Les liniments faits avec le camphre, l'ammoniaque et l'huile d'olive ne produisirent aucune amélioration.

Il y avait quatre mois qu'il souffrait, lorsqu'il commença à faire usage des bains et des douches d'eaux thermales sulfureuses qui lui furent conseillés. Après chaque bain, une sueur copieuse qu'on avait la précaution de favoriser, rendait au membre le calme et sa souplesse

---

(1) Observation tirée de : *Sur les eaux thermales de Bourbonne-les-Bains,* par le docteur E. Magnin, p. 92. Paris, 1844.

(2) Observation tirée de : *Sur les eaux thermales de Bourbonne-les-Bains,* par le docteur Magnin, p. 106. Paris, 1844.

ordinaire. Le malade se croyait guéri; mais, au sortir du lit, le plus léger mouvement ramenait et la roideur douloureuse du membre, et le même fourmillement qui, à la vérité, devenaient de plus en plus supportables après chaque bain. Enfin, après une vingtaine de ces bains, le malade fut entièrement débarrassé de cette maladie.

Dix ans après, à la fin de l'automne de 1846, un nouvel accès se prononce, sans cause connue, avec des douleurs aiguës et déchirantes, dans tout le trajet et plusieurs ramifications du nerf fémoro-poplité. Les douches et les mêmes bains, dont il fit encore usage pendant une quinzaine de jours, produisirent les mêmes phénomènes, et lui furent aussi efficaces que la première fois.

D'autres sciatiques chroniques sont plus rebelles ou compliquent d'autres états et nécessitent alors un traitement combiné. La lecture des trois observations suivantes montrera comment doit se faire cette médication.

OBSERVATION LXXII.

Sciatique chronique, guérie par l'hydrothérapie combinée.

Une femme d'une quarantaine d'années, encore bien réglée, fut prise, dans le mois d'avril 1860, de très-vives douleurs à la fesse et à la partie postérieure de la cuisse gauche. Pendant une quinzaine de jours, la malade fut privée de sommeil et dut garder le lit. Comme il ne s'agissait que d'une douleur, les commères du lieu se crurent suffisantes pour la guérir. Les onguents, la laine grasse, les parfums, de toute sorte furent prodigués; la patiente finit par quitter le lit, mais les douleurs duraient toujours assez intenses.

Vers le mois de juin, un marchand de remèdes, comme il en passe malheureusement trop dans les campagnes, délivre un onguent de sa façon dont l'effet est assuré. Un érysipèle se manifeste sur la cuisse et la jambe, les douleurs sont moindres, mais elles se font sentir de nouveau dès que l'érysipèle est guéri, et cette fois elles s'étendent jusqu'au pied.

Au mois de juillet, un médecin est consulté, il prescrit des frictions avec le baume tranquille et l'enveloppement du membre dans la flanelle; point de résultat. Un grand vésicatoire est appliqué à la fesse ; une cystite cantharidienne se manifeste, mais les douleurs ne diminuent pas.

Un nouveau médecin ordonne des eaux minérales, que des motifs particuliers font refuser, de même que le souvenir de ce qui avait eu lieu déjà avait fait repousser un nouvel essai de vésicatoires. C'est alors que cet honorable confrère propose la cautérisation par l'acide sulfurique. Une ligne est donc tracée sur le trajet du nerf, depuis la fesse jusqu'au pied, et comme la douleur s'irradiait selon la circonférence au-dessus et au-dessous du genou, deux lignes secondaires furent

tracées sur ces points perpendiculairement à la ligne principale.
Toutes les précautions furent prises d'après les indications de Legroux ;
l'épiderme fut très-légèrement humecté, des plaques de ouate furent
appliquées sur les parties cautérisées. Pendant quatre à cinq heures,
les douleurs furent vives, au point de donner lieu à une attaque de
nerfs ; une eschare assez profonde se manifesta, la suppuration fut
très-abondante, et après six semaines la cicatrice n'était pas encore
faite au jarret, où un nouvel érysipèle s'était déclaré. Cependant les
douleurs névralgiques persistaient toujours avec la même intensité.

Au mois d'octobre, le confrère qui avait pratiqué la cautérisation
m'écrivait pour me raconter les détails que l'on vient de lire, et me
demandait si je croyais pouvoir être utile à sa malade, qui était disposée à tout tenter, en dehors bien entendu des vésicatoires et des
cautérisations. Sur ma réponse affirmative, la malade vint à l'établissement, où elle fut soumise au traitement suivant :

A huit heures du matin, bain russe de vingt minutes, douche tempérée à la suite.

A dix heures, douche tempérée de quatre minutes, en dirigeant une
forte colonne sur le trajet douloureux.

A deux heures du soir, étuve sèche à vapeur de goudron, prolongée
de manière à obtenir une transpiration de trois quarts d'heure ; demi-
bain dégourdi à la suite.

A quatre heures, douche, comme le matin.

Au troisième jour, la malade était arrivée à employer l'eau complétement froide, et la durée des douches fut réduite d'abord à deux
minutes, pour être progressivement portée à quatre.

A partir du cinquième jour, la douche du matin fut alternée, c'est-
à-dire que l'eau employée passait subitement de 35 degrés environ
à 40, de demi-minute en demi-minute.

La douleur, qui avait commencé à décroître dès le second jour,
avait complétement disparu le sixième, et la malade quitta malgré
moi l'établissement après deux semaines de traitement. Je redoutais
une réapparition de la névralgie, mais jusqu'à présent elle ne s'est
plus fait sentir (1).

Observation LXXIII.

Névralgie sciatique ancienne et rebelle. — Guérison par l'hydrothérapie
en deux mois.

M. de V..., âgé de trente-quatre ans, grand et assez vigoureuse
constitution. Père mort à cinquante-huit ans de fatigue, il avait mené
la vie, mort depuis sept ans. Jamais eu de douleurs ni de névralgies
sciatiques, du moins on ne peut donner que des renseignements in-
complets. Sa mère, robuste, bien portante, soixante-sept ans, jamais
malade, un peu de gonflement des jambes.

(1) Observation du docteur Andrieux (de Brioude), *Gazette des hôpitaux*,
16 janvier 1862.

État actuel : pâle, maigre, figure extrêmement fatiguée, marche difficile, ayant l'air de se vouloir fléchir quand il s'appuie sur ses jambes. Douleurs violentes surtout pendant la nuit, depuis le milieu d'octobre. Pas sorti de la chambre depuis vingt-quatre jours. Diminution d'appétit, digestions bonnes, garde-robes régulières, susceptibilité nerveuse très-grande, faiblesse générale. Granulations du pharynx, coryza fréquent, bronchite fréquente, rien dans les poumons ni dans le cœur.

La douleur est localisée presque exclusivement au côté externe du mollet, et au niveau du nerf sciatique. Un peu de douleur au niveau de la région lombaire. Sensation d'une autre douleur que le malade dit être indépendante tout à fait de la sciatique, et qu'il compare à des griffes de chat. Pas de vérole, pas de rhumatismes articulaires aigus.

Amaigrissement considérable, vie très-régulière, jeune homme rangé ; maîtresse, mais sans fatigue.

8 décembre 1858. Le malade se trouve dans l'état suivant : mangeant considérablement, digérant bien, marchant trois fois par jour et au moins une demi-heure chaque fois, n'ayant plus de souffrances aiguës, seulement une sensation d'engourdissement. La nuit, souffre encore parfois, mais peut pourtant dormir plusieurs heures. Gai, il se trouve très-engraissé, son teint n'a plus cette coloration ni cette expression de langueur qu'il avait à son arivée.

30 décembre. Le malade se considère comme guéri, il va et vient comme en santé, se plaignant bien toujours un peu, mais ayant en réalité plus de peur que de mal. Il éprouve, dit-il, parfois encore un peu d'engourdissement. Il va à Paris, où il marche beaucoup et rentre très-fatigué.

31 décembre. Douleur très-violente sur le trajet du nerf et au mollet, cette douleur est attribuée par le malade à un choc qu'il se serait donné en allant heurter son pied contre le fond de la piscine. Il crie, il fait le diable, un enveloppement partiel et prolongé du membre dans un drap mouillé fait cesser presque instantanément les douleurs.

31 janvier. Les douleurs n'ont plus reparu, il y a parfois une petite sensation pénible dans la jambe, mais qui n'empêche pas le malade de marcher la plus grande partie de la journée.

10 février 1859. L'état de M. de V... s'est maintenu très-bon jusqu'au moment de son départ (1).

OBSERVATION LXXIV.

Sciatique concomitante avec une hypérémie utérine. — Guérison
en un mois.

Madame D..., trente-cinq ans, pas de rhumatisme dans la famille, se fatigue beaucoup, se tient longtemps debout, congestion utérine

_____

(1) Observation recueillie par le docteur Boulay.

avec rétroversion. Règles abondantes ; survient sans cause connue, à la suite d'une marche, une douleur sciatique, d'abord à la cuisse, (milieu), puis se manifestant par des points douloureux au creux poplité et à la malléole externe. Divers traitements furent employés sans succès. Elle vint à l'établissement, et comme les douleurs étaient très-violentes, on la soumet à l'étuve sèche jusqu'à la sudation, suivie d'une douche froide. Dès le lendemain, les douleurs du côté de l'utérus augmentent, l'engorgement devient plus considérable et les règles, qui n'auraient dû venir que huit jours plus tard, se déclarent et viennent avec une grande abondance. La malade voulut se reposer pendant les règles, et lorsqu'elles furent terminées, la douleur persistant toujours, la sudation, qui évidemment avait augmenté l'engorgement, fut remplacée dans ce cas par la douche écossaise appliquée, bien entendu, *loco dolenti*. Ce traitement qui consistait en douches écossaises le matin, douches froides le soir, soit sous forme d'application générale, soit sous forme d'application locale (bains de siége chauds et froids suivis de douches générales froides), fut continué pendant un mois, et la malade fut guérie à la fois et de la sciatique et de l'engorgement.

On avait employé dans ce cas une douche analgésique ou écossaise pour combattre l'élément douloureux, et aussi la douche tonique pour combattre l'atonie qui avait amené l'engorgement utérin.

On a donc dans ce cas, en employant des éléments hydrothérapiques divers, combattu en même temps avec un égal succès deux maladies différentes (1).

Observation LXXV.

Sciatique simple droite.

M. D..., âgé de quarante-trois ans ; pas de rhumatisme ni de goutte dans la famille.

Douleur localisée au trochanter, au jarret et au pied du côté droit, développée après une chasse aux canards.

La douleur s'est développée très-rapidement et a rendu en peu de temps la marche impossible.

Divers traitements ont été employés sans succès. On a eu recours au traitement hydrothérapique, sudation à étuve sèche suivie d'une douche froide ; douche froide le soir. La guérison a été complète après un mois de traitement (2).

Enfin la guérison dans les cas suivants a été obtenue par un élément hydrothérapeutique qui n'est encore très-répandu, et qui mérite d'attirer l'attention, je veux parler des douches filiformes. Voici le fait.

(1) Observation communiquée par le docteur Beni-Barde.
(2) Observation communiquée par le docteur Beni-Barde.

Observation LXXVI.

Névralgie lombaire et sciatique, dont l'origine remonte à vingt mois.

Une femme de quarante-cinq ans entre, le 14 avril dernier (service de M. Moutard-Martin, de l'hôpital Beaujon). Cette malade a souffert depuis vingt mois de douleurs lombaires. Le 10 avril 1865, la douleur a changé de siége, et est venue se fixer dans la région de la fesse et de la hanche, et au côté externe de la partie inférieure de la cuisse et de la partie supérieure de la jambe du côté gauche. La douleur est presque continue ; les mouvements deviennent de plus en plus difficiles, au point que la malade, une fois assise dans un fauteuil, ne peut plus se relever. La marche étant devenue impossible, elle est obligée de prendre le lit et de réclamer l'assistance d'une aide pour se soulever, pour changer de position, pour uriner, etc. C'est dans cet état qu'elle entre à l'hôpital Beaujon. Deux applications de ventouses scarifiées le long du membre, une douche chaude, quatre injections hypodermiques avec le sulfate d'atropine n'apportent aucune modification.

Le 27, première douche filiforme sur la région de la hanche et de la fesse. Dès le lendemain, légère amélioration. Douches les 28, 29 et 30 avril. Amélioration plus prononcée : la malade a pu descendre de son lit, se tenir sur ses jambes pendant un moment ; elle peut prendre et garder la position assise.

Le 1er mai, douche sur la région de la hanche et sur le côté externe de l'articulation fémoro-tibiale ; l'amélioration a encore fait des progrès : la jambe, qui était à demi fléchie sur la cuisse, s'étend facilement et reste sans que, dans l'extension, la douleur qui existait au niveau de la hanche ait beaucoup diminué d'intensité. La malade n'a plus besoin d'aide pour se remuer (1).

Les auteurs qui ont publié les faits qui suivent n'ont pas indiqué le genre de médication, mais comme la guérison est toujours due à l'hydrothérapie, ils méritent à ce titre de prendre place dans cet ouvrage.

Observation LXXVII.

Névralgie sciatique double très-ancienne. — Amélioration notable.

T..., âgé de cinquante-six ans, potier, tempérament nerveux, début d'une sciatique gauche en 1829 ; il y a quinze ans, début d'une sciatique droite. Depuis ces deux époques, les douleurs n'ont fait qu'augmenter, et avec elles s'est manifesté un affaiblissement graduel des forces dans les membres pelviens.

(1) 1865, *Gazette des hôpitaux*, 1865, p. 503.

Le 12 mai, je reçois ce malade à mon établissement.

État actuel. — Amaigrissement général considérable ; les membres inférieurs sont atrophiés ; le malade marche tantôt à l'aide de deux béquilles, tantôt à l'aide de deux cannes ; dans les moments où il est le mieux, une seule canne suffit.

La démarche présente un aspect tout particulier et se compose d'une série de petits sauts d'une jambe sur l'autre, et le corps est projeté tantôt à droite, tantôt à gauche, comme si chaque articulation coxo-fémorale avait hâte de se décharger d'un poids trop lourd pour ses ligaments affaiblis.

Les douleurs sont continuelles, exaspérées par les variations atmosphériques ; mais c'est surtout la nuit qu'elles deviennent atroces, et jusqu'au matin le malade pousse des plaintes continuelles.

T... part le matin pour la fabrique, qui n'est éloignée que de 200 mètres environ de son habitation, et, au lieu de s'en revenir chez lui, comme tout le monde, pour prendre ses repas, il se les fait apporter, tant la marche est pénible et difficile.

Commencement du traitement le 13 mai.

1er juin. — T... a pu faire hier une promenade qu'il évalue à 4 kilomètres ; les douleurs sont bien moindres.

Le 1er juillet, les forces sont bien plus considérables, la démarche est bien plus assurée. C'est à peine si l'on remarque un léger balancement du corps. T... a quitté sa canne.

Le 25 septembre, T... quitte l'établissement ; il n'est point complétement guéri, mais un grand changement s'est opéré, et dans l'affection locale et dans la santé générale : le malade souffre bien toujours, pendant les variations atmosphériques surtout, mais les douleurs sont tolérables, et il peut marcher, vaquer facilement à ses affaires, et faire même des courses assez longues. J'espère que quelques mois de traitement pourront cette année avancer, si ce n'est achever, cette cure qui devait naturellement être longue, vu l'ancienneté de la maladie (1).

OBSERVATION LXXVIII.

Sciatique droite subaiguë. — Guérison par l'hydrothérapie, maintenue
depuis deux ans.

M. Moreau, âgé de cinquante-six ans, préposé à l'abattoir de Vendôme, habituellement bien portant, bonne constitution, tempérament sanguin, n'a jamais eu de rhumatisme.

Le 20 juillet 1856, à la suite d'un refroidissement, M. Moreau ressent dans tout le membre inférieur droit une douleur très-intense, qui, pendant deux mois, ne lui laisse aucun repos.

Le 25 septembre, M. Moreau, de plus en plus souffrant, et voyant que la médication qu'il a faite jusqu'à ce jour est insuffisante, se

(1) Observation tirée de : *Études pratiques sur l'hydrothérapie*, par le docteur E. Collin, p. 26. Paris, 1857.

décide à venir nous consulter. Il se plaint d'élancements extrêmement douloureux qui se font sentir jour et nuit dans tout le trajet du nerf sciatique ; par instants ces élancements parcourent aussi la jambe et viennent jusqu'au bout des orteils. La nuit, le malade est obligé, à plusieurs reprises, de sortir de son lit pour exposer sa jambe à l'air, tant la chaleur augmente ses souffrances. Dans d'autres moments, ce n'est que par la marche qu'il parvient à modérer ses douleurs.

Dans ce cas, le traitement hydrothérapique n'amène d'amélioration que le quatrième jour ; mais, à partir de ce moment, la guérison marche rapidement, et douze jours de traitement suffisent pour faire disparaître cette sciatique.

Depuis deux ans, cette guérison ne s'est pas démentie (1).

OBSERVATION LXXIX.

Sciatique chronique. — Guérison par l'hydrothérapie, datant de plusieurs années.

M. H..., officier de marine, âgé de quarante ans, est atteint d'une névralgie sciatique qui lui a nécessité un long séjour à l'hôpital ; il a été ensuite à Bourbonne-les-Bains, où il est resté plusieurs mois.

Au moment du traitement, M. H... résumait en lui tous les accidents de la sciatique chronique. Les commencements remontaient à deux années, avec de très-courtes intermittences. L'unique particularité qu'il présentait, c'est qu'il pouvait, en piétinant rapidement, parcourir une vingtaine de mètres ; puis il était arrêté subitement par la douleur.

La crainte d'être forcé de renoncer à un service actif et de voir briser sa carrière, et quelques autres circonstances, avaient abattu son courage. L'appétit avait diminué ou plutôt était nul, le sommeil était empêché par les accès. L'effet reconstituant du traitement produisit une prompte guérison qui date aujourd'hui de plusieurs années (2).

OBSERVATION LXXX.

Sciatique aiguë. — Impossibilité de la marche. — Guérison par l'hydrothérapie.

Le cas suivant est fourni par un homme de cinquante ans, chimiste distingué.

Le malade n'avait combattu sa névralgie qu'avec les produits chimiques, iodures de toutes espèces. Tout ce qui portait l'étiquette d'une substance chimique, il l'employait. Tout avait échoué, jusqu'aux bains chimiques qu'il avait été chercher à 120 kilomètres de son domicile. Il ne pouvait mettre un pied à terre ; il soulevait sa cuisse à moitié fléchie, et serait tombé s'il eût été abandonné à lui-même, s'il n'eût

---

(1) Observation du docteur Chantard, *Progrès*, t. III, p. 710.
(2) Observation tirée de l'ouvrage du docteur Bottentuit.

été soutenu par deux bras vigoureux au moment où il voulait essayer de marcher.

A son grand étonnement, il fut guéri sans l'intervention d'un sel minéral ou d'un seul produit chimique. Je crus un moment qu'il en serait humilié (1).

Observation LXXXI.

Un médecin souffrait depuis cinq années d'une goutte sciatique à la jambe gauche, qui en était toute gonflée et toute noire. Il vint à Græfenberg, où il eut, après trois mois de traitement, une si grande quantité d'abcès qu'il cessa de pouvoir marcher. Ces abcès se fermèrent enfin et laissèrent le malade dans un état de santé parfaite (2).

Je n'ai pas rassemblé ici les faits communs de sciatiques passagères guéries tout simplement, soit par une application d'étuve sèche, suivie d'une application froide, soit par une douche écossaise.

Il arrive très-fréquemment, en effet, que chez les malades que nous avons à traiter pour d'autres affections, des points sciatiques apparaissent au même titre qu'une douleur articulaire, musculaire ou névralgique quelconque, et nous les voyons disparaître sous l'influence d'une seule séance hydrothérapique.

Ces faits de sciatique passagère enlevée si rapidement nous montrent quelle influence a le traitement hydrothérapique sur la sciatique au début, et avec quelle rapidité seraient débarrassés les malades si, au lieu de finir par l'hydrothérapie, ils y avaient recours dès l'abord. La rapidité de la guérison dans le fait suivant vient à l'appui de cette proposition qu'il est nécessaire de traiter la sciatique, dès le début, par l'hydrothérapie.

Observation LXXXII.

Sciatique simple aiguë. — Points douloureux symétriques. — Hydrothérapie dès le début. — Guérie par trois douches écossaises.

M. E. V..., âgé de dix-huit ans, élève de l'institution Jauffret, cheveux bruns, constitution médiocre, n'a jamais ressenti de douleurs rhumatismales ni névralgiques. Il présente une anémie assez marquée, décoloration des téguments, flaccidité des chairs. La cause de son en-

(1) Observation tirée de l'ouvrage du docteur Bottentuit.
(2) Observation tirée du *Manuel d'hydrosudopathie* du docteur Rigel, p. 182.

trée à l'infirmerie est un abcès assez volumineux de la joue gauche,
qu'on incise le 19 mars 1869. Le lendemain, à son lever, le malade
éprouve à la partie moyenne et postérieure de chaque cuisse et de
chaque jambe, sur le trajet du nerf sciatique, une douleur que la
marche ou la pression rendent très-vive. Le siége de cette douleur
est remarquable par sa fixité en *quatre points symétriques*. La pression sur le nerf sciatique, au-dessus ou au-dessous de ces points, ne
détermine aucune douleur. Il y a de l'exacerbation le soir ; au lit, le
malade ne ressent rien quand il se tient immobile. Appelé une première fois, le 20 mars au soir, je lui fais faire des frictions d'huile de
camomille camphrée au niveau des points douloureux, sans qu'il y ait
d'autre soulagement qu'une légère diminution des douleurs immédiatement après ces frictions. Nuit assez bonne.

Le 21 mars, le médecin ordinaire de la maison prescrit des frictions
avec le baume tranquille. La douleur, au lieu d'être diminuée, s'est
accrue dans la journée, à tel point que le malade ne peut ni monter ni
descendre les escaliers ; la marche aussi est très-douloureuse.

Le 22 mars, douleurs toujours aussi vives et toujours limitées aux
quatre points primitifs. J'ai immédiatement recours au traitement
hydrothérapique, et je prescris la douche écossaise localisée, ainsi formulée :

Diriger le jet, aussi chaud que possible et en pluie, pendant une
minute et demie à deux minutes, sur la partie postérieure et moyenne
de chaque cuisse et de chaque jambe, de manière à faire naître une
rubéfaction assez forte ; substituer alors rapidement le jet d'eau froide
et le maintenir pendant trente secondes. Frictionner ensuite soigneusement les cuisses et les jambes. Le malade va prendre sa douche,
soutenu par le bras d'un domestique.

Cette première douche, appliquée exactement suivant l'ordonnance,
lui procure un soulagement assez marqué ; il peut alors plier la jambe
sans douleur.

Mais étant revenu à pied, la douleur reparaît de nouveau, quoique
avec moins d'intensité.

20 mars au matin. — Le malade a bien dormi, et la douleur est
sensiblement diminuée à la pression. Cette fois, il prend une voiture
qui le conduit à la douche et le ramène. Les points douloureux ont à
moitié disparu à la marche et à la pression, et il peut monter seul les
escaliers qui conduisent à l'infirmerie (un troisième étage). Le soulagement est très-marqué.

24 mars au matin. — Bonne nuit ; plus de douleur à la pression
dans la cuisse ni la jambe droite, non plus que dans la jambe gauche,
un peu seulement dans la cuisse gauche ; le malade ressent, dit-il, sur
le trajet des nerfs sciatiques, et au niveau des quatre points douloureux primitifs, quelques fourmillements.

Troisième douche écossaise localisée. La douleur est disparue à peu
près complétement, et le malade peut rester assis aussi longtemps
qu'il le veut sans rien ressentir au niveau des points douloureux ; il

marche, monte et descend les escaliers facilement ; c'est à peine si, de temps à autre, le nerf est encore un peu sensible.

Il part aujourd'hui, 24 mars, en vacances pour Béziers, enchanté de sa prompte guérison.

Aujourd'hui, 30 juin, la guérison s'est maintenue (1).

Nous affirmons ici que beaucoup de faits du genre de ce dernier, comme résultat heureux par l'hydrothérapie au début de la sciatique, nous passent constamment sous les yeux, et cela n'a rien d'étonnant si l'on songe à la puissance de cette médication contre les sciatiques les plus anciennes et les plus rebelles. Le fait suivant, nous l'espérons, en sera une preuve convaincante :

Observation LXXXIII.

Névralgie sciatique datant de trente-neuf ans ; névralgies concomitantes ; insuccès des vésicatoires, moxas, bains de vapeur, médicaments externes et internes de toute espèce. — Guérison en deux mois par l'hydrothérapie.

Sœur M..., supérieure de la communauté des religieuses de Ch..., est âgée de cinquante et un ans ; elle est douée d'un tempérament sanguin, d'une constitution forte et robuste et d'une excellente santé générale que n'ont pu altérer ni la longue maladie locale pour laquelle elle est venue implorer les secours de l'hydrothérapie, ni les douloureux traitements qu'on lui a fait antérieurement subir.

Depuis l'âge de onze à douze ans, elle est en proie à une névralgie sciatique qu'elle aurait contractée, à ce qu'elle croit, en couchant habituellement près d'un mur arrosé par la roue d'un moulin, dans la maison paternelle.

Dès l'origine, les douleurs occupaient le membre inférieur gauche, la hanche, le genou et la partie externe de la jambe. La jeune fille n'y faisait pas grande attention ; les douleurs avaient peu d'acuité, n'étaient pas continuelles, se faisaient sentir seulement aux changements de température ; l'enfant pouvait marcher, courir, sauter, faire à pied de longues courses sans trop de fatigues ; elle ne songeait pas à se plaindre à ses parents.

L'apparition des règles, à treize ans, fut marquée par une augmentation de douleur et par la naissance d'un nouveau point névralgique dans l'aine. Depuis cette époque jusqu'à la ménopause, chaque retour menstruel s'annonçait par le réveil ou l'aggravation de la douleur dans la région inguinale gauche.

A quinze ans, sœur M... entre dans la communauté dont elle fait

(1) Nous devons cette observation à notre excellent ami, Léon Billet, externe des hôpitaux.

partie, et là, pendant quatre années, elle laisse les douleurs persister et s'accroître sans en rien dire à ses supérieures.

C'est surtout par les changements de temps, pendant la marche et pendant le repos succédant à une grande fatigue, que les douleurs se font particulièrement sentir. Elles occupent à la fois la hanche, l'aine, la partie externe du genou et de la jambe gauche. Sans être trop aiguës, elles sont assez vives cependant pour gêner la marche et même pour empêcher parfois le sommeil. Elles sont précédées de fourmillements et suivies d'une sensation d'engourdissement, de courbature du membre, qui est assez souvent, surtout la nuit, le siége de crampes très-douloureuses.

Voyant qu'elle va de mal en pis, sœur M..., déterminée d'ailleurs par les conseils impératifs de ses supérieures, songe sérieusement à se soigner. De 1828 à 1858, c'est-à-dire pendant une longue période de trente ans, elle supporte avec courage et avec une patience vraiment chrétienne, mais sans aucun succès, les traitements les plus variés et les plus énerniques, comme on va voir par l'énumération que nous donnons ci-dessous.

A Rambervilliers, M. Deguair commence par une forte application de sangsues au niveau de l'articulation coxo-fémorale et de celle du genou ; elle est suivie d'un grand bain chaud que l'on répète tous les deux jours pendant un mois. Les douleurs ne diminuent pas.

Sœur M... essaye ensuite, et successivement pendant plusieurs années, une foule de moyens dont la plupart ne portent pas, tant s'en faut, le cachet de l'orthodoxie médicale. Ce sont des frictions sèches ou avec des eaux, des liquides, des baumes, des pommades et des liniments composés : eau sédative, eau ammoniacale, alcool camphré; huiles essentielles de camomille, de térébenthine, liniments laudanisés, liniment prescrit par un médecin anglais dont la spécialité était de traiter les rhumatismes; baumes opodeldoch, nerval, de Fioraventi; pommade camphrée de graisse de blaireau, etc.; un grand nombre de spécifiques et d'arcanes du même genre, et même d'un genre inférieur, dus à l'imagination féconde de bonnes religieuses, de bons curés, de matrones et d'empiriques. Nos lecteurs nous sauront gré de leur faire grâce de ce catalogue de spécifiques, dont les plus sérieux sont des cataplasmes de fécule de pommes de terre mélangée à du son grillé (le tout arrosé de vinaigre) et des feuilles de choux.

Après plusieurs années d'essais infructueux, sœur M... abandonna la médecine empirique pour se jeter de nouveau dans les bras de la médecine plus ou moins rationnelle.

D'après le conseil du docteur Gaviori, elle enveloppe le membre malade de flanelle et de peau d'agneau, dont elle n'a cessé de faire usage depuis l'âge de vingt-cinq ans.

Pendant un mois, elle essaye en vain les fumigations sèches de plantes aromatiques. Vient ensuite une série de vésicatoires pansés avec du cérat saupoudré de morphine, que le docteur Elaume lui fait appliquer sur les principaux points douloureux.

Le même médecin la soumet pendant huit jours à l'usage quotidien de l'émétique pris à hautes doses.

Tous ces moyens demeurent inefficaces; les douleurs, loin de diminuer, ne font que s'accroître : de la hanche elles s'étendent aux reins, où elles se font sentir parfois avec une extrême violence.

Vers l'âge de trente-six ans, les crampes deviennent plus fréquentes et plus vives; elles naissent principalement sous l'influence de la fatigue. Dans une circonstance où sœur M... a voulu forcer la marche, les crampes n'ont cessé de se faire sentir pendant deux heures dans les deux jambes, elles ont laissé à leur suite une paraplégie complète qui a duré quatre jours, alternant avec des phénomènes de contraction musculaire très-douloureuse. C'est dans ces circonstances que le docteur Arnaud a prescrit et appliqué successivement treize gros moxas, dont quatre sur les côtés du segment inférieur de la colonne lombaire, et neuf sur le trajet du nerf sciatique dans toute son étendue. Chaque plaie résultant de l'application des moxas a absorbé pour sa cautérisation une livre d'onguent de la mère.

Ce traitement si violent a diminué la douleur à la partie externe de la jambe, mais les douleurs de la hanche et des reins sont restées les mêmes. En outre, l'extrémité inférieure du membre a toujours été, depuis ce temps-là, le siége d'une sensation de froid glacial.

Pendant deux ans, d'après l'avis du docteur Tallard (de Moulins), sœur M... passe deux saisons à Bourbon-l'Archambault, où elle prend des bains et des douches. Cinq saisons consécutives aux eaux de Bourbonne-les-Bains, où l'envoie M. le docteur Simonet, restent absolument sans résultats comme les deux saisons de Bourbon-l'Archambault.

Depuis la ménopause arrivée en 1853, les douleurs de reins et dans les aines ont pris un caractère d'acuité plus grande. Les dernières surtout sont devenues continuelles, s'irradiant à la partie antérieure des cuisses jusqu'aux genoux. Ces douleurs étaient parfois tellement vives que sœur M... en perdait l'équilibre et tombait lorsqu'elle ne trouvait rien sous sa main où elle pût s'appuyer.

Alors elle se décide à venir à Paris consulter quelqu'une des grandes célébrités médicales ou chirurgicales de la Faculté; elle s'adresse à M. Velpeau. L'éminent praticien formule la prescription suivante :

Frictions dans les aines avec de la pommade d'iodure de plomb belladoné.

Chaque jour, 1 gramme d'iodure de potassium dans une infusion amère.

Purgation avec 30 grammes d'huile de ricin tous les quinze jours.

Sinapismes promenés sur les membres inférieurs, trois fois par semaine.

Une fois par semaine, application de ventouses scarifiées sur la hanche et toute la région externe du membre inférieur gauche.

Ce traitement énergique fidèlement suivi pendant trois mois, amène au bout de ce temps une amélioration notable. Les douleurs disparaissent presque complétement dans le membre inférieur gauche, mais bientôt elles éclatent dans le membre inférieur droit, en sorte qu'il semble qu'elles ont passé de l'un à l'autre. En outre, de l'enflure se manifeste le soir aux deux jambes.

On persuade alors à la patiente de s'adresser à l'homœopathie. Pendant cinq mois, elle reçoit les soins infinitésimaux de M. le docteur Tessier ; la conséquence du traitement est absolument conforme aux errements de la méthode, c'est-à-dire que l'amélioration, s'il en existe, est infiniment petite.

A peine échappée aux globules et aux dilutions, la malade est plongée dans les bains de gélatine et d'amidon. Elle en prend deux par semaine, pendant dix mois ; en sortant du bain, on lui frictionne la colonne vertébrale avec du baume opodeldoch. Les accidents aigus survenus dans les aines disparaissent, mais les douleurs restent les mêmes.

On essaye de les combattre par des sudations en étuve sèche. La malade, assise sur un escabeau élevé sous lequel brûle une lampe à esprit-de-vin, est enveloppée de deux couvertures de laine. Pendant une heure, elle est exposée à l'influence de l'air échauffé par la flamme alcoolique. La patiente est ensuite reportée sur son lit et laissée là, dans ses couvertures, pour y transpirer encore pendant deux heures. A la vingt-deuxième sudation est survenue une congestion cérébrale, manifestée par de violents maux de tête, des étourdissements, des vertiges. On a dû interrompre forcément les bains d'étuve, placer sur la tête de la malade des compresses froides continuellement renouvelées, promener des sinapismes sur les extrémités inférieures, et la soumettre, pendant quinze jours, à l'usage des sucs d'herbes pour toute alimentation.

Depuis cette époque, c'est-à-dire depuis l'année 1856, sœur M... éprouve des douleurs violentes à la tête, particulièrement à la partie supérieure de la voûte crânienne, douleurs qui l'empêchent de se livrer à tout travail intellectuel, quel qu'il soit, et lui causent de cruelles insomnies. Elles consistent en des élancements violents, comme si les lobes supérieurs du cerveau, par un mouvement brusque d'expansion, faisaient effort pour faire éclater la voûte du crâne.

C'est alors que sœur M... se place entre les mains de M. le docteur Arnal. Ce praticien distingué essaye successivement :

1° La liqueur du docteur Laville, préconisée contre la goutte et le rhumatisme, à la dose de deux cuillerées à café, chaque jour, une le matin, une le soir. En même temps, sœur M... se frictionne la jambe avec un liniment calmant.

2° Les pilules d'hydro-ferro-cyanate de potasse et d'urée, préconisées par M. le docteur Baud contre les névralgies.

3° Des compresses de flanelle imbibées de baume de soufre térébenthiné, et appliquées sur les reins. Ces applications ont donné naissance à plusieurs furoncles qui ont tenu la malade au lit, pendant quinze jours, sans mouvement ; aucune amélioration n'est venue compenser ce fâcheux inconvénient.

4° Six flacons de phospholéine ont été successivement administrés à sœur M..., le médicament étant pris à la dose de trois cuillerées par jour. Chaque cuillerée devait être suivie d'une tasse d'infusion de sauge. Cette médication a procuré quelque soulagement à la malade.

5° M. Arnal, espérant se rendre tout à fait maître de ce mal, si opiniâtre, conseille alors les bains électro-chimiques de Pennes. Ces bains ont tellement agité sœur M... que, pendant les douze jours qu'elle en a fait usage, elle n'a pu goûter un instant de repos; il a fallu y renoncer.

Tant d'insuccès auraient découragé un praticien moins ferme que M. Arnal. Mais ce médecin songeait depuis longtemps à un moyen de traitement qu'il avait déjà conseillé à plusieurs reprises, mais qui, chaque fois, avait été repoussé par la malade; ce moyen c'est l'hydro-thérapie. D'après l'insistance de M. Arnal, sœur M... vient enfin s'installer à Bellevue, vers la fin de mai 1858.

État actuel. — La santé générale est assez bien conservée, l'embonpoint et les forces sont dans un état satisfaisant, mais la malade est cruellement tourmentée par les maux de tête dont nous avons fait connaître plus haut la nature et les caractères. Ces maux de tête sont continuels et occasionnent à la patiente de déplorables insomnies. En outre, les douleurs se font toujours sentir dans presque tout le trajet du grand nerf sciatique gauche, principalement à la hanche, à la partie externe du genou et de la jambe, laquelle est, ainsi que la cuisse, le siége de crampes fort vives. Les douleurs persistent également dans les aines et dans les reins.

La malade marche en boitant et en s'appuyant sur une canne. Le membre inférieur gauche, qui porte les traces profondes de treize moxas, n'offre, d'ailleurs, rien d'anormal dans son volume et sa longueur. Les mouvements provoqués et la pression n'y déterminent aucune sensation douloureuse. Il n'y a rien à noter de particulier dans la cavité addominale.

Sœur M... est immédiatement soumise au traitement hydrothéra-pique. Deux fois par jour, elle reçoit une douche générale en jet spé-cialement promené le long du parcours du nerf sciatique gauche, sur les aines et les reins, et dirigé aussi sur la tête. Au bout de dix ou quinze jours, l'amélioration ne faisant pas de progrès assez sensibles, M. Fleury associe aux douches froides les sudations dans l'étuve sèche. La malade, placée sur un siége élevé, puis enveloppée de deux couvertures de laine, est exposée pendant vingt à trente minutes à la chaleur qui se dégage d'une lampe à alcool à plusieurs becs. Puis, débarrassée de ses couvertures, elle reçoit sur son corps tout ruisselant de sueur une douche froide en pluie et en jet.

Dès les premières sudations, sœur M... éprouve un bien-être re-marquable. La céphalalgie et les douleurs sciatiques ont, à la fois, considérablement diminué. La malade dort quelques heures la nuit, et, le jour, elle marche beaucoup mieux; les crampes sont moins fréquentes et moins douloureuses; l'appétit est excellent et les diges-tions parfaites; l'amélioration ne cesse de faire des progrès rapides.

Vers la fin de juin, c'est-à-dire un mois après le début du traitement, les douleurs de tête ont complètement disparu. Sœur M... est en état de reprendre la direction de sa maison. La marche est devenue de plus en plus ferme et plus assurée ; la canne, désormais inutile, est mise de côté. A peine la malade éprouve-t-elle de la douleur en marchant. Elle est allée passer la Fête-Dieu à Ch..., où les religieuses de la maison ont été étonnées du changement opéré en elle. Revenue à Bellevue, elle continue encore le traitement hydrothérapique, pour perfectionner cette belle cure. Pendant tout ce temps, la céphalalgie n'a pas reparu ; les douleurs des reins et des aines, les crampes, les douleurs sciatiques ne se montrent plus que de loin en loin, et encore sont-elles prodigieusement atténuées. Vers la fin de juillet, sœur M.. nous quitte pour aller reprendre la direction de la maison de Ch.... ayant, en deux mois de traitement, obtenu dans une maladie qui date presque d'une quarantaine d'années, une amélioration équivalente à une guérison complète.

Nous nous abstiendrons de toute réflexion, après l'exposé de cette observation remarquable. Les faits parlent assez d'eux-mêmes et proclament, plus hautement que nous ne pourrions le faire, la supériorité de l'hydrothérapie dans le traitement des névralgies. Une sciatique datant de trente-neuf ans, ayant résisté pendant un laps de temps si long aux médications les plus variées et les plus énergiques ; une sciatique rebelle à l'application successive de treize moxas, ayant lassé tour à tour l'empirisme, l'homœopathie et la médecine traditionnelle et orthodoxe se rencontrant et s'unissant ensemble sur le terrain de la polypharmacie, tantôt savante, tantôt ridicule, tantôt grossière et absurde, sans pouvoir venir à bout de dompter un mal si opiniâtre ; cette sciatique, enfin, cédant en deux mois au traitement hydrothérapique ! Quel résultat et quelle leçon pour les médecins (nous parlons des plus distingués) qui professent et écrivent que l'hydrothérapie est un moyen extraordinaire qu'il faut réserver pour les cas extrêmes et lorsque tous les autres moyens de traitement ont échoué ! Quand donc se décidera-t-on à prescrire l'hydrothérapie au début même de ces névralgies qui, par leur résistance opiniâtre, font le désespoir des malades et des médecins (1) !

DURÉE DU TRAITEMENT HYDROTHÉRAPIQUE. — Les faits qui précèdent démontrent mieux que je ne pourrais le dire, que l'hydrothérapie est susceptible de guérir les différentes formes de la sciatique. Nous avons publié, je pense, tous les faits connus, tels qu'ils se trouvent dans les auteurs, afin d'éviter le reproche d'avoir arrangé des observations pour soutenir la médication que je préconise et que je place au-dessus de toutes

_____

(1) *Traité thérapeutique et clinique d'hydrothérapie du docteur Fleury,* 1866. Observation recueillie par le docteur Tartivel.

les autres. Cette médication réussit, et réussit toujours, mais à une condition, c'est que le malade ait la raison de persister assez longtemps. Ceci nous amène à parler de la durée du traitement hydrothérapique de la sciatique.

«Quelle que soit sa forme, dit le docteur Delmas, la névralgie sera d'autant plus facile à guérir qu'elle est encore plus près de son début.

» Dans l'état aigu ou subaigu, il est bien rare que le traitement dépasse un mois à six semaines, et le plus souvent il dure à peine quelques jours. »

Dans la névralgie simple, le traitement agit quelquefois avec une rapidité surprenante. Mais dans la forme rhumatismale, on voit souvent des recrudescences qui viennent déjouer tous les calculs.

On pourra commencer par une seule séance par jour. Mais nous croyons qu'il vaut mieux, dès le début, faire deux fois le traitement par jour, à moins de trop grande fatigue.

Enfin il est une chose que nous proscrivons surtout, c'est l'interruption au début du traitement. Le malade ne devra interrompre dans les sciatiques chroniques que quelques jours seulement, lorsqu'il aura déjà éprouvé une modification notable, c'est-à-dire un véritable entraînement.

Il ne faut pas tenir compte, au début surtout, du désespoir des malades si la maladie reste stationnaire ou s'il y a quelque exaspération dans les névralgies chroniques. Quand on a vu et suivi cette médication, on est sûr d'arriver à la guérison, et c'est cette confiance en elle qu'il faut faire passer dans l'esprit du malade.

Lorsque les malades ne suivent pas le traitement hydrothérapique aussi longtemps que l'aurait voulu le médecin, on ne saurait regarder ces cas comme des insuccès ou les rejeter sur la médication. Autant vaudrait dire qu'un médicament est sans effet contre une maladie lorsqu'il n'a pas été pris par le malade.

Les malades qui font l'objet des observations suivantes étaient dans ce cas. L'amélioration éprouvée au début peut faire présager le succès qu'ils auraient rapidement obtenu avec un peu plus de persévérance et de confiance dans le médecin.

OBSERVATION LXXXIV.

Névralgie sciatique suraiguë simple, récente, siégeant à droite. — Quatre jours de traitement. — Insuccès par insuffisance de traitement.

J..., âgé de quarante-six ans, tailleur de son état; constitution moyenne, tempérament lymphatique, sanguin, est envoyé à l'établissement par le docteur Dupuy le 8 juillet 1861.

Il y a quinze jours est survenue spontanément, sans cause apparente, appréciable, une douleur très-vive dans le creux du jarret droit. Dès le jour même, la douleur s'irradie dans tout le trajet du nerf sciatique, rend tout mouvement impossible et l'oblige à se coucher; il ordonne une application de sangsues et des frictions avec un liniment fortement opiacé. Cet état suraigu ne cédant pas, il nous l'adresse.

État actuel. — Le malade est venu près de l'établissement par l'omnibus, et les 100 mètres environ qui lui restaient à parcourir à pied ont exaspéré les douleurs. Celles-ci se font sentir dans tout le trajet du nerf, mais particulièrement à la pression dans les points suivants : masse des fessiers au-dessous du rebord inférieur du grand fessier, tout le long de la cuisse en dehors, au creux poplité et dans la masse charnue du mollet; la névralgie n'arrive pas tout à fait aux malléoles. Mais le point douloureux permanent et duquel partent toutes les douleurs est au niveau de la tête du péroné. Il n'est pas possible d'exercer en cet endroit la moindre pression. Nous n'insistons pas, du reste, cet examen paraissant fatiguer extrêmement le malade.

En présence de l'absence de tout antécédent rhumatismal et de l'état suraigu de l'affection, nous prescrivons d'emblée le traitement révulsif suivant : .

Étuve sèche à 70 degrés de quinze minutes de durée, suivie d'une douche froide générale à 12 degrés pendant deux minutes.

Pendant l'étuve, la douleur s'affaiblit notablement, et, au sortir de la douche, le malade remonte l'escalier des douches assez facilement. Il éprouve une véritable surprise d'un changement aussi rapide. Malheureusement, il est obligé de rejoindre l'omnibus à pied, et la douleur ne tarde pas à revenir. Cependant, la nuit qui suit est bonne, il dort assez bien. Malgré nos injonctions, nous ne pouvons obtenir qu'il vienne matin et soir. En outre, il est assez pusillanime et ne suit son traitement qu'avec répugnance.

Il y renonce au bout de quatre jours, et, pendant ce laps de temps si court, la douleur a disparu deux fois toute une journée et la nuit qui suivait. Mais une interruption aussi brusque, même avec un résultat aussi rapide, est toujours d'une extrême imprudence; aussi son médecin nous a-t-il appris qu'après quelques jours de soulagement l'affection a repris son intensité première.

On s'étonnera peut-être de notre manière brusque de procéder dans le traitement hydrothérapique. Nous agissons ainsi lorsque le sujet est assez vigoureux; dans le cas contraire, nous donnons les deux ou trois premières douches à la température de 18 à 24 degrés. Du reste, il ne faut pas oublier que lorsqu'on sort d'une étuve à 70 degrés, la chaleur en excès sur le corps est telle qu'on ressent à peine le froid de la douche. Disons même, pour être plus conforme à la vérité, que dans la plupart des cas la douche froide fait éprouver une sensation agréable analogue à celle qu'on ressent lorsqu'on prend un bain froid pendant les fortes chaleurs de l'été (1).

Observation LXXXV.

Sciatique gauche aiguë.

M. B..., quarante ans. Dans les antécédents, rien de diathésique dans la famille; dans l'enfance et la jeunesse, rien.

N'a jamais été malade.

Il y a quinze ans, le malade a été pris d'une douleur dans la jambe pour laquelle il a pris deux ou trois douches à Bourbonne et n'a plus rien ressenti.

Il y a cinq ans, douleur subite sur le dos du pied, avec impossibilité de marcher. Depuis quelques années, au printemps, il est pris de douleurs dans les reins. Douleur en ceinture, qui s'est augmentée beaucoup dans les derniers jours.

Depuis six semaines, cette douleur existait, quand survinrent d'autres douleurs à la cuisse et à la jambe, qui coïncidaient avec la disparition de la première douleur.

8 mai. — Quelques jours avant, légères souffrances, mais, dans la nuit, de violentes douleurs dans la cuisse et au niveau de l'ischion.

La douleur au lit se manifestait surtout quand le malade voulait se soulever.

La station debout était impossible, il était obligé de tenir le membre dans l'abduction.

10 mai. — Calme le matin, douleurs très-fortes dans l'après-midi.

La pression à la fesse augmente la douleur en un point, et non sur les autres.

Le malade marche en boitant. La claudication est caractéristique Le genou fléchit et alors le corps se penche en avant.

Le membre n'est pas traîné.

Points douloureux ischiatiques fémoraux dans toute l'étendue de la cuisse, à la partie externe du genou.

Points péroniers, supérieur moyen et inférieur.

Traitement : douche écossaise. Elle est très-bien supportée par le malade.

Lorsque le membre a atteint une coloration rouge intense, on le fait remuer au malade qui peut s'appuyer dessus.

La douleur, à ce moment, a complétement disparu. Le malade

(1) *Archives de la Société d'hydrologie* (Mémoire du docteur Delmas).

s'habille avec beaucoup de facilité. Venu en voiture, il s'en est retourné à pied.

Pas de crise douloureuse, soirée bonne.

Au moment de se coucher, il ressentit dans la jambe une fatigue énorme qui l'a empêché de dormir.

Élancements que le malade compare à une mouche volant sous un verre, très-légers dans la station assise.

Dans ce moment le malade a peine à rester en repos ; mais il n'y a pas de douleur aiguë, c'est plutôt une gêne dans le membre.

17 mai.—Le malade cesse le traitement sans donner de ses nouvelles.

OBSERVATION LXXXVI.

Sciatique suraiguë. — Cessation subite du traitement. — Amélioration.

M. M..., âgé de trente-neuf ans. Père rhumatisant, douleurs lombaires : rien du côté maternel, rien dans l'enfance.

De dix-huit à vingt-cinq ans, tous les trois mois, vomissements pendant deux jours, migraines ; on lui faisait prendre de la glace. A vingt-sept ans, disparition de ces douleurs. Porte de la flanelle, pas de maladie.

Grandes fatigues, courses à cheval tous les jours depuis quatre ans. Le malade ressent dans l'expiration une douleur vive qui l'oblige à s'asseoir.

Durée de cette douleur, six mois . Bains de vapeur, voyages, tout disparaît l'été à Boulogne, où il prend des bains et douches d'eau de mer.

Au mois de septembre, courses à cheval par des temps humides. Les douleurs sont revenues graduellement et sont continuelles.

Pendant cinq à six semaines, le lit calmait ces douleurs. Actuellement le malade ne peut lire, il souffre de plus en plus dans le décubitus dorsal et est obligé de se mettre à droite.

Transpiration facile.

Douleur sourde et roideur dans les reins ; cette douleur suit le trajet du nerf sciatique jusqu'à la malléole externe, et dans la partie externe du pied gauche ; pas d'élancements, excepté dans les reins, mais par provocation.

Le feu exaspère la douleur. Le malade ne peut rester longtemps assis, la station debout est très-douloureuse dans les reins.

Après deux douches écossaises qui avaient momentanément calmé la douleur, le malade n'est plus revenu. Ce n'était d'ailleurs que malgré lui qu'il suivait le traitement ; en outre, il sortait en voiture découverte après sa douche.

J'ai revu depuis ce malade, qui ne s'est débarrassé de sa douleur que longtemps après. Il restait de l'atrophie des muscles du membre, pour laquelle il se décide à faire de l'hydrothérapie.

Avantages du traitement hydrothérapique. — Si nous ne craignions d'étendre outre mesure ce travail sur la sciatique, nous pourrions démontrer la supériorité du traitement hydrothérapique sur toutes les autres médications, même sur celles qui sont le plus rationnellement instituées, nous pourrions énumérer un à un tous les désagréments inhérents aux autres traitements. Nous pourrions faire voir qu'il n'a ni l'inconvénient des accidents généraux occasionnés souvent par la térébenthine, la morphine, l'atropine, la strychnine ; qu'il n'offre pas les douleurs de la cautérisation transcurrente, du cautère électrique, ni la barbarie du moxa. Mais eût-il tous ces inconvénients nous serions amené à préconiser le traitement hydrothérapique, puisque seul entre toutes les médications il guérit, et guérit toujours les sciatiques guérissables et contre lesquelles trop souvent les remèdes les plus divers et les plus sagement appliqués ont une désespérante impuissance.

Outre cet avantage capital de toujours guérir, puisque nous sommes encore à trouver un seul cas de sciatique réelle où il y ait eu un insuccès, le traitement hydrothérapique est un reconstituant des plus énergiques et un puissant modificateur des constitutions minées par un état général ou diathésique, tel que le nervosisme, la goutte, le rhumatisme.

Seule parmi toutes les médications, l'hydrothérapie, par les éléments divers dont elle dispose, répond à toutes les indications qui se présentent pendant le cours d'une sciatique guérissable. Elle s'attaque tout à la fois, comme nous l'ont démontré les faits ci-dessus rapportés, à la constitution et aux phénomènes locaux de la sciatique que n'atteignent jamais les autres médications.

Quel est en effet, pour choisir un exemple, l'agent thérapeutique qui serait venu sûrement et aussi vite à bout des deux phénomènes importants du cas suivant : je veux parler de l'atrophie et de l'hypersécrétion sudorale.

OBSERVATION LXVII.

Sciatique consécutive à une phlébite produite par une ulcération de la jambe.

M. B..., âgé de quarante ans, architecte.
Pleurésie à douze ans. Le père a eu des douleurs très-vagues. An-

thrax. Pas de maladies antérieures, pas de maladies vénériennes.

Septembre 1868. — Le malade voit apparaître deux, trois boutons ; après une marche forcée, ces boutons s'ulcèrent. Cette plaie ulcéreuse dure trois semaines.

Cautérisation avec le nitrate d'argent.

Le mouvement d'extension du pied est impossible. Taches et enflures sur le pied. Le docteur H... ordonne l'alcoolat de Fioraventi ; l fait prendre l'iodure de potassium. La douleur persiste ; le malade boite.

22 février 1869. — Vésicatoire. Un peu plus de facilité dans la marche.

Le docteur E. Cruveilhier ordonne l'hydrothérapie.

12 avril 1869. — *État actuel.* — Douleur le long du péroné, en suivant la direction du nerf péronier, depuis le tiers moyen jusqu'au-dessous de la malléole externe, qu'elle contourne inférieurement. Quelquefois douleur dans le talon, quand le malade est fatigué ; douleur au côté du genou, au niveau du condyle.

Picotements, sensation de froid, œdème le soir.

La chaleur du lit n'augmente pas les douleurs, elle ne produit qu'une gêne fort légère.

Il y a amaigrissement du mollet : 2 centimètres de diminution.

On pratique le massage.

Faiblesse dans toute la jambe ; grande fatigue dans la cuisse quand le malade est resté étendu ; il reste six semaines sans bouger.

Le docteur H... a cru que la cautérisation avait produit une phlébite.

Le professeur Richet a attribué la douleur au nerf péronier, et Ch. Cruveilhier a donné l'atrophie comme cause.

Traitement. — Bains de pieds écossais, suivis de douches froides générales.

La douleur a disparu, sauf quelques sensations et de légers picotements.

La marche est plus facile ; douche en jet localisée, sur le membre surtout.

4 mai 1869. — Le malade s'est aperçu que le matin, en s'éveillant, le pied malade (gauche) était en moiteur assez grande, tandis que le pied droit était sec. J'ai moi-même constaté ce fait ; quelques fourmillements, la marche est meilleure. Je note qu'il fait un temps pluvieux et que le mieux se maintient.

3 juin. — La mensuration ne donne plus aucune différence entre les deux membres.

La sécrétion sudorale du pied correspondant au membre malade n'a plus lieu.

Encore une sensation de faiblesse dans le genou. Santé générale excellente.

Le malade quitte l'établissement dans un état satisfaisant, et peut vaquer à ses affaires.

Difficulté du traitement hydrothérapique pour les classes pauvres. Moyens d'y remédier. — Nous croyons être arrivé à cette conclusion que le traitement le plus rationnel et le plus sûr de la sciatique est l'hydrothérapie.

Mais si le riche peut se faire facilement soigner de cette sorte, en est-il de même des classes ouvrières ? Qu'il nous soit permis en finissant ce travail de réclamer au nom de l'humanité l'établissement dans tous les hôpitaux et les bureaux de bienfaisance ·de *salles d'hydrothérapie convenables et médicalement dirigées*, où les classes pauvres pourront venir réclamer gratuitement la guérison certaine, non-seulement de la maladie qui a fait l'objet de cette étude, mais encore de nombreuses affections qui n'épargnent pas plus le prolétaire que les favorisés de la fortune.

Moyens adjuvants du traitement hydrothérapique. — Ces moyens sont les frictions, le massage, la flagellation, la gymnastique et la marche. On peut dire de fait qu'ils font partie du traitement par l'hydrothérapie.

A moins de conditions exceptionnelles, il est indispensable que la réaction qui se manifeste après chaque application soit entretenue pendant quelque temps. C'est pour développer cette réaction qu'on fait toujours une friction après chaque application, bien moins dans le but d'essuyer la peau que d'y attirer la réaction. Puis cet état est entretenu en général par la marche, à moins d'impossibilité.

C'est dans ces cas que le massage méthodiquement pratiqué est très-bon et très-indiqué, surtout dans les cas où un membre est atrophié. Il en est de même de la flagellation qui peut se faire avec des petits balais de coudrier.

Ces pratiques, surtout si la douleur n'est pas très-violente, permettront au malade de faire la réaction dans son lit s'il ne peut marcher longtemps ou si l'exercice lui est impossible.

La gymnastique méthodiquement pratiquée pourra remplacer le massage lorsque le malade pourra se tenir debout plus longtemps.

En général, le malade, après la douche, boit un verre d'eau fraîche et fait une promenade d'une demi-heure.

Hygiène, diététique et prophylaxie. — Graves et Romberg sont d'avis que le changement d'air et le séjour dans un autre lieu que celui où l'on est accoutumé se montre souvent d'un effet persistant.

Pour les malades soumis au traitement hydrothérapique, le régime doit être bien surveillé, la nourriture en général doit être animalisée : viandes noires, blanches, poisson et légumes. Mais une chose essentielle et sur laquelle j'insiste beaucoup, c'est la privation de tout spiritueux ; ainsi pas de café, de liqueurs sucrées ou autres. Un bon vin de Bordeaux coupé aux deux tiers avec de l'eau, et même quelquefois de l'eau simple, devra constituer la boisson des malades atteints de sciatiques.

Quelle que soit la part de l'influence du froid humide dans la production de la sciatique, c'est avec beaucoup de raison qu'on a conseillé comme moyens prophylactiques aux sujets affectés de sciatiques, de se couvrir de flanelle et de vêtements chauds. Ils devront éviter d'avoir les pieds et les jambes mouillés, et comme dans les névralgies, dit Valleix, le plus souvent le froid produit la maladie par son action directe ; c'est surtout à préserver les membres inférieurs des courants d'air et du froid humide qu'on devra mettre tous ses soins.

« Les personnes, dit Graves, qui craignent d'être prises de lumbago ou de sciatique, doivent porter constamment des caleçons solides à ceinture large ; cette ceinture doit être faite avec un tissu chaud et élastique, afin qu'elle puisse être serrée sans inconvénient. »

On évitera donc de séjourner dans les endroits froids et dans les courants d'air, même pendant l'été, et l'on ne cherchera pas à maintenir dans les appartements une trop grande fraîcheur.

Pour nous, le meilleur moyen pour prévenir les sciatiques ou leur récidive est sans contredit la pratique de l'hydrothérapie faite au point de vue hygiénique. Nous la recommandons surtout pour les sujets qui sont sous l'influence d'un état général nerveux, diathésique au autre. C'est certainement le meilleur moyen d'arriver à supporter le froid humide avec le moins d'inconcénients pour la santé.

APPENDICE

DE LA SCIATIQUE DANS LA SÉRIE ANIMALE (1)

Les anciens auteurs vétérinaires ne donnent pas une description complète de la sciatique. Quelques-uns seulement supposent son existence. Vitet d'abord, Devilliane ensuite, cités par H. d'Arboval, disent l'avoir rencontrée plusieurs fois dans l'espèce bovine. Mais la description qu'ils en ont faite est très-incomplète, au point de vue anatomique surtout.

Devilliane a constaté qu'elle s'annonce d'abord par une roideur dans la cuisse affectée; puis une gêne qui devient bientôt une claudication plus ou moins intense, et presque toujours intermittente, se manifestant à un degré plus accusé pendant les temps froids et humides que pendant ceux qui sont chauds et secs.

Lorsque le temps est favorable, la boiterie peut disparaître complétement pour reparaître ensuite.

Enfin, après quelques mois, elle se complique d'une atrophie de la cuisse s'accusant de plus en plus.

Il considère les refroidissements brusques comme causes de cette affection et conseille de la traiter au début par la saignée et les purgatifs.

Si elle résiste à ce premier traitement, ou si elle existe depuis plus de quinze ou vingt jours, il prescrit les révulsifs ou les fondants.

Les auteurs qui sont venus après Devilliane n'ont rien ajouté à la symptomatologie assez complète qu'il a laissée, et les descriptions anatomiques se bornent à l'indication de l'atrophie des muscles. C'est donc aujourd'hui encore une maladie très-incomplétement connue chez nos animaux domestiques.

J'ai eu l'occasion d'observer chez le chien plusieurs exemples de claudications intermittentes des membres postérieurs ayant amené une atrophie plus ou moins complète, que j'ai attribuée à une sciatique ou sciatite ; mais, à mon grand regret, je n'ai

_____

(1) Nous devons cette note à M. Trasbot, professeur à l'École d'Alfort. Nous lui en faisons ici nos sincères remercîments.

pu, jusqu'à ce jour, confirmer par des autopsies mon diagnostic.

Depuis plusieurs mois j'observe une jument qui est devenue boiteuse du membre postérieur droit, à la suite de la gourme. La claudication est variable dans son intensité. Elle disparaît même complétement, lorsqu'après quelques jours de repos la bête commence à s'échauffer par l'exercice pour reparaître très-intense après. J'ai pu constater parfaitement que cette boiterie s'exagère par la fatigue et les mauvais temps. Aujourd'hui, après cinq mois d'existence de cette claudication, il y a eu atrophie assez sensible de la croupe et de la cuisse du côté correspondant.

Je rattache donc la boiterie dont il s'agit à une sciatique. Malheureusement ce diagnostic est un peu hypothétique, je le reconnais; car nos malades ne pouvant pas exprimer les sensations qu'ils éprouvent, je manque ici des données les plus importantes, et en raison de cette circonstance l'anatomie pathologique pourra seule donner des éclaircissements complets.

C'est une maladie encore peu étudiée chez les animaux domestiques; mais je ne doute pas que chez le cheval, beaucoup de boiteries à siége inconnu s'y rattachent, et qu'elle est plus fréquente qu'on est porté à le croire par le peu de travaux dont elle a été l'objet.

Le diagnostic est d'ailleurs extrêmement difficile, et ce n'est que, chose assez rare, du reste, lorsqu'on peut suivre les sujets pendant longtemps, et constater des modifications dans l'intensité de la claudication qu'elle occasionne et des atrophies qu'elle détermine, qu'on peut en soupçonner l'existence.

HISTORIQUE ET BIBLIOGRAPHIE

---

460 avant notre ère. Hippocrate. De affect., § 29, t. VI (Littré, Paris, 1861).

Le premier auteur qui ait parlé de la névralgie sciatique est Hippocrate, et, bien que la mention qu'il en fait soit très-vague, il désigne cependant d'une manière nette la maladie, car d'autres après lui confondirent la sciatique avec la coxalgie, et même avec le rhumatisme articulaire. Voici ce qu'on lit dans *De affectionibus* :

« Dans le mal de la hanche, la douleur occupe la jointure de l'ischion, l'extrémité du siége et la fesse ; finalement, elle se promène dans tout le membre inférieur. Il convient, tant qu'il y a douleur, d'employer les émollients sur le point, quel qu'il soit, du membre inférieur où la souffrance s'est fixée, bains, fomentations, applications chaudes, et de relâcher le ventre ; quand la douleur s'est adoucie, on donne un purgatif, puis on fait boire du lait d'ânesse cuit. On donne en outre les médicaments qui sont écrits pour la douleur dans les chapitres des remèdes. Cette maladie vient quand la bile et le phlegme se sont fixés dans la veine sanguine, soit à la suite d'une autre maladie, soit autrement, suivant que telle ou telle quantité de sang a été viciée et coagulée par le phlegme et la bile, car ce sang se promène le long du membre inférieur par la veine sanguine, et, là où il s'arrête, la douleur se fait surtout sentir. Si la douleur se fixe en un point particulier, et y demeure sans que les médicaments puissent l'expulser, on cautérisera le lieu douloureux, quel qu'il soit ; la cautérisation sera faite avec un moxa de lin cru. »

Nous ne faisons suivre d'aucune appréciation les auteurs dont les noms suivent, parce que leurs idées sont exposées dans le courant de cet ouvrage et leurs noms rappelés.

63 avant notre ère. Themison, apud Cælius Aurel., p. 556.
5 de notre ère. Celse. De re medica, lib. IV, cap. 22. De morbis coxarum. Florentiæ, 1478.
54. Dioscoride. Venetiis, 1499.
81. Aretaeus chronic., lib. II, cap. 12.
97. Archigenes apud Aetium, tetrab. III, s. IV, c. 1 seq.

LAGRELETTE. 21

171. Galien (Claude). De compositione pharmacorum liber decimus, t. III, cap. 4, p. 718. Lugduni, 1550. — Hydrothérapie.

230. Cælius Aurelianus. Medici vetusti. Amstelodami, 1709.

360. Oribasius synopsis, lib. IX, cap. 62. 1554.

543. Aetius, édition grecque. Venise, 1534. — Bains de sable.

634. Paul d'Égine, liv. III, chap. 77.

880. Rhazès. Continens L. XVIII, 1486.

1106-7 (1). Albucasis. La chirurgie d'Albucasis, traduction du docteur Lucien Leclerc. Paris, 1861, p. 41. — Cautérisation.

1440. Cermisonus consil., n. 6, 1497.

1446. Montagnana consil., n. 254 seq., 1497.

1481. Victorius consult., n. 35, 58.

1486. Fernel (Joan.). Univ. med., lib. VI, cap. 18. — De morbis arthrit., 1679.

1507. Rondeletius. Methodus curandorum omnium morborum corporis humani, lib. III, cap. 82. Paris, 1574.

1509. Ambroise Paré (ancienne édition, p. 227).

1519. Crato. Isagoge medicinæ. Venetiis, 1560.

1520. Paulmier vom Podagra, p. 128.

1522. Forestus L. XXIX, obs. 18, 19, 22. 1604.

1530. Schenck, observ. L. V, n. 160 seq. 1600.

1530. Mercurialis consil., t. I, n. 70, 100.

1530. Arantius. De tumoribus, cap. 63, 1587.

1534. Coïter. Externarum et internarum principalium humani corporis partium tabulæ atque anatomiæ exercitationes. Norimbergæ, 1573.

1536. Plater observ. Lib. II, p. 357. 1680.

1537. Fabrice d'Acquapendente. OEuvres chirurgicales. Lyon, 1674, p. 742.

1550. *Martianus* (Prosper). Magnus Hippocratis locis notationibus explicatus sive operum Hippocratis interpretatio. Latine. Romæ, 1626.

1550. Altimarus. De medendis hum. cap. morb., cap 118.

1550. Bauhinus. De fonte Bollensi, p. 73.

1552. Rulandus. Curation. passim, 1578.

1560. Fabricius Hildanus. Cent. V, obs. 65. 1646.

1561. Sanctorius. Methode vitandorum errorum omnium qui in medicina contingunt libri XV. Venetiis, 1602, lib. XIV, cap. 8.

1561. Valesio. In aphorismos Hippocratis..... commentariis compluti. 1561, lib. V epid., p. 465, et lib. VI Ep., p. 21.

1567. Capivaccius. Consil., n. 31 seq. 1603.

1571. Jacobi Hollerii Stephani medici, parisiensis celeberrimi. De morbis internis libri II. Parisiis, 1571, avec annotations de Valetius.

1575. Zacutus Lusitanius. Opera omnia, t. II. Praxis medica admiranda, lib. II, observat. 168, 169, 171. Lyon, 1642-94.

1577. Van Helmont. Opera omnia. Amsterdam, 1652.

1577. Riolan. Encheiridium anatomicum et pathologicum, lib. V, cap. 3 De artubus infer. Paris, 1657.

1582. Guarinonius. Consil., n. 215, 252, 336. 1610.

1601. Benedictus Silvaticus controversiæ medicæ numero centum Mediolani. Cons. 90, cent. 3.

1608. Borellus. Cent. 3, obs. 36.

1609. Diemerbroeck. Observ. et cur., c. 00, p. 87.

1612. Tandlerus. De Ischiade. Witeb., 1612.

1618. Sennertus. Opera omnia. Venetiis, 1645.

1619. Lange. Miscellann. veritates, p. 4.

1620. Bonetus (Theophile). Mercurius compitalitius sive index medico-praticus, lib. IX, n. 419. Genève, 1662.

1621. *Glandorpius.* Garophylacium polyplusium fonticulorum et setorum reseratum. Bremæ, 1633, p. 73.

1621. Scultetus. Armamentarium chirurgicum 43 tabulis aeri incisis ornatum. Ulmæ, 1653-55, obs. 73, 72.

1623. Riverius. Praxis medica, lib. VI, cap. 2; lib. XVI, cap. 2, et obs. 160, lib. II, cent. 1, obs. 4. Lyon.

1623. Lipsius. Diss. de arthritidis ejusque specierum sciaticæ cognitione et curatione. Erf., 1623.

1625. Barbette. Anatomia practica, 1659.

1629. Riverius. Obs. cent. 1; obs. 2; obs. 4, 25, 72, IV; obs. 2, observat. communicatæ, p. 345.

1630. Widemann. Diss. de ischiade. Argent., 1630.

1631. Rhodius. Observationum anatomico-medicarum centuriæ tres, cent. 3, obs. 88. Pataviæ, 1657.

1633. Fontanus. Analect., p. 83, 1641.

1637. Severinus. De effic. med., p. 267, 1646.

1637. Liberati de liberatis, podagra politica et de dolore coxendicis, Rom., 1637-8.

1640. Yon. Non ergo arabica cestio ischiadi convenit. Paris, 1640.

1644. Zacchias. Quæst. med. leg., t. III, cons. 5, 6. 1630.

1645. Wedel. Diss. de dolore ischiadico. Ienæ, 1680. Diss. æger laborans dolore ischiadico. Ien., 1681.

1651. Kaempfer. Amœn, exact. Fasc. III, obs. 12, p. 594. 1712.

1651. Thonerus morborum historiæ cum symptomatibus et prospero medendi successu, lib. II. Ulm., 1651.

1651. Vesti. Diss. de ischiadico dolore. Erf., 1708.

1655. La Motte. Chirurgie I, cap. 4, obs. 7. 1722.

1656. Riedlin. Observat. cent. II, n. 75. 1746. Lin. med., 1700, p. 245. 1695.

1660. Hoffmann. Œuvres complètes, édition Tournes. Genève, 1740.

1660. Stahl (G. E.). Œuvres médico-philosophiques et pratiques, traduction du docteur Blondin, t. V, p. 116. Paris, 1863.

1669. Nuck (Antoine). Operationes et experimenta chirurgica. Lugduni-Batavorum. 1692. (Section du nerf.)

1669. Fort (dit Jean Fortius). Consultationum et responsionum medicinalium centuriæ quatuor, tomus primus, Patavii. Consult. 80, cent. 4.

1669. Schneider. De catarrhis. Witterbergæ, 166, 62. Liber arthritide, podagra et ischiagra. Witeb., 1664, 4.

1682. Morgagni (Jean-Baptiste). Œuvres complètes. Bassano, 1765.

1682. Alberti. Diss. de ischiadico malo. Halæ, 1729.

1683. Heister. Wahrnehmungen I, n. 490.

1684. Vater. Diss. de ischiade. Witeb., 1721.

1687. Schulrius. Pathologia specialis. Halæ, 1747. Cons. 240-245.

1700. Van Swieten. Commentarii, t. I, p. 67. Leyde, 1761.

1703. Lieutaud. Traité de médecine pratique. Paris, 1759.

1704. De Haën. Rat. med., P. IV, c. 4, 1774. Opuscula inedita, P. II, p. 68.

1706. Sauvages. Nosologia methodica sistens morborum classes genera et species juxta Sydenhami mentem, etc. Amstelodami, 1763, traduction de Nicolas, t. II, p. 574. Paris, 1771.

1707. Stock. Diss. de coxagra sive passione ischiadica gen. 1731.

1707. Linnæus. Dissert. Dulcamara. Upsal, 1771. Amœn. academ., vol. VIII, p. 71.

1712. Cullen, t. I, p. 302, § 452.

1712. Brendel. Consil., n. 109.

1712. Fothergill in med. observ. and Inquir. IV, n. 5.

1715. Leidenfrost. Epist. gratul. ad Forstmann.

1717. Bœhmer. Fréquence de la sciatique attribuée à une constitution médicale.

1718. Petit (Antoine). Anat. chirurg. de Jean Palfin. Paris, 1753. (Section du nerf sciatique.)

1719. Boncalli. Hist. morb., n. 34 seq. 1741.

1722. Cheyne. On the Gout, § 71. (Térébenthine.)

1725. Pouteau (Claude). OEuvres posthumes. Paris, 1783. (Bains de cailloux chauds.)

1725. Pouteau. Mélanges de chirurgie. Lyon, 1760.

1728. Tissot. Traitement de la sciatique par la musique, t. IV, p. 420.

1731. Commerc. liter. nor., p. 182.

1732. Sabatier (Raphaël Bienvenu). Médecine opératoire. Paris, 1796. (Sciatique à la suite d'une saignée du pied.)

1733. Quarin. Animadversiones, p. 283. 1786.

1734. Barthez. Traité des maladies goutteuses, t. II, chap. 5 et suiv. Paris, 1802.

1734. Cirillo. Sur les maladies vénériennes. P. III, obs. 10, 19, 26. 1783.

1735. Cullen. Éléments de médecine pratique, traduits par Bosquillon, t. I, p. 298. Paris, 1735.

1736. Leutin. Beobachtung einiger Krankheiten, p. 134. 1774.

1736. Tode. Med.-chir., Bibl. V. B., p. 185. 1787.

1736. Medicus. Beobachtungen II, p. 547. 1776.

1783. Plenk (Jean-Jacques). Doctrina de morbis venereis. Vienne, 1779, in-8°. (Sciatique syphilitique.)

1738. Baldinger. Journ., 20 B., p. 32.

1739. Commerc. Liter. Nor., p. 30. 1739.

1740. Yuch. Diss. pathologia et therapia coxagræ. Erf., 1740.

1741. Flajani. Collezione d'osservazioni, t. Is., 1803.

1742. Weikard. Verm. Schriften IV, p. 132. 1780.

1742. Stoll (Maximilien). Médecine pratique, traduction de Mahon, p. 234. Paris, 1855.

1742. Richter. Med. und chirurg. Bemerkungen, 157. 1790.

1745. Frank. Erlaüterungen der Erregunst, p. 99.

1746. Chaussier. Table synoptique de la névralgie. Paris, an XI.

1748. Cl. Verattus. Osservazioni Fisico Mediche intorno alla Elettricità in Bologna, p. 99. 1748.

1750. Vogel. Vom Secbaade. 1799.

1753. Locler. Chirurg. med. Beobachtungen I. B., p. 246. 1794.

1753. Marcus. Magazin für Therapie und Klinik, I. B., p. 341. 1805.

1754. Percy. Pyrotechnie chirurgicale pratique, ou l'art d'appliquer le feu en chirurgie. 1810. (Cautérisation de l'oreille.)

1754. Cheyne. Essay the Goutt, p. 94. 1754. (Térébenthine.)

1757. Cabanis (Pierre-Jean-Georges). (Nature de la maladie.)

1760. Boyer. In Gazette de santé, p. 7. 7718.

1763. Home. Klinische Versuche, p. 279.

1764. Cotumi. De ischiade nervosa Commentarius. Neap., 1764-8, v. Sandifort, thèse 2, n. 19. N. A. D. B. B., VIII, p. 155, Ed. germ.

Pour la première fois, la sciatique a été bien étudiée et bien décrite par Cotugno ; nous ne saurions mieux faire que de donner la critique de ce travail, due au professeur Lasègue (1).

A Cotugno revient, sans contredit, l'honneur d'avoir donné de la maladie une description scientifique et de l'avoir isolée des affections articulaires, avec lesquelles elle était généralement confondue. La monographie du professeur napolitain est le texte que les observateurs ont, depuis juste un siècle (1764, décembre), commenté plus ou moins heureusement ; ses descriptions ont passé à l'état de fait acquis, et il n'est pas un traité qui ne les reproduise, et, cependant, on a plus cité Cotugno qu'on a médité ses idées.

Il y a dans le Mémoire : *De ischiade nervosa,* outre les explications hypothétiques empruntées à la découverte du liquide céphalo-rachidien, des questions de fait résolues par l'observation et des problèmes laissés indécis ; on le suit dans toutes les indécisions de sa recherche, et lui-même vous fait assister aux discussions qu'il a soutenues avec ses propres opinions.

Lasègue envisage Cotugno et son travail par ses côtés critiques. Dès les premières pages de son Mémoire, Cotugno distingue deux espèces de sciatique : l'une articulaire (*ischias arthritica*), l'autre nerveuse.

La première a pour caractère la fixité de la douleur au pourtour de la hanche, l'autre, au contraire, sa propagation jusqu'au pied. Cette dernière, qui n'est pour lui qu'espèce dans le genre, se subdivise suivant que la sensation douloureuse est interne, ayant son point de départ dans la région inguinale ou externe, et partant du voisinage du grand trochanter.

La distribution anatomique du plexus commande l'observation clinique, mais l'affection du nerf tibial n'est qu'indiquée, sans même que l'auteur s'étonne qu'elle soit relativement si exceptionnelle.

On sait le rôle que Cotugno fait jouer à la distension du névrilème par un excès de liquide ; mais, s'il est vrai que l'accumulation du fluide explique la douleur en rendant compte de la lésion, comment se fait-il que le nerf sciatique ait la singulière propriété d'être plus exposé que les autres à ce surcroît de sécrétion ? Cotugno l'attribue à la disposition anatomique des parties et à ce que le nerf, moins protégé, subit de plus grandes variations de température. En supposant qu'on admette cette hypothèse, par trop en rapport avec les notions physico-physiologiques de l'époque, le nerf sciatique n'est pas le seul dans ces conditions, que le nerf cubital partage avec lui ; comme lui, il est privé de ce que le médecin de Naples appelle le matelas musculaire dont tant de nerfs se réjouissent.

Cotugno cherche, en vertu de la seule anatomie, à établir entre le nerf sciatique et le cubital un parallèle qui se présente également à l'esprit lors-

(1) Tenant à connaître dans ses détails, afin de les pouvoir reproduire, la dissertation du médecin de Naples, nous avons désiré en avoir une traduction fidèle. Je remercie mon excellent ami Léon Billet, externe des hôpitaux, qui a bien voulu se donner la peine de faire ce travail pour moi.

que, au lieu d'envisager le parcours des deux troncs nerveux, on étudie cliniquement les affections du plexus brachial comparées à celles du plexus sciatique. Il est frappé de la rareté des affections du nerf cubital ; mais, au lieu d'étudier cette névralgie, il déclare que la névralgie cubitale n'est pas tellement exceptionnelle qu'il ne l'ait vue fréquemment coïncider avec la sciatique. Il va plus loin et, d'accord avec Celse, il conclut à la similitude des deux affections et va jusqu'à proposer d'admettre une sorte de sciatique cubitale (*nervosa cubitalis ischias*) ayant identité de forme, de siége, de symptôme et de traitement avec celle du membre inférieur.

Cotugno est le seul, écrivant sur la sciatique, qui se soit posé la question de savoir jusqu'à quel point cette maladie avait son analogue dans les autres névralgies qui diffèrent par tant de raisons.

Ma conviction est que l'étude des affections du plexus brachial devrait marcher de pair avec celle des lésions du plexus sciatique, que leurs diversités renferment autant d'enseignements que leurs ressemblances.

En expliquant, par son hypothèse favorite, la production de la sciatique, Cotugno ne sacrifie pas simplement au goût de ses contemporains ; il ne se tient pas pour quitte en donnant à une conjecture la valeur d'un fait. Sa supposition ne se justifie à ses yeux que parce qu'elle lui paraît répondre à toutes les modalités de la maladie — et il suit pas à pas les symptômes dans leur concordance avec son anatomie pathologique imaginaire.

Admettre l'existence d'une distension du névrilème par un fluide et d'une compression du tissu nerveux, c'est déjà déclarer qu'il ne s'agit pas d'un simple trouble fonctionnel, mais qu'il existe une lésion fixe. Le liquide est soumis à des variations comme tous les liquides secrétés par l'économie, et Cotugno sait d'avance quel parti il pourra tirer des enseignements que fournissent les accumulations séreuses dans les autres cavités. La moitié de son livre est consacrée à l'histoire des sécrétions séreuses, en quelque lieu qu'elles se produisent.

Coagulé, irritant, échauffé ou refroidi, le liquide interposé représente dans ses variations la mobilité initiale de la sciatique. Dès que l'épanchement devient chronique, il constitue une véritable hydropisie nerveuse, et le nerf subit, comme le poumon dans la pleurésie, les conséquences de ces transformations : de là l'atrophie et les paralysies incomplètes. C'est en empruntant ses termes de comparaison à l'hydropisie, qu'il avoue lui-même reposer sur une vue conjecturale, que Cotugno réussit à tracer le tableau de la maladie, mieux que ne l'a fait aucun des écrivains qui l'ont copié en supprimant la théorie.

En le lisant, on suit les progrès du mal, on a sous les yeux une évolution pathologique, tandis que ses successeurs n'en ont fait qu'une névralgie.

Grâce à son hypothèse, que Lasègue ne défend pas, Cotugno établit, dans la symptomatologie de la sciatique, une division féconde. Il suppose que l'hydropisie affecte exclusivement le tronc nerveux. Or, comme l'hydropisie est la maladie, les douleurs qui irradient dans les ramuscules ne sont que des épiphénomènes; ce qui revient à dire que la douleur persistante du tronc est l'élément essentiel qui doit, au premier chef, fixer l'attention du médecin.

Le passage mérite d'être traduit :

« Ce que je viens de dire (relativement à l'hydropisie) ne s'applique qu'à la douleur du nerf qui est fixe, tenace, ce qui représente la véritable sciatique nerveuse. Il existe, en effet, de vagues élancements (*punctiones*) du nerf, le public les appelle des éclairs de douleurs qui sont provoqués par la propagation de la douleur du tronc aux rameaux. Ces douleurs sont fugaces ; elles ne constituent pas la *maladie*, avec la persistance qui fait le véritable caractère de la sciatique nerveuse. Je les désignerai volontiers sous le nom de *spasmes sciatiques*. »

Peu de mots résumeront ce qu'il importe à mon sens de retenir : la sciatique est une maladie et non un trouble fonctionnel ; elle a, par conséquent, un processus qui lui est propre, et c'est la mal exposer que de la représenter comme une série d'attaques douloureuses, tandis qu'elle est caractérisée par une évolution progressive qui n'appartient pas aux névralgies proprement dites.

1766. Sandifort. Tabulæ anatomicæ, fasc. 1.
1770. Marcet. Medical-chirurgical Transactions, vol. VII, p. 550. (Traitement, datura stramonium).
1770. Siden. Diss. de ischiade. Upsal, 1770.
1771. Bichat. Anatomie générale.
1772. Broussais. Annales de médecine physiologique: 1°, t. VIII. Des irritations nerveuses sous le rapport de la thérapeutique ; 2°, t. IX, p. 134 et 138.
1772. Nouveau Dictionnaire universel et raisonné de médecine, de chirurgie, et de l'art vétérinaire. Paris, 1772.
1775. Bordeu [(de) Antoine, Théophile et François]. Recherches sur les maladies chroniques. Paris, 1775, p. 179.
1775. Wittensohn. Diss. opii vires, etc., Monoster, 1775.
1776. Comte. In Histoire de la Société royale de médecine, I, ad., 1776.
1777. Lieutaud. Traité de médecine pratique. Paris, 1777, t. II, p. 298.
1778. Longavan. Journal de médecine, 1778.
1780. Home (E.). Clinical experiments. Londres, 1780.
1781. Nasse. Dissertatio de neuritide. Halle, 1781.
1781. Petrini. Nuovo metodo di curare la sciatica, Rome, 1781.
1781. Sabatier. Traité d'anatomie. Paris, 1781, t. III, p. 315-318.
1781. Home (Franz). Klinische versuche Krankengesschisten und Leichenoffnungen. Aus dem engl. Uebers. Leipzig, 1781, § 279-304. (Térébenthine.)
1782-83. Mauduyt. Mém. de la Société royale de médecine, ann. 1782-83, p. 168.
1783. Thilenius (M. G.). Med. und chir. Bemerkungen. Francfort, 1789.
1787. Petrini N. Hellmeth. d. nerv. Hüftwehes. Petmold, 1787.
1788. Huhn, in Diss. obs. med. et chir. fasc. Gœtt., 1788.
1789. Thouret. Mémoire de la Société royale de médecine. 1789, 3e observ.
1789. Kup. Diss. de dolore ischiadice. Duisb., 1789. Dœring, I, p. 152.
1790. Salzburger. Med.-chir. Zeitung. 1790, I, p. 118.

1792. Morelli Lettera, V. Nuovo Giorn. di Milano, 1792.

1793. Friedmann. Diss. de rheumatismo ischiade. Regiona, 1793, Salzb. medic.-chir. Zeit., 1793, IV, p. 87.

An VII de la Répub. Petit (de Lyon). Discours sur la douleur. (Traitement, excision de ganglions).

1802. Desparanges. In kühn. physic. med. Journal. 1802, II, p. 130.

1803. Barthez. Abhandlung über die Gichtkrankheiten, a. d. fr. Berl., 1803, 2 th., p. 79.

1803. Bailly (P.-B.). Essai sur la névralgie fémoro-poplitée. Thèse de Paris, 1803, n° 91.

1803. Vitet. Médecine expectante, 1803, t. V, p. 181.

1804. Capuron. Nova medicinæ elementa. Paris, 1804, p. 249.

1804. Rousset (P. G.). Dissertation sur la sciatique nerveuse. Thèse de Paris, an XII, n° 235.

1805. Falconer (William). Dissertation on Ischias, or the disease of the Hip-joint, etc. London, 1805.

1806. Alibert (J.-L.). Nosologie naturelle. Paris, 1817.

1808. Richerand (Anthelme). Nosographie chirurgicale, 2e édition, t. II, p. 203. Paris, 1808.

1808. Chèse. Thèse de Paris, 1808. (Traitement par le camphre.)

1808. Ploucquet. Repertorium medicinæ practicæ chirurgiæ, etc. Tubingæ, 1808.

1810. Pinel (Ph.). Nosographie philosophique. Paris, 1810, t. III, p. 160.

1812. Marcet. Medical-chirurgical transactions by the medical and chirurgical Society of London, vol. 3, 1812.

1812. Bremer. In Horn Archiv, 1812, jan., p. 60-61.

1812. Constant (J.-J.). Dissertation sur la névralgie considérée en général. 1812.

1812. Coussays (J.-J.). De la névralgie considérée en général. Thèse de Paris, 1812, n° 160.

1814. Tournilhac-Béringier (C. F. G.). Dissertation sur la névralgie fémoro-poplitée ou sciatique. Thèse de Paris, 1814, n° 167.

1815. Lespagnol (J. B. H.). Dissertation sur la sciatique nerveuse, ou névralgie fémoro-poplitée. Paris, 1815, thèse, n° 263.

1816. Weaser. The medical repository, mars 1816. (Térébenthine.)

1816. De Matheis. Ratio instituti clin. Romani, 1816.

1817. Masson (Adrien-François-Charles-Etienne). Dissertation sur la névralgie fémoro-poplitée. Paris, 1817, thèse, n° 110.

1817. Capuron. Traité des maladies des femmes, 1817, p. 466. Sciatique par compression au moment de l'accouchement.

1817. Peyrude (Jacques-Philippe). Dissertation sur la névralgie fémoro-poplitée. Paris, 1817, thèse, n° 139.

1818. Martinet (L.). Essai sur les névralgies considérées en général, et sur l'emploi de l'essence de térébenthine dans la névralgie sciatique. Thèse de Paris, 7 mai 1818.

1818. Ruggieri. Nuovi Comment. di med. e chir. Padova, 1818.

1819. Vering in Salzb. med.-chir. Zeit., 1819, n. 66, p. 239.

1819. De Carro. Observations pratiques sur les fumigations sulfureuses. Vienne, 1819.

1819. Mesnil (J. J.). Essai sur la névralgie fémoro-poplitée. Paris, 1819, thèse n° 29.

1819. Chupein (Pierre Esteit). Dissertation sur la sciatique nerveuse ou névralgie fémoro-poplitée. Paris, 1819, thèse n° 2.

1823. Dufour. Revue médicale. (Traitement, térébenthine.)

1824. Raige-Delorme. Archiv. de médecine, 1824, t. IV, p. 600. Emploi de la térébenthine.

1824. Martinet. Mémoire sur l'inflammation des nerfs. Revue médicale, 1824, juin.

1824. Rapou. Traité de la méthode fumigatoire, t. I, p. 342. Paris, 1824.

1825. Réveillé-Parise. Mémoire de l'Académie de médecine, 1825. Vésicatoire à demeure.

1825. Tehy. Dissertation sur la névralgie fémoro-poplitée. Thèse de Paris, 1825, n° 136.

1825. Descot. Dissertation sur les affections locales des nerfs, 1825, p. 305. (Cautérisation au fer rouge sur la plante du pied.)

1826. Frank (J.). Praxeos medicæ præcepta universa. Lipsiæ, 1826 à 1832, traduction de l'Encyclopédie des sciences médicales. Paris, 1838, maladies du système nerveux. (Monographie.)

1826. Rostan. Traité élémentaire de diagnostic, de pronostic, etc., ou cours de médecine clinique. Paris, 1826, t. II, p. 419.

1826. Gendrin. Histoire anat. des inflammations. Paris, 1826.

1827. Arloing (de Nevers). Observations sur l'efficacité de la méthode de Cotugno dans le traitement des névralgies des membres abdominaux. Journal général de médecine, 1827, t. XCVIII, p. 293.

1827. Duparque. Nouvelle Bibliothèque, 1827.

1828. Roche et Sanson. Nouveaux éléments de pathologie médico-chirurgicale, 2ᵉ édition. Paris, 1828, t. II, p. 300.

1828. Lenoir. Nouvelle Bibliothèque médicale. 1828.

1830. Sur la sciatique. Lancette française, 1830, t. I, p. 102-133.

1833. Dufour. Revue médicale, août 1833. (Térébenthine.)

1833. De l'emploi du suc d'artichaut commun (Cinara scolymus), dans le traitement du rhumatisme de la sciatique. (Journ. des conn. méd.-chir., 1833-34).

1833. Piorry. Gazette médicale, 1833.

1833. Gazette de santé, 1833, p. 665. (Myopathie périodique.)

1834. Jolly (P.). Dictionnaire de médecine et de chirurgie pratiques, t. XII, 1834, p. 37.

1835. Ebers. Das veratrim und peine virchüngen nacheignen Erfahrüngen, in der Wochenschr. für die Ges. Heilk., 1835, § 789.

1835. Gonthier Saint-Martin. Considérations sur la névralgie sciatique et les moyens de traitement qui lui sont applicables. Thèse de Paris, 1835, n° 84.

1835. Berland. Gazette médicale, 1835.

1835. Piorry (A.). Mémoire sur les névralgies, in Clinique médicale de la Pitié et de la Salpêtrière. Paris, 1835, p. 261.

1835. Mondière. Archiv. gén. de médecine, t. VII. (Méthode endermique.)

1835. Travers. A further inquiry concerning constitutionnal irritation and the pathology of the nervous system. London, 1835, p. 272. (Ligature.)

1836. Lafargue (de Saint-Émilion). Mémoire à l'Académie de médecine, sur les inoculations de morphine.

1836. Hughley. Essay on laryngismus stridulus. London, 1836, p. 307.

1836. Jacquemin. Névralgie sciatique. Thèse de Paris.

1837. Brodie. Lectures illustrative of certain local nervous affections. London, 1837, p. 34. (Coxalgie hystérique.)

1838. Ducros. In the Lancet, 17 février 1838. (Lavement térébenthiné.)

1838. Finco (G.). Annuaire de médecine de la Société de Sydenham, 1838, p. 99. Résultats obtenus par la cautérisation de l'hélix.

1838. Basedow. Wochenschrift für die Ges. Heilkunde. Jahrgang, 1838, p. 636. (Bandage roulé.)

1838. Jobert (A. J.) (de Lamballe). Études sur le système nerveux. Paris, 1838, t. II, p. 648.

1839. Sur le trait. de la névralgie sciatique (antiphlogistiques.) Bulletin de thérap., t. XVII, p. 386.

1839. Sciatique guérie par l'acupuncture. Gaz. des hôp., 1839, p. 608.

1839. Malagodi. Névralgie sciatique, section du nerf. Gaz. des hôp., 1839, p. 202.

1839. Duchesne (Louis-Alfred). Des causes et du traitement de la névralgie sciatique. Thèse de Paris, 1839, n° 283.

1840. Bigel. Manuel d'hydrosudopathie, p. 182. (Traitement hydrothérapique.)

1840. Robert (A.). Traité théorique et pratique du rhumatisme, de la goutte, et des maladies des nerfs. Paris, 1840.

1841. Valleix. Traité des névralgies ou affections douloureuses des nerfs. Paris, 1841.

Le long chapitre (1) consacré par Valleix dans son livre à la névralgie fémoro-poplitée, est conçu d'après une idée dont on pourrait dire qu'elle est juste l'inverse de celle que Cotugno cherche à faire prévaloir. Au lieu d'isoler la névralgie sciatique, il importe à l'ensemble de sa doctrine qu'elle rentre, sans autre distinction que la particularité de son siége, dans la classe générale des névralgies. Moins elle se distinguera par des caractères qui conduiraient à en faire une maladie à part, plus elle sera douleur, et plus elle confirmera la loi que Valleix s'est surtout proposé d'établir.

La recherche des points douloureux qu'il a eu le mérite de mieux localiser que ses devanciers, le préoccupe avant tout. Il montre que la sciatique obéit à la loi, qui veut que les douleurs soient concentrées : 1° Au point d'émergence du tronc ; 2° dans les points où un filet nerveux traverse les muscles, pour se rapprocher de la peau dans laquelle il vient se jeter ; 3° dans les points où les rameaux terminaux viennent s'épuiser dans les téguments, et, que dans ces centres douloureux, la pression exagère la souffrance.

Ces poussées douloureuses que Cotugno avait reléguées au second rang (spasmes), occupent ici la première place. Valleix fait dévier l'observation, pour qu'elle lui soit plus favorable.

La théorie veut que la douleur durable occupe les points douloureux, tandis que les élancements intermittents peuvent avoir n'importe quel siége : La névralgie sciatique se conforme à cette règle.

Si l'on demande au malade, dit-il, quels sont les points envahis par la douleur, il désigne le trajet du nerf ; si l'on pousse plus loin l'interrogatoire, on s'assure que le malade n'a voulu parler que de la douleur lancinante et intermittente ; si dans les intervalles des élancements, on lui demande quel est le siége de la douleur, il répond alors en désignant les points limités.

Une affirmation si précise est à la fois en rapport et en contradiction avec les faits; mais pour comprendre dans quelle mesure et dans quelles condi-

(1) Appréciation de M. le professeur Lasègue.

tions elle est vraie, il eût été nécessaire d'envisager les choses autrement que Valleix ne l'a fait.

Pour lui, la névralgie fémoro-poplitée est une crise douloureuse qui varie d'intensité, et qui se répète plus ou moins ; que la maladie, soit ancienne ou nouvelle peu importe, ce n'est pas elle qui représente l'unité, c'est la douleur.

Il entre si peu dans ses tendances de supposer un processus, qu'il n'hésite pas à dresser l'étrange tableau des variations de la douleur en rapport avec les variations atmosphériques. On y voit que sur 76 cas, la douleur était vive par le temps humide 26 fois, et légère 53 fois, ce qui fait à peu près, car il recule devant les décimales, un tiers de douleurs vives. Malheureusement par le temps sec, la proportion est la même ; en revanche, les variations thermométriques ont la plus grande influence, les douleurs diminuent à mesure que la température s'élève ; si bien que Valleix en conclut que les douleurs s'exacerbent la nuit, non pas parce que les malades ont plus chaud, mais tout simplement par l'abaissement de la température extérieure, ce qui, ajoute-t-il, est de nature à renverser l'opinion de Cotugno.

Dans le catalogue de symptômes que Valleix substitue à la description de la sciatique, il est impossible que, ne faisant acception ni des périodes, ni de la chronicité, ni de l'acuité, il rencontre chemin faisant des problèmes dont la solution l'inquiète. La douleur est ce qu'elle est, le malade la décrit, le médecin la note et n'a rien avoir au delà.

En même temps qu'il rendait à la science un service qu'il serait mal de méconnaître, et qu'il précisait la localisation habituelle des irradiations douloureuses, Valleix, par l'excès de l'analyse et par la fragmentation des symptômes, détournait l'observation clinique de sa véritable voie. Son procédé interdit toute indication pronostique au médecin, qui considère chaque accès de douleur comme un fait indépendant. Il ne sert pas le diagnostic différentiel autant qu'on pourrait le croire.

1841. Emploi de l'acupuncture dans un cas de névralgie sciatique datant de trois mois. Amélioration notable dès la première séance, guérison à la seconde. Journ. des con. méd.-chir., 1841, p. 207.

1841. Névralgie sciatique entretenue par une métastase laiteuse ; sécrétion laiteuse chez une femme de cinquante-quatre ans. Journ. des conn. méd. chir., 1841, p. 252.

1841. Névralgie sciatique traitée par la morphine et le datura stramonium. Gaz. des hôp., 1841, p. 613.

1841. Bonnetty. Névralgie sciatique guérie par les douches d'eau froide. Journal de médecine et de chirurgie pratiques, t. XII, p. 205, art. 2220.

1841. François du Temps (Lucien). Des causes et du traitement de la névralgie sciatique. Paris, 1841, thèse, n° 105.

1842. Bossu (A.). Nouveau Compendium médical, p. 370. Paris, 1842.

1842. Agasson (Jules). Du diagnostic et du pronostic de la névralgie sciatique, thèse de Paris, 1842, n° 132.

1842. Lisfranc. Sciatique se rattachant à une affection utérine. Journ. des conn. méd.-chir., 1842, p. 186.

1842. Ribereau. De la névralgie sciatique. Thèse de Paris, n° 265, t. XIII.

1842. Lambert. Traité sur l'hygiène et la médecine des bains russes et orientaux, 2e édit. Paris, 1842, p. 219.

1843. Bougier. Névralgie sciatique, son traitement par la morphine administrée par la méthode endermique. Emploi intérieur de la strychnine pour consolider la guérison, Bullet. de thérap., t. XXIV, p. 152, 1843. (Journal de médecine de Lyon, décembre 1842, janvier 1843.)

1843. Rossi Fioraventi. Traitement empirique de la sciatique conduisant au traitement rationnel. Bullet. de thérap., t. XXV, 1843.

1843. Traitement des névralgies par la morphine et la strychnine. Journ. des conn. méd.-chir., 1843, p. 111.

1843. Duchamp. Des caractères de la névralgie sciatique, thèse de Paris, no 4, t. V.

1843. Scoutetten. De l'hydrothérapie. Paris, 1843.

1844. Courty. Clinique de Montpellier, 1844.

1844. Ollivier. Sciatique, dans le Dict. en 30 vol., t. XXVIII, p. 183. Paris, 1844.

1844. Hermel (E.). Recherches sur les névralgies et leur traitement. Journ. des conn. méd. chir., 1844, p. 27.

1844. Hunt. Traitement des névralgies. Journ. des conn. méd.-chir., 1844, p. 73.

1844. Magnin. Les eaux thermales de Bourbonne-les-Bains. Paris, 1844, p. 81-92-106.

1845. Compendium de médecine, de Monneret et Fleury, art. NÉVRALGIE 1845, t. VI, p. 172.

1845. Piorry. Névralgie sciatique, causes de sa fréquence à l'occasion d'un cas de névralgie, suite de grossesse. Gaz. des hôp., 1845, p. 418.

1845. Névralgie sciatique goutteuse, guérison par l'application de sinapismes sur les points douloureux. Gaz. des hôp., 1845, p. 270.

1845. Gheerbrant (de Niewport). Observation d'une névralgie fémoro-poplitée, suivie de guérison radicale par la térébenthine. Journ. des con. méd.-chir., 1845, p. 78.

1845. Cravera. Sciatique traumatique opiniâtre, guérie par les moxas. Journ. des conn. méd.-chir., 1845, p. 78.

1845. Roux. De l'emploi du colchique d'automne, dans la sciatique et les névralgies rhumatismales. Bullet. de thérap., t. XXIV. 1845.

1845. De l'emploi des vésicatoires dans le traitement de la névralgie sciatique suivant la méthode de Cotugno. Bullet. de thérap., t. XXVIII, 1845.

1845. Meurgey (Henri). Des caractères symptomatiques de la névralgie sciatique. Paris, 1835, no 186.

1846. Névralgie sciatique intense, insuccès de tous les traitements, symptômes d'empoisonnement par le vin de colchique. Bullet. de thérap., t. XXX, 1846.

1846. Rostan. Névralgie sciatique. Gaz. des hôp., 1846, p. 182.

1846. Névralgie sciatique entretenue par un carcinome de l'utérus. Bullet. de thérap., t. XXXI, 1846.

1847. Lafargue. Des avantages de l'inoculation de la morphine. Bullet. de thérap., 1847.

1847. Notta. Union médicale, 1847. (Cautère actuel.)

1847. Notta. Union médicale de 1847. (Cautérisation transcurrente.)

1847. Ribieri. Journal des connaissances médicales, mars 1847. Incision allant jusqu'au périoste du péroné.

1847. Robert. Du traitement de la sciatique par l'application du cautère actuel sur le dos du pied. Revue médicale, 1847.

1847. Rostan. Névralgie sciatique rebelle. Gaz. des hôp., 1847, p. 189.

1847. Andrieux (de Brioude). Lettres sur l'hydrothérapie. Brioude, 1847, p. 41.

1847. Hoffmann. De la goutte et du rhumatisme. 1 vol., 1847.

1848. Bouchut. Gazette des hôpitaux, 1848 (Acupuncture).

1848. Marchesseaux (Marguerite-Isidore). De la névralgie sciatique, thèse de Paris, 1848, n. 101.

1848. Payan. Union médicale, 1848 (Cautère actuel).

1848. Névralgie sciatique puerpérale. Gaz. des hôp., 1848, p. 209.

1848. Leriche. Union médicale, 19 nov. 1848 (Térébenthine).

1848. Robert. Névralgies sciatiques anciennes. Cautérisation de la face dorsale du pied. Guérison. Bull. de thérap., t. XXXIV, 1848.

1848. Payan. Névralgie sciatique datant de quinze ans et rebelle à une foule de moyens. Guérison presque instantanée par l'application du cautère actuel sur le dos du pied. Bull. de thérap., t. XXXIV, p. 260. 1848.

1848. Traitement de la sciatique par la marche. Bull. de thérap., t. XXXIV, p. 520. 1848.

1848. Payan. Union médicale, 1848. Cautérisation transcurrente (Méthode de Robert).

1848. Du traitement des névralgies par la cautérisation transcurrente. J. des con. méd. chir., p. 69. 1848.

1848. Sandras. Traitement des causes des névralgies. J. des con. méd.-chir., p. 52. 1848.

1848. Traitement de la sciatique. J. des conn. méd.-chir., p. 73. 1848.

1848. Franceschi. In Il raccoglitore med. 1848.

1848. Franceschi. Gazette médicale de Paris, p. 614. 1848.

1848. Traitement de la sciatique par l'hydrothérapie. J. des con. méd.-chir., p. 234. 1848.

1848. Sandras. Traitement direct des névralgies suivant leur siége. J. des con. méd. chir., p. 1. 1848.

1849. Union médicale, t. IV, 4e année, p. 594. 1849. Observation de névralgie sciatique de cause syphilitique.

1849. Schneider. Potion térébenthinée. Bull. thérap., t. XXXVII, p. 219. 1849.

1849. Oulmont. Névralgie sciatique rebelle. Bains sulfureux. Gaz. des hôp., p. 268. 1849.

1849. Traitement de la névralgie sciatique. Gaz. des hôp., p. 304-316, 1849.

1849. Gaussail. Journal des connaissances médicales, juillet 1849. Traitement: lavement chloroformé.

1850. Fleury. Des douches froides et de la sudation appliquée au traitement des névralgies et du rhumatisme musculaire (Gazette médicale, 1850).

1850. Calvy. Nouveaux cas de sciatique traitée par la cautérisation de l'oreille (Journ. de méd. et chir. prat., t. XXI, p. 443, art. 4124. 1850).

1850. Cautérisation de l'oreille dans la sciatique. Nouveaux faits. (J. de méd. et chir. prat., t. XXI, p. 337, art. 4072. 1850.

1850. De la cautérisation de l'oreille comme traitement radical de la sciatique. (J. de méd. et chir. prat., t. XXI, p. 290, art. 4052. 1850.)

1850. Duchenne (de Boulogne). Note sur le traitement de certaines névralgies sciatiques par la méthode galvano-cutanée. (Union médicale, 10 octob. 1850.)

1850. Fremy. Sciatique. (Gaz. des hôp., p. 505, n. 526. 1850.)

1850. Vigla. Cautérisation de l'oreille dans la sciatique. (Gaz. des hôp., p. 410, n. 421. 1850.)

1850. Malgaigne. Névralgie sciatique. Cautérisation de l'oreille. (Gaz. des hôp., p. 311-333.)

1850. Dollé. Cautérisation transcurrente dans la sciatique. (Gaz. des hôp., p. 266, 1850).

1850. Cautérisation de l'oreille comme traitement radical de la sciatique. (J. des conn. méd.-chir., p. 9-69-100-210. 1850.)

1850. De la cautérisation de l'oreille comme traitement radical de la sciatique. (J. des con. méd.-chir., p. 225. 1850.)

1850. Emploi extérieur de la belladone contre les névralgies et les rhumatismes. (J. des con. méd. chir., p. 120.)

1850. Union médicale, t. IV, p. 41 (année 1850).

1850. Valleix. Union médicale, novemb. 1850 (Cautérisation de l'oreille).

1850. Luciana. Journal des connaissances médico-chirurgicales, mai 1850. (Cautérisation de l'oreille.)

1850. Mode d'action de la cautérisation auriculaire comme traitement de la névralgie sciatique (Bullet. thérap., t. XXXIX, p. 377).

1850. Lettre à M. le docteur Debout sur le traitement de la sciatique (Bullet. de thérap., t. XXXIX, p. 337. 1850).

1850. Résultat de la cautérisation de l'oreille comme traitement de la névralgie sciatique (Bullet. de thérap., t. XXXIX, p. 189).

1850. Juteau. Revue médico-chirurgicale. Juin 1850 (Cautérisation de l'oreille).

1850. Sur la cautérisation de l'oreille comme traitement de la névralgie sciatique (Bullet. de thérap., t. XXXIX, p. 45. 1850).

1850. Duchenne. Union médicale, 24 octobre 1850.

1850. Luciana. Union médicale. 1850 (Cautérisation de l'oreille).

1850. Chomel. Union médicale. 1850, p. 40 (Sciatique symptomatique d'une inflammation intra-pelvienne).

1850. Piorry (A.). Traité de médecine pratique et de pathologie iatrique ou médicale. Paris, 1850, t. VIII, p. 152.

1851. Sciatiques rebelles guéries par les cautères potentiels, et la cautérisation transcurrente (Journ. de méd. et de chir. prat. 1851, t. XXII, p. 484, art. 4367).

1851. Sandras. Sciatiques traitées avec succès par les vésicatoires morphinés. (J méd. et chir. prat. 1851, t. XXII, p. 156, art. 4236).

1851. Daveu: Nouvelles observations de sciatique guérie par la cautérisation de l'oreille (J. de méd. et de chir. prat. 1851, p. 99, art. 4216).

1851. Traitement de la sciatique par la cautérisation de l'oreille (J. des con. médic.-chir. 1851, p. 15, 72, 77).

1852. De la sympathie qui existe entre le cartilage de l'oreille et le nerf sciatique (J. des conn. méd.-chir. 1852, p. 376).

1852. Sciatique traitée par l'iodure de potassium (J. des con. méd.-chir., 1852, p. 267-292).

1852. Liniment et potion contre la sciatique (J. des conn. méd. chir., 1852, p. 353-354).

1852. Magne. Névralgie sciatique. Iodure de potassium (Gaz. des hôp. 1852, p. 323).

1852. Valleix. Névralgie sciatique, cautérisation, insuccès et inconvénients de l'iodure de potassium à haute dose (J. de méd. et chir. prat., 1852, t. XXXIII, p. 202, art. 4479).

1852. Union médicale, p. 189. De l'emploi de l'iodure de potassium dans le traitement de la sciatique, par Izarié.

1852. Gérard. Union médicale, mai 1852 (Sciatique syphilitique).

1853. Allaire (Emile-Étienne). Du traitement de la névralgie sciatique. Paris, 1853. Thèse nº 199.

1853. Poggioli. Névralgies sciatiques. Nouvelles méthodes curatives (Gaz. des hôpit., 1853, p. 206).

1853. Sciatique asthénique traitée par la strychnine. (J. des conn. méd.-chir. 1853, p. 65.)

1853. Du calorique contre la sciatique et le lumbago (J. des conn.-méd. chir.,1853, p. 125).

1853. Gazette hebdomadaire. Sciatique traitée par l'huile de croton, t. Iᵉʳ, 1853-54, p. 480.

1853. Wood. Edimbourg, 1853.

1854. De l'acupuncture dans la sciatique (Gaz. des hôp. 1854, p. 463).

1854. Sciatique traitée par le cautère pansé avec des pois narcotiques (Gaz. des hôpit., 1864, p. 554).

1854. Trousseau. Emploi des cautères médicamenteux dans la sciatique (J. de méd. et chir. prat., 1854, t. XXV, p. 13, art. 4799).

1854. Carlieu (A.). De l'acupuncture dans les névralgies en général, dans la sciatique en particulier (Gaz. des hôpit., 1854).

1854. Lavements purgatifs contre la sciatique (Gaz. des hôp., 1854, p. 518.)

1854. Cautérisation de l'oreille contre la sciatique (J. des conn. méd.-chir., 1854, p. 125).

1854. Cautère médicamenteux dans la sciatique (J. des conn. méd.-chir., 1854, p. 240).

1854. Sciatique guérie par le chloroforme en topique (J. des conn. méd.-chir., 1854, p. 67).

1854. Hancoq. Bulletin de thérapeutique, 1854, t. XLVI, p. 280. (Purgatifs.)

1854. Bouchut. Gazette des hôpitaux, 30 septembre 1854. (Acupuncture.)

1854. Notta. Mémoire sur les lésions fonctionnelles qui sont sous la dépen- dance des névralgies (Archives générales de médecine, juillet 1854 et suivants).

1855. Hasse (K.-E.). Krankheiten des nerven Apparates in Handbuch der speciellen Path. und Therapie (de Virchow), t. IV. Erste Abtheilung. Erlangen, 1855.

1855. Bacchi. Sympathie singulière entre les dernières branches du nerf sciatique et l'oreille (J. des conn. méd.-chir., p. 42, 1855).

1855. Cautérisation auriculaire dans la sciatique (J. de conn. méd.-chir., p. 42. 1855).

1856. Fleury. Traité pratique et raisonné d'hydrothérapie. Paris, 1856.

1856. Névralgie sciatique rebelle, guérie par les frictions d'eau froide (J. des conn. méd.-chir., p. 655).

1856. Du silicate et du benzoate de soude dans le traitement de la sciatique (J. des conn. méd.-chir., 1856, p. 511).

1856. Lombard (de Liége). Traitement de la sciatique (Gaz. des hôp., 1856, p. 159).

1855-57. Leroy d'Etiolles. Des paralysies des membres inférieurs. 1ʳᵉ part., 1855 ; 2ᵉ, 1857.

1856. Trousseau. Lavement contre la sciatique (J. de méd. et de chir. prat., t. XXVII, p. 11, art. 5120. 1856).

1856. Trousseau. Sciatique rebelle traitée avec succès par les pois à cau- tère médicamenteux. (J. de méd. et de chir. prat., t. XXVII, p. 348, art. 5218.)

1856. Degand (J.-B.). De la névralgie sciatique. Thèse de Paris, 1856.

1856. Union médicale. Traitement de la sciatique rebelle par les pois à cau- tère médicamenteux, par Trousseau, t. X, p. 399.

1857. Collin. Etudes pratiques sur l'hydrothérapie. Paris, 1857.

1857. O'Connor. Sciatique et rhumatisme chronique. Soufre en applications
extérieures (France médicale, 21 mars 1857).

1857. Baldou. Instruction pratique sur l'hydrothérapie. Paris, 1857.

1857. Joseph Franck. Traité de pathologie interne, traduit du latin, par Bayle,
cap. XXXIII, p. 300.

1857. Becquerel. Traité de la sciatique par l'électricité (Union médicale,
1857, t. XI).

1857. Thorri. Gazette médicale italienne de Toscane, 1857, n. 42, 43.
(Électricité.)

1857. Romberg (Moritz-Heinrich). Lehrbuch der nerven Krankheiten des
Menschen. Pathologie und Therapie der Sensibilität und Motilität, Neu-
rosen. Berlin, 1857.

Romberg (1), dans la 3ᵉ édition de son *Traité*, publiée il y a dix ans, représente au mieux l'état actuel de la science. Moins exclusif que Valleix, il
suit les mêmes errements, et, d'ailleurs, lui aussi a une théorie à faire
valoir.

« Ce n'est pas la preuve d'une observation en voie de progrès que de voir
la sciatique rester jusqu'à nos jours le seul représentant des névralgies des
extrémités inférieures ; et encore si sa description était conforme à la nature ! »

L'expérience de chaque jour nous apprend qu'il n'est pas un nerf du plexus
lombaire ou sacré qui ne puisse être affecté de névralgie ; mais la tradition
qui veut que la douleur suive le trajet du tronc détourne l'attention, et, sous
les mots, admis sans critique, de douleurs rhumatismales, hémorrhoïdales, etc.,
on dissimule ordinairement le manque d'habileté dans le diagnostic.

Lui-même, car la sciatique est rare à Berlin, n'a pas des opinions très-
précises sur l'affection qu'il décrit avec son exactitude et sa concision habituelles, mais sans ajouter aucun trait aux descriptions de ses devanciers.
Les symptômes, énoncés brièvement et rapprochés dans un exposé laconique,
montrent à nu toutes leurs incertitudes, sinon leurs contradictions.

La douleur, dans les diverses régions qu'elle occupe, est fulgurante, rayon-
nant en haut ou en bas, brûlante, déchirante, d'une extrême violence, s'exagérant au moindre contact ; ou elle est contondante, profonde, et elle tend
à se fixer sur un point.

La durée de la maladie se compte par des semaines ou par des mois.

Les femmes sont réputées y être plus sujettes que les hommes, c'est du
moins l'opinion généralement reçue, qui ne s'accorde pas avec celle du savant
professeur de Berlin.

Le chapitre des causes ne laisse pas moins d'incertitude ; le voici : « Parmi
les causes les plus fréquentes, sont les influences intestinales et utérines,
l'accumulation des excréments, l'enclavement de la tête du fœtus, un long
travail de la parturition, la pression de l'utérus aux derniers mois de la

(1) Appréciation du professeur Lasègue.

grossesse; viennent ensuite les efforts musculaires, l'action de porter ou de soulever un lourd fardeau, les chutes violentes, les commotions, les fractures, la fatigue qui résulte de marches forcées, d'une équitation prolongée, les attaques de rhumatisme. Le fait d'être resté couché ou seulement debout les pieds nus sur un sol humide et froid, le coucher près d'une paroi également froide et humide, l'exposition à la pluie, les transformations métastatiques, l'interruption brusque ou lente d'hémorrhagies habituelles, surtout des hémorrhoïdes, des règles, des lochies, la suppression de la sueur des pieds, les dispositions dyscrasiques, arthrites, syphilis.

À côté de ces à peu près, Romberg a des affirmations trop positives. Il déclare que la marche, le mouvement dans le lit, les secousses de toux, etc., augmentent toujours la douleur, alors qu'il est d'expérience que certains malades tolèrent si mal l'immobilité, qu'ils passent des nuits tout entières à marcher dans leur chambre et qu'ils trouvent dans cet exercice incessant un soulagement relatif.

On ne peut davantage accepter sans réserve la loi suivant laquelle les accès de la maladie, d'ailleurs rémittente et rarement intermittente, s'éloignent d'autant plus que l'affection est plus ancienne. Enfin, on ne peut laisser passer sans objection cette assertion que l'amaigrissement des membres est le résultat d'une immobilité prolongée.

Malgré la confusion de tant de symptômes accumulés sans ordre, Romberg, soit qu'il ne croit pas le temps venu de procéder à une tentative de classement, soit qu'il cède à sa défiance pour les divisions diathésiques, dont on a tant abusé, ne se demande même pas si tous ces phénomènes doivent ou non rester pêle-mêle sous la seule dénomination de névralgie sciatique. À défaut des symptômes, les renseignements fournis par les autopsies sont d'une telle insignifiance, qu'il serait impossible d'en tirer le moindre élément de classification, et le mieux serait encore d'avouer, avec Cotugno, que nous ne savons rien des lésions.

Reste le paragraphe le plus significatif et le seul original, celui où Romberg traite de ce qu'il appelle le diagnostic, en prêtant un moment au mot son sens le plus étendu. Jusqu'à présent, on a donné comme caractère pathognomonique de la sciatique une névralgie suivant le trajet du nerf, mais, en réalité, on ne constate pas l'existence d'une douleur qui se partagerait en deux courants dans la direction des branches tibiale et péronière. C'est qu'en effet, et là se résume la démonstration favorite du professeur de Berlin, la souffrance obéit, sur ce point comme ailleurs, à la grande loi des manifestations excentriques, et c'est aux extrémités cutanées des rameaux émanés du grand nerf sciatique qu'elle doit être ressentie. Les malades accusent cependant, outre les douleurs des nerfs sous-cutanés, une douleur fixe occupant un seul point du tronc nerveux et qui siége au lieu d'émergence, au voisinage de la tubérosité sciatique. Ce symptôme, en contradiction avec la loi générale, attend encore son explication. Romberg s'en console en en retrouvant l'équivalent sur le trajet du nerf cubital. Un coup porté sur le tronc du nerf détermine à la fois une souffrance au point où le choc a eu lieu et à la périphérie.

Il fallait, ajoute-t-il, au lieu de rapporter la douleur au tronc du nerf sciatique, la chercher dans ses dernières ramifications à la peau ; il fallait aussi ne pas borner son étude aux branches qui se distribuent dans le membre inférieur, mais remonter jusqu'aux plexus. On eut ainsi l'explication des douleurs provoquées par des lésions profondes et des troubles de la motilité qu'on trouve si fréquemment associés dans divers cas et surtout dans les accouchements laborieux.

En somme, après avoir repoussé, par une omission volontaire, tout essai de classification fondé sur la nature de l'affection nerveuse, Romberg réserve ses instances par un classement d'après le siége de la lésion ; il insiste sur la nécessité de consacrer une recherche particulière à chacun des rameaux, aussi bien au point de vue clinique qu'à celui de l'anatomie pathologique, et à ne pas se contenter de l'examen du tronc principal. Mais son intention se réduit à un conseil, et, moins conséquent que Valleix, il ne désigne même pas la part qui revient à chaque ramuscule douloureux.

Dire, en pareil cas, que la douleur est périphérique, qu'elle a sa localisation dans la terminaison des nerfs à la peau, c'est, si peu justifiée que soit la proposition, avancer assez peu l'étude de la sciatique et continuer à supprimer la maladie au profit de la douleur,

1858. Chautard (de Vendôme). Observations de rhumatismes et de névralgies, traités et guéris par la médication hydrothérapique (Le Progrès, 1858, p. 596 et 707).

1858. Tartivel. Névralgie sciatique datant de trente-neuf ans. Hydrothérapie. 1858, t. III, p. 287 (Journ. le Progrès).

1859. Fayt (Basile). De la névralgie sciatique et de son traitement (Thèse de Paris, 1859, n° 226).

1859. Bosc (J.-A.-Alexandre). De la sciatique. Paris, 1859.

1859. Becquerel. Traitement des névralgies par les courants électriques à forte tension (Union médicale, t. IV, 2e série, 1859, p. 302).

1859. Monneret. De la cautérisation transcurrente, dans le traitement de la névralgie sciatique (Union médicale, t. III, 2e série, 1859, p. 583).

1859. Jobert (de Lamballe). Considérations sur la névralgie sciatique. Cautérisation transcurrente et section du nerf (Union médicale, t. II, 2e série, 1859, p. 614).

1859. Traitement de la sciatique par l'application de l'opium aux points douloureux (J. des conn. méd.-chir., 1859, p. 377).

1859. Traitement des névralgies par les courants à forte tension (J. des conn. méd.-chir., 1859, p. 633).

1859. Vincent. Une observation de sciatique essentielle (Thèse de Paris).

1859. Béhier, Traitement des névralgies et des paralysies par les injections médicamenteuses sous-cutanées (J. de méd. et de chir. prat., 1859, t. XXX, p. 337, art. 5680).

1859. Hérard. Nouveaux faits à l'appui des injections médicamenteuses sous-cutanées (J. de méd. et chir. prat., t. XXX, 1859, p. 385, art. 5964).

1859. Tartivel. Névralgie sciatique datant de six mois, rebelle à un grand nombre d'agents thérapeutiques ; guérison en un mois par l'hydrothérapie (Le Progrès, 1859, t. IV, p. 57).

1859. Béhier, Mémoire de l'Académie de médecine, 1859 (injections hypodermiques).

1859. Mène (Edouard-Edme). De la névralgie fémoro-poplitée et de son traitement par la cautérisation transcurrente (Paris, 1859, thèse n° 14).

1859. Jobert (de Lamballe). Union médicale, n° 77, 1859 (section du nerf. Insuccès).

1859. Hooke. Lancet, 1ᵉʳ octobre 1859. Section du nerf poplité. Succès.

1860. Finco (Gazette de Lombardie. 1860, n° 37, 39, 41). Cautérisation de l'oreille.

1860. Gazette hebdomadaire. Section du nerf poplité dans un cas de névralgie de la jambe, t. VII, 1860, p. 30.

1860. Legroux, Emploi de l'acide sulfurique comme caustique contre la sciatique (Union médicale, t. VI, 2ᵉ série, 1860, p. 90).

1860. Névralgie sciatique. Guérison par la cautérisation avec l'acide sulfurique (J. des conn. médic.-chir. 1860, p. 596, 622).

1860. De la cautérisation transcurrente contre les sciatiques (J. des conn. méd.-chir. 1860, p. 34, 563).

1860. Sciatique du côté droit avec atrophie du membre correspondant, traitée par l'électricité. Guérison (Gaz. des hôpit., 1860, p. 482).

1860. Jobert. Sciatiques rebelles et leur traitement (Gaz. des hôpit., 1860, p. 343).

1860. Legroux. Névralgies rebelles. Nouveaux cas de guérison par l'acide sulfurique (J. de méd. et chir. prat., 1860, t. XXXI, p. 362, art. 5871).

1860. Jobert (de Lamballe). Sciatiques rebelles. Cautérisation (J. de méd. et de chir. prat. 1860, t. II, p. 129, art. 5791).

1861. Duchenne (de Boulogne). De l'électrisation localisée, 2ᵉ édit. Paris, 1861.

1861. Gros et Lancereaux. Des affections nerveuses syphilitiques. Paris, 1861 (Sciatique syphilitique).

1861. Delbosc (Hippolyte-Antoine). De la sciatique (sciati-névralgie de Piorry). Thèse de Paris, 1861.

1861. Gazette hebdomadaire. Sciatique. Son traitement par la cautérisation de l'oreille, t. VIII, 1861, p. 61.

1861. Sciatique. Cautérisation ponctuée (J. des conn. médic.-chir. 1861, p. 487).

1861. Sciatique de cause traumatique, guérie par la faradisation (Gaz. des hôp. 1861, p. 149).

1861. Graves. Du calomel et de l'iodure de potassium dans le traitement de la sciatique et du lumbago (J. de méd. et chir. prat. 1861, t. XXXII, p. 508, art. 6123).

1862. Sandras et Bourguignon. Traité pratique des maladies nerveuses, 2ᵉ édit. Paris, 1862, t. II, p. 192.

1862. Pathologie de la sciatique (Gaz. des hôp., 1862, p. 43).

1862. Traitement de la sciatique par la cautérisation avec l'acide sulfurique (Gaz. des hôp. 1862, p. 22).

1862. Bouland, Considérations sur le traitement du rhumatisme chronique par l'hydrothérapie (J. de méd. et chir. prat. 1862, t. XXXIII, p. 180, art. 6217).

1863. Graves. Leçons de clinique médicale. Edition Jaccoud. Paris, 1863.

1863. Axenfeld. Des névroses, p. 219. Paris, 1863.

1863. Traitement de la sciatique par les cautères à pois médicamenteux (Bullet. de thérap., t. LXIV, p. 560).

1863. Gazette des hôpitaux. Juin 1863.

1863. Sciatiques. Traitement par les cautères à pois médicamenteux (Gaz. des hôp., 1863, p. 285).

1863. Cahen. Des névralgies guéries par les préparations arsenicales (J. de méd. et chir. prat. 1863, p. 453, t. XXXIV, art. 453).

1863. Luton. Injections de nitrate d'argent (J. de méd. et chir. prat. 1863, t. XXXIV, p. 488).

1863. De la méthode révulsive et en particulier de l'emploi topique de la teinture d'iode dans le traitement des névralgies (J. de méd. et chir. prat. 1863, p. 2297, art. 5472).

1863. Delmas. Deuxième compte rendu du service de l'établissement hydro-thérapique de Longchamps, pour le 1er semestre de 1861. Paris, 1863.

1863. Delmas. Troisième compte rendu de la clinique hydrothérapique de Longchamps pour le 2e semestre de 1861. Paris, 1863.

1864. C. Handfield (Jones) (1). Observations cliniques sur les désordres nerveux fonctionnels. Londres, 1864.

1864. Lasègue. Considérations sur la sciatique. Archives générales de médecine, vol. II, p. 558. 1864.

1864. Monneret. Pathologie interne, t. Ier, p. 163. Paris, 1864.

1864. Guérison des névralgies par les préparations arsenicales. (J. des conn. méd.-chir., p. 13. 1864.)

1864. Morphine par la voie endermique. (J. des conn. méd.-chirurg., p. 428. 1864.)

1864. Hiffelsheim. Sciatique invétérée guérie par la méthode électro-thérapique. (Gaz. des hôp., p. 490.) 1864.

1864. Sciatique syphilitique. (Gaz. des hôp., p. 118. 1864.)

1864. Réau. Sciatique. (Journ. de méd. et chir. prat., t. XXXV, p. 298, art. 6697.)

1864. Artigues. Amélie-les-Bains, son climat et ses thermes. Paris, 1864.

1865. Sciatique double guérie par l'électricité. (J. des conn. méd.-chir., p. 433. 1865.)

1865. Traitement de la sciatique. (Gaz. des hôp., p. 123. 1865.)

1865. Sciatique guérie par application des douches filiformes. (Gaz. des hôp., p. 503. 1865.)

1865. Jousset (de Bellesme). De la méthode hypodermique et de la pratique des injections sous-cutanées, thèse de Paris, p. 91. 1865.

1865. Tourtou (Raymond). Considérations générales sur l'hydrothérapie; de quelques-unes de ses applications (Thèse de Paris, 1865, n. 87).

1866. Névralgie sciatique guérie par les injections sous-cutanées de narcéine. (Extrait du Bulletin de thérapeutique. Journ. des conn. méd.-chir., p. 235. 1866.)

1866. Bain turc modifié contre la sciatique. (Journ. des conn. méd.-chir., p. 376. 1866.)

1866. Névralgie sciatique guérie par des injections sous-cutanées de chlorhydrate de morphine. (Bull. de thérap., t. LXX, p. 321.)

1866. Bottentuit. Hygiène et thérapeutique au point de vue de l'hydrothérapie, de l'eau de mer et des eaux minérales. Paris, 1866, p. 317.

1866. Névralgie sciatique guérie par les injections sous-cutanées de narcéine. (Bull. de thérap., t. LXX, p. 39. 1866.)

(1) Nous remercions M. Vittor de la traduction qu'il a bien voulu nous faire de cet auteur.

1866. Tardieu (Ambroise). Manuel de pathologie et de clinique médicales, p. 373. Paris, 1866.

1866. Brown-Sequard. Avis aux étudiants. Discours prononcé à l'ouverture des leçons médicales à l'université de Harvard, le 7 novemb. 1866. Cambridge, 1867.(Cautérisation de l'oreille.)

1867. Garrod. La goutte, sa nature et son traitement, trad. Ollivier. Annotations de Charcot, p. 582. Paris, 1867. (Sciatique goutteuse.)

1867. Gazette hebdomadaire. Cas de névralgie sciatique, accompagnée de paralysie du mouvement. (Medical Press and circular, 13 mars 1867.) Hansfield Jones, t. IV, p. 303, 2e série, 1867.

1867. Névralgie sciatique. (Gaz. hebdom., p. 303. 1867.)

1867. Delmas. Étude pratique sur l'hydrothérapie, 4e compte rendu, année 1862, p. 24. Paris, 1867.

1867. Charcot. Leçons cliniques sur les maladies des vieillards et les maladies chroniques. Paris, 1867. (Sciatique goutteuse.)

1868. Lefèvre. De la sudation provoquée par la vapeur d'eau. Paris, 1868. Traitement par les bains de vapeur.

1868. Fournier. Sciatique blennorrhagique. (Union médicale, t. VI, 3e série, p. 754-782-791. 1868.)

1868. Bazin. Leçons théoriques et cliniques sur les affections cutanées de nature arthritique et dartreuse, etc., rédigées par le docteur Jules Besnier, 2e édit. Paris, 1868. (Sciatique herpétique.)

1868. Bertin (de Gray). De la méthode substitutive parenchymateuse. (Union médicale, p. 567). 1868.

1868. Durand-Fardel. Traité pratique des maladies chroniques. Paris, 1868.

1868. Trousseau. Clinique médicale, t. II, p. 376, 3e édition. Paris, 1868.

1868. Josset (Théophile). Saignée de la veine saphène dans le traitement de la névralgie sciatique. (Bulletin de thérap., t. LXXV, p. 429.)

1869. Anger (Théophile). De la cautérisation dans le traitement des maladies chirurgicales, thèse d'agrégation, p. 133. Paris, 1869.

1869. Ollivier (Auguste). Des atrophies musculaires, thèse d'agrégation. Atrophie musculaire, p. 118.

AUTEURS DIVERS.

Bulletin de thérapeutique. Traitement des névralgies par l'acétate de morphine, t. I, p. 86.

Bulletin de thérapeutique. De la ligature des membres pour combattre la névralgie et de son action sur l'intermittence, t. III, p. 38.

Lafargue. Bulletin de thérapeutique. Névralgie fémoro-poplitée guérie par la ventouse à succion et la méthode endermique, t. XII, p. 130.

Bulletin de thérapeutique. Sciatique produite par la rétention de matières fécales, t. IX, p. 317.

Bulletin de thérapeutique. Bons effets du cyanure de potassium dans les névralgies, t. VI, p. 289.

Florent Cuvier. Bulletin de thérapeutique. De l'usage externe de la vératrine dans le traitement des névralgies, t. XV, p. 329.

Quelques remarques sur la cautérisation de l'oreille et le cathétérisme du tympan, appliqués au traitement des névralgies. (Bulletin de thérapeutique, t. XL, p. 423.)

Névralgies sciatiques rebelles, guéries promptement par la cautérisation de la face dorsale du pied, après avoir résisté aux cautérisations transcur-rentes le long du trajet du nerf, et à la cautérisation de l'hélix. (Bulletin de thérap., t. XL, p. 475.)

Névralgie sciatique symptomatique d'une affection abdominale. (Gaz. des hôp., t. X, p. 67.)

Sciatique guérie par l'huile de térébenthine à haute dose. (Gaz. des hôp., t. IX, p. 437.)

Névralgie sciatique, traitée par l'hydro-ferrocyanate de quinine. (Gazette des hôp., t. VII, p. 124.)

Traitement de la sciatique et de quelques névralgies par l'huile de térében-thine. (Lanc. franç., t. II, p. 363.)

Docteur Poullain. Nouvelle Bibliothèque médicale, t. III, p. 324. (Acupuncture).

Deux cas de névralgie sciatique rebelle, traitée avec succès par l'application de cautères sur le trajet du nerf. (Bullet. de thérap., t. XLI, p. 127.)

Iodure de potassium, son emploi dans le traitement de certaines sciatiques et de quelques rhumatismes de cause spécifique, ainsi que dans la scia-tique essentielle ou indépendante de toute autre lésion ou complication. (Bullet. de thérap., t. XLII, p. 517.)

Emploi des purgatifs dans le traitement de la névralgie sciatique. (Bullet. de thérap., t. XLVI, p. 280.)

Névralgie sciatique rebelle guérie par les frictions d'eau froide. (Bulletin de thérap., t. L, p. 329.)

Du traitement de la sciatique par la cautérisation transcurrente. (Bulletin de thérap., t. LVII, p. 224.)

Deux observations pour servir à la détermination de la valeur relative des in-jections d'atropine, et de la cautérisation avec l'acide sulfurique. (Bulletin de thérap., t. LIX, p. 568.)

Sciatique. Échec de la cautérisation par l'acide sulfurique, succès de l'hy-drothérapie. (Bullet. de thérap., t. LXII, p. 141.)

Oppolzer. Du traitement de la sciatique par M. le professeur Oppolzer. (Bullet. de thérap., t. LXVIII, p. 275.)

Pinel. Nosographie philosophique, t. III, p. 165.

Dictionnaire des Dictionnaires de médecine, t. VII, p. 161.

Ritter, in Hufeland's Journ. 7 B., 3 st., p. 88. Wiesbaden.

Crinitus. De honesta disciplina. Lib. XII, cap. XII, p. 342. Ed. Gryphii, 561.

Aurantus. Lib. de tumore, p. 11, cap. 63.

Kœlpin. Med. prakt. Bemerk., 1 Heft. cité par Joseph Frank.

Baylies, in Abh. f. pr. Aerzte, 1 B., 2 st., p. 92.

Parent. Bibliothèque médicale, t. LXVII, p. 58.

Ph. Damiace. Diss. inaug. præstantissima rat. ill. mat. méd. præs. Tode resp. Nielsen. Hafn., 1792, p. 55.

Richter. Med.-chir. Bemerlh., p. 162.

Loder. Chir.-méd. Beob., 1 B., p. 242.

Du Boneix. Journal de méd., t. LVIII, p. 136.

Ephem. nat. cur. Dec. III, ann. I, obs. 34.

Frankenfeld, in Hufeland's Journal de practischen Heilkund, XXII, B. 4, st., p. 74.

Severinus. Pyrotechniæ chirurgicæ, cap. I.

Bayle. Bibliothèque de thérapeutique, t. II, p. 281. (Stramonium.)

Von Humboldt. Versuche über die gereizte Muskel, und Neweafaser, XI, B., p. 23.

Home. Klinische Versuche und Krankengeschichten, cheyne on the Gout, § 71.

Campet. Traité pratique, etc., chap. VIII.
Pedemontanus. De secretis, L. I, p. 51.
Fumanella. De compos. med., cap. 61.
Kilian. F. Neuralgie des M. cruralis, in Zeitschrf. ration. Medicin,
    Bd. VI.
Piorry. Moniteur des hôpitaux, t. I, p. 470.
Stedman. Medical essays and observations, vol. II, p. 48.
Nosereau, in Journal de médecine, t. LXXVI, p. 393.
Brera. Commentarii medici, Dec. I, t. II, n. 10.
Naudeau, in Journal de médecine, t. LXXV, p. 249.
Niemann, ad Heberden Commentarium.
Pascal, in Journal de médecine, t. LXI.
Bertholon de Saint-Lazare. Auwendung der Electricitat. II, B.
Thilenius. Medic. und chirurgische Bemerkungen, p. 281.
Frambæsarius. Can. et cons., LVI, n. 5.
De Fulgineto. Cons., n. 3, 4.
Zecchius. Cons. 43, cité par Bonetus.
Joh. Raymondus. Fortis consult. 80 centuria, 4.
Barbier d'Amiens. Matière médicale.
Montfalcon. Art. Névralgie du Dictionnaire en 60 vol., t. XXXV, p. 452.
  (Névralgies syphilitiques.)
Sylvaticus. Consil. cent. III, n. 88, seq.

FIN.

TABLE DES MATIÈRES

Paris. — Imprimerie de E. MARTINET, rue Mignon, 2.

Imprimé en France
FROC031529280520
24119FR00016B/320